쉽게 따라 하는

간호보건통계학

NURSING STATISTICS

쉽게 따라 하는 **간호보건통계학**

2019년 11월 20일 1판 1쇄 발행
2024년 8월 30일 1판 3쇄 발행

지은이 | 이혜란 · 곽수영 · 권려원 · 권상민 · 서인주
펴낸이 | 김진환
펴낸곳 | 학지사메디컬
04031 서울특별시 마포구 양화로 15길 20 마인드월드빌딩
대표전화_ 02-330-5188 팩스_ 02-326-0338
등 록 | 2010년 2월 8일 제313-2010-36호
메 일 | hakjisamd@hakjisamd.co.kr
홈페이지 | http://www.hakjisamd.co.kr

ISBN 978-89-6069-828-4 93510

가 격 | 23,000원

쉽게 따라 하는

간호보건통계학

NURSING STATISTICS

이혜란 · 곽수영 · 권려원 · 권상민 · 서인주 공저

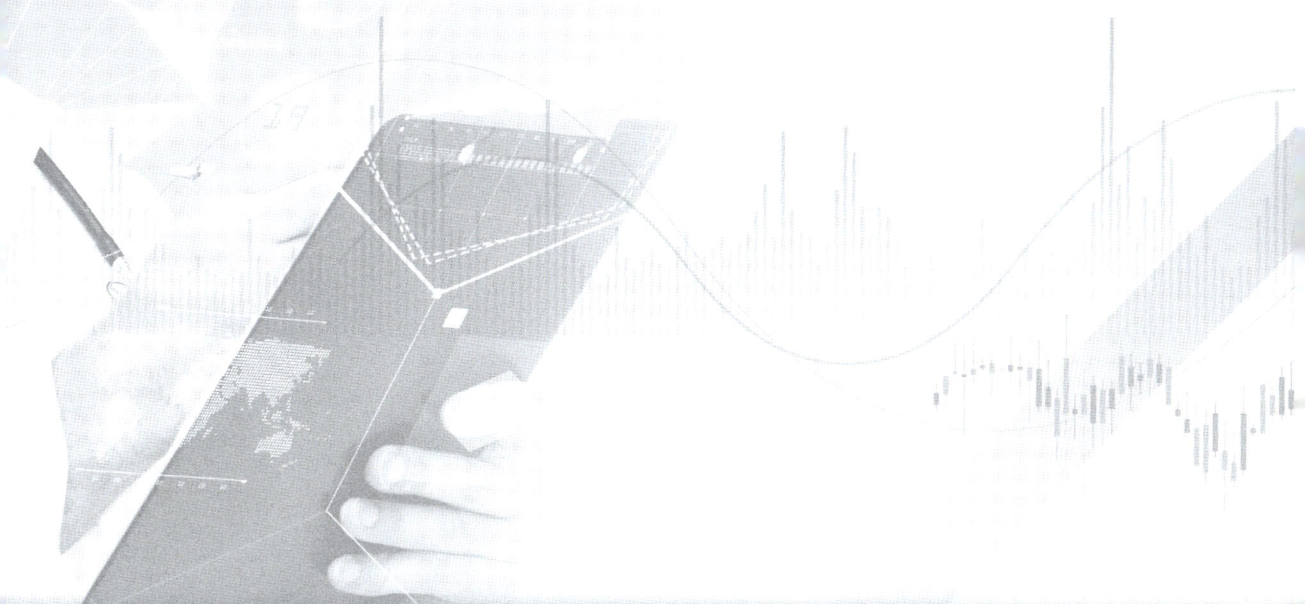

학지사메디컬
HAKJISA MEDICAL

저자소개

이혜란 계명문화대학교

곽수영 계명문화대학교

권려원 경운대학교

권상민 영남이공대학교

서인주 대구보건대학교

머리말

보건 · 의료 환경에서는 날마다 무수히 많은 데이터들이 생산되고 있다. 생산된 데이터는 활용할 수 있어야 의미있는 데이터가 되는데, 통계는 자료를 분석하고 정리하며 원인과 결과를 논리적이고 과학적으로 설명해 준다.

보건 · 의료 관련학과는 임상현장에서의 통계의 중요성을 인식하고 있으며 정규 교육과정에서 이를 교과목으로 편성하여 수업을 진행하고 있다. 그러나 학습자의 대다수가 통계를 배울 때부터 막연한 불안감에 휩싸여 있고 학교에서 배운 통계를 실제 자신의 업무에 적용하지 못하고 있는 실정이다. 다년간 학습자를 교육해 본 경험이 있는 저자들은 이런 고민들을 조금이나마 해소하기 위해서 통계학에 관한 이론적 내용보다 실제 활용에 초점을 둔 교재를 발간하고자 하였다.

저자들이 특히 주안점을 둔 점은 SPSS 프로그램을 활용하여 자료분석 시 통계를 처음 접하는 초보자라도 누구나 쉽게 따라할 수 있도록 집필하였다는 점이다. 즉, 각 장마다 통계분석의 이해를 위해 주요 핵심개념을 다루었고, 통계분석 방법이 어떤 연구에 적용되는지 사례를 제시함으로써 학습자의 이해도를 높였다. 또한, SPSS 실습 부분에서는 step by step으로 가이드하여 책을 펼쳐놓고 그대로 따라하면 통계분석이 될 수 있도록 하였다. 결과해석 부분에서는 SPSS 출력창에 보여지는 순서가 아니라 무엇을 우선적으로 확인하고 해석해나가야 하는지 가정확인부터 가설검정까지 해석하는 순서대로 기술하였다. 연구보고서 작성 부분에서는 보건 · 의료 분야의 특성에 맞추어 연구보고서 작성예시를 소개하여 연구결과 작성에 어려움이 없도록 하였다. 마지막으로 각 장마다 연습문제를 제공하여 학습자가 배운 내용을 다시 한번 더 충분히 반복학습 함으로써 확실하게 알고 넘어가도록 예제문제들을 풀어볼 수 있게 하였다.

이 교재를 통해 통계에 대한 막연한 불안감을 떨쳐 버리고 보건 · 의료 환경에서 날마다 생산되는 무수히 많은 데이터들을 본인의 업무에 적절히 활용할 수 있기를 바란다.

2019. 11

저자 일동

차례

제1장 간호통계분석의 이해(Understanding of Nursing Statistical Analysis)

1. 통계분석의 이해 2
2. 통계학이란 6
3. 모집단과 표본 7
4. 데이터와 척도 10
- 연습문제 17

제2장 데이터 관리(Data management)

1. 데이터 입력 20
2. 변수정의 25
3. 입력 데이터 오류 찾아 고치기 27
4. 자료변환 29
5. 케이스 선택 38
- 연습문제 41

제3장 분포(Distribution)

1. 분포 44
2. 가설검정 48
3. 정규성 검정 54
4. SPSS 실습 55
5. 결과해석 57
- 연습문제 60

제4장 기술통계(Descriptive statistics)

질적변수 65

1. 주요개념 65
2. SPSS 실습 66
3. 결과해석 68
4. 연구보고서 작성 70
- 연습문제 71

연속변수 73

1. 주요개념 73
2. SPSS 실습 76
3. 결과해석 78
4. 연구보고서 작성 78
- 연습문제 79

다중응답분석 81

1. 주요개념 81
2. SPSS 실습 82
3. 결과해석 85
4. 연구보고서 작성 86
연습문제 87

제5장 t-검정(t-test)

단일표본 t-검정(dependent t-test: one sample t-test) 92

1. 주요개념 93
2. SPSS 실습 94
3. 결과해석 96
4. 연구보고서 작성 97
연습문제 98

독립표본 t-검정(independent t-test: two sample t-test) 100

1. 주요개념 101
2. SPSS 실습 102
3. 결과해석 104
4. 연구보고서 작성 106
연습문제 107

비모수 검정(non-parametric test) 독립 두 표본 평균 검정 111

1. SPSS 실습 112
2. 결과해석 114
3. 연구보고서 작성 116
연습문제 117

대응표본 t-검정(two dependent t-test: paired t-test) 121

1. 주요개념 122
2. SPSS 실습 123
3. 결과해석 124
4. 연구보고서 작성 126
연습문제 127

비모수 대응 표본 평균 검정 131

1. SPSS 실습 132
2. 결과해석 134
3. 연구보고서 작성 136
연습문제 137

제6장 분산분석(ANOVA)

일원분산분석(One-way ANOVA) 143

1. 주요개념 144
2. 일원분산분석의 검정방법 145
3. SPSS 실습 149
4. 결과해석 151
5. 연구보고서 작성 154
- 연습문제 155

비모수 Kruskal Wallis Test 159

1. 주요개념 160
2. SPSS 실습 161
3. 결과해석 163
4. 연구 보고서 171
- 연습문제 172

이원분산분석(Two-way ANOVA) 174

1. 주요개념 175
2. 이원분산분석의 검정방법 177
3. SPSS 실습 179
4. 결과해석 183
5. 연구보고서 작성 188
- 연습문제 190

제7장 교차분석(χ^2-test)

1. 주요개념 197
2. SPSS 실습 200
3. 결과해석 203
4. 연구보고서 작성 205
- 연습문제 206

Fisher's exact 검정 210

1. 주요개념 210
2. SPSS 실습 211
3. 결과해석 213
4. 연구보고서 작성 215
- 연습문제 216

제8장 상관분석(Correlation Analysis)

1. 주요개념 221
2. SPSS 실습 224
3. 결과해석 226
4. 연구보고서 작성 228
- 연습문제 229

제9장 신뢰도(Reliability)

1. 주요개념 235
2. SPSS 실습 237
3. 결과해석 239
4. 연구보고서 작성 241

연습문제 242

제10장 회귀분석(Regression Analysis)

단순회귀분석(Simple regression) 246

1. 주요개념 247
2. 회귀식의 평가 및 해석 249
3. SPSS 실습 252
4. 결과해석 258
5. 연구보고서 작성 261

연습문제 262

다중회귀분석(Multiple regression) 264

1. 주요개념 265
2. 회귀식의 평가 및 해석 266
3. SPSS 실습 270
4. 결과해석 279
5. 연구보고서 작성 287

연습문제 288

제1장

간호통계분석의 이해

(Understanding of Nursing Statistical Analysis)

학습목표

1. 통계에 대한 개념을 이해한다.
2. 모집단과 표본집단을 설명한다.
3. 질적변수와 양적변수를 구별한다.
4. 독립변수, 종속변수 등 변수들의 관계를 설명한다.
5. 네 가지 척도(명목, 서열, 등간, 비율)를 구분한다.

주요용어

모집단, 표본집단, 질적변수, 양적변수, 독립변수, 종속변수, 외생변수, 매개변수, 척도(명목, 서열, 등간, 비율)

통계분석이란?

특정집단이나 현상의 효율적인 자료를 얻어 문자가 아닌 숫자로 표현하여 합리적으로 해석하는 것을 의미하며, 어떤 개인의 행동과 문제가 아닌 집단에서 비롯된 문제나 현상을 추정한다.

1. 통계분석의 이해

1) 통계분석의 이해

통계의 의미는 첫째, 가장 많이 쓰이는 것으로 통계자료, 통계수치를 가리킨다. 둘째, 자료를 수집하고 분석하는 방법론을 다루는 과학으로서의 통계학이라는 학문체계를 가리킨다. 셋째, 전문적인 용어로 쓰이는 것으로 표본으로부터 산출된 값을 뜻하는 통계량을 의미한다. 그러나 우리가 흔히 '통계'라고 하는 것은 첫째의 의미인 수치화된 통계자료를 뜻한다. 즉, 통계자료란 '집단에 관한 수량적이고 객관적인 정보'라고 정의할 수 있다.

통계수치가 의미를 가지려면 그 통계의 대상범위인 집단이 명확하게 정의되어야 한다. 집단은 실제와 관련된 집합을 말하며, 집합이란 다른 것과 구별될 수 있는 것들의 모임을 의미한다. 이와 같이 통계는 집단에 대해 집단의 현상을 체계적인 숫자로 표현한 것이라고 정의할 수 있다. 즉, 궁극적으로 통계는 전체 집단 또는 부분 집단에 관한 사실을 객관적으로 나타내는 것이지 집단을 구성하는 개체를 특정하는 특정 개체의 개별적인 정보를 나타내는 것이 아니다. 따라서 통계의 대상은 집단이며 또한 집단의 특성을 파악하기 위한 수단이라고 할 수 있다. 즉, 통계를 통해서 알고자 하는 집단의 현재, 과거, 미래의 상태를 추측할 수 있고, 그 집단만의 고유한 특성을 파악하여 타 집단과 비교도 할 수 있다.

또한 통계는 우리의 삶과 매우 밀접한 관련성이 있다. 예를 들어, 우리가 시험을 본다면 시험성적의 결과가 통계적으로 계산되어 상대적인 등급을 순위로 나열할 수 있다. 또한 선거와 관련되어 일부 특정집단을 조사하여 전체를 추측하는 데 누가 당선될지 예측하기도 한다. 이와 같이 실생활에 직접 이용될 뿐만 아니라 논문이나 연구에서 사용되는 통계는 원인과 결과를 논리적이고 과학적으로 설명해 준다.

임상에서 근무하는 의료인들은 대상자에 따라 다양한 연구문제들을 접하게 된다. 이때 연구문제에 대한 자료를 요약하고 정리하여 분석하는 데 사용될 수 있는 좋은 방법이 바로 통계분석 방법이다. 통계분석을 위한 수식은 복잡하고 어려워서 머리가 아플 수 있는데 직접 계산하지 않아도 통계프로그램을 이용하면 결과가 도출된다. 통계분석 시 주로 많이 이용되는 SPSS 프로그램은 누구나 쉽게 사용할 수 있도록 만들어져 있다. 따라서 통계분석 시 알아야 할 주안점은 연구문제에 대하여 어떤 통계분석 방법을 이용해야 하는지, 분석된 결과를 어떻게 해석해야 하는지가 중요하다. 이제부터 통계에 관한 기초적인 부분에 대해서 알아보기로 하자.

2) 통계분석 과정

통계분석 과정은 연구목적에 따라 가장 합리적으로 자료를 모으고, 모은 자료를 가장 과학적으로 분석하여 연구목적에 맞는 연구결과를 도출하고 그 결과를 해석하는 과정을 거친다.

통계분석은 다음의 다섯 단계의 과정으로 진행된다.

1단계. 연구문제 제시: 해결해야 할 연구문제가 무엇인지 제시한다.
2단계. 변수 정의: 연구하는 대상의 특성을 결정하고, 결정된 변수에 따라 측정방법을 결정한다.
3단계. 데이터 측정: 실험이나 설문지를 통해 데이터를 수집한다.
4단계. 데이터 분석: SPSS 등의 통계프로그램을 이용하여 자료를 입력하고 분석한다.
5단계. 보고서 작성: 연구문제, 가설 설정에 대한 통계분석을 통해 결과를 해석하고, 표나 그래프로 정리하여 보고서를 작성한다.

예시: 웃음요법이 유방암 환자의 우울, 면역반응에 미치는 효과

1단계 연구문제

유방절제술을 받은 암 환자를 대상으로 웃음요법을 적용하여 면역반응, 우울에 미치는 효과를 알아보고자 한다.

2단계 변수정의

독립변수가 되는 웃음요법의 실험처치가 종속변수에게 영향을 미치는 면역반응, 우울이라는 변수를 선정하여 가설을 설정한다.

- 웃음요법(독립변수): 실험처치
  실험군 실험처치 제공, 대조군 실험처치 비제공
- 면역반응(종속변수): NK cell, T cell, B cell 측정값, 비율척도
- 우울(종속변수): 우울점수, 등간척도
- 가설 설정
  - 귀무가설
    1) 웃음요법에 참여한 실험군은 참여하지 않은 대조군과 면역반응에 차이가 없다.
    2) 웃음요법에 참여한 실험군은 참여하지 않은 대조군과 우울점수에 차이가 없다.
  - 대립가설
    1) 웃음요법에 참여한 실험군은 참여하지 않은 대조군과 면역반응에 차이가 있다.
    2) 웃음요법에 참여한 실험군은 참여하지 않은 대조군과 우울점수에 차이가 있다.

3단계 데이터 측정

- 면역반응: NK cell 측정을 위해 정맥혈 채취
- 우울: 설문조사

4단계 데이터 분석

- SPSS 통계프로그램을 이용하여 실수, 백분율, 평균, 표준편차, 독립 t-test 등을 분석한다.

5단계 보고서 작성

- SPSS로 구한 통계수치를 해석하고, 연구결과를 표나 그래프로 정리한다.

가설1 '웃음요법에 참여한 실험군은 참여하지 않은 대조군과 면역반응에 차이가 있다'를 검정한 결과 두 집단 간에 유의한 차이가 있는 것으로 나타났다. 따라서 가설 1은 채택되었다〈표 1〉.

● 〈표 1〉 실험군과 대조군의 면역반응 차이

변수	NK cell			t	*p*
	사전	사후	전후 차이		
	M±SD	M±SD	M±SD		
실험군(n=18)	13.42±4.02	16.75±5.02	3.33±4.12	−3.612	<.001
대조군(n=20)	12.33±6.58	12.02±8.24	−0.31±4.05		

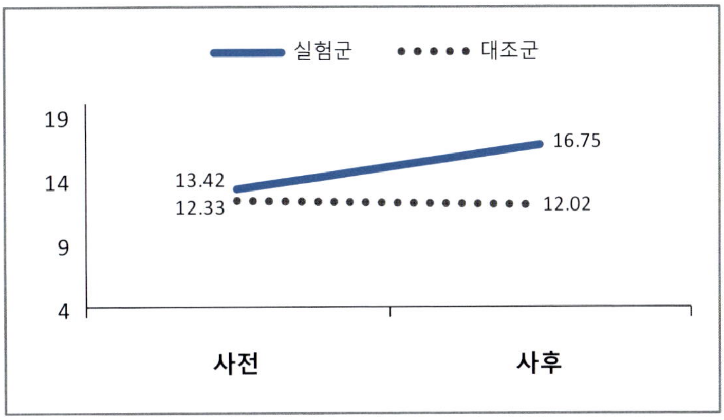

〈그림1〉 실험군과 대조군의 NK cell의 차이

2. 통계학이란

1) 통계학의 정의

통계학이란 현대사회에서 발생되는 다양한 형태의 자료를 수집 · 정리 · 요약하여, 이를 바탕으로 불확실한 미래에 대해 합리적으로 의사결정할 수 있는 방법론을 연구하는 학문이다. 통계학은 우리 일상에서도 쉽게 접할 수 있는데, 정당 지지율, 경제성장률, 주가지수, 연간 강수량, 제품의 불량률 등이 모두 통계 수치이다. 이러한 통계 수치는 관찰, 실험, 조사에서 얻어진 자료를 통계적 기법으로 나타낸 값이다. 통계학은 많은 데이터들을 객관적이고 간단하게 판단할 수 있게 한다.

2) 통계학의 분류

통계학은 크게 기술통계학(Descriptive Statistics)과 추리통계학(Inferential Statistics)으로 나눌 수 있다. 기술통계학이란 연구자가 수집한 자료를 정리 · 요약하는 방법에 대해 연구하는 분야이며, 어떤 집단의 특성을 수치로 요약하는 것을 말한다. 자료를 표와 그래프로 나타내고, 대표값(평균, 중간값, 최빈값)과 산포도(분산, 표준편차)로 자료의 전반적인 특성을 표현한다. 예를 들어 대학생의 흡연률을 알아보는 연구에서 빈도수가 남자 100명(76.9%), 여자 30명(23.1%)이라고 분석되었다. 말기암 환자의 통증 정도를 조사한 결과 평균점수가 80점이고 표준편차는 6점이었다. 이와 같이 서술통계는 단지 자료의 속성을 수치로 요약하여 설명해 주지만 모집단의 속성을 예측하지는 못한다.

반면에 추리통계학이란 표본에서 얻은 자료로 새로운 가설이 맞는지 틀리는지를 검증하거나 과거의 데이터를 통해 미래의 현상을 예측해 주는 것을 말한다. 다시 말해 수집한 데이터에서 얻어진 통계량을 가지고 모집단의 모수를 추론하는 것이다. 추리통계학은 우리가 주로 많이 연구하는 분야이다. 예를 들어 뇌졸중 환자의 삶의 질에 미치는 요인들은 무엇인지 연구한 결과 우울, 재활동기, 일상생활동작 등을 예측할 수 있다. 노인의 흡연량과 구강건강의 차이를 알아보기 위한 연구에서 평균 28개비의 흡연량이 10개비 미만보다 구강건강이 15점 더 유의하게 높다고 검정한다. 또한 실험연구에서도 추리통계는 중요한 방법이다. 고혈압 환자를 대상으로 실험군에게 발반사 마사지를 제공하고 대조군에는 아무런 처치도 제공하지 않고 환자의 혈압, 혈중지질농도에 효과적인지 검정하는 방법이 추리통계이다. 통계적 추론을 통해 얻어진 추측이나 결론은 항상 옳은 것이 아니고, 어느 정도의 불확실성을 가지고 있는데 이 불확실성의 정도를 확률로 표현해서 사용하고 있다.

3. 모집단과 표본

모집단(population)이란 연구하려고 하는 대상 전체를 의미하고, 표본(sample)은 이 중에서 추출한 일부분을 의미한다. 모집단 전체를 측정하는 것은 불가능하므로 표본을 이용해서 검증하게 된다.

예를 들어, 우리나라 노인의 치매 발생률을 조사하고자 한다. 모집단은 연구대상이 되는 우리나라 65세 이상의 모든 노인이 되고, 표본은 전체 노인 중에서 일부 치매노인을 추출한 것을 의미한다. 현실적으로 모집단 전체를 연구하는 것은 불가능하므로 표본을 이용하여 검증하게 된다. 표본추출을 위해 치매노인을 무작위로 500명을 선정하여 조사한 경우 대상 수는 500명이 되며 이것이 표본크기가 된다.

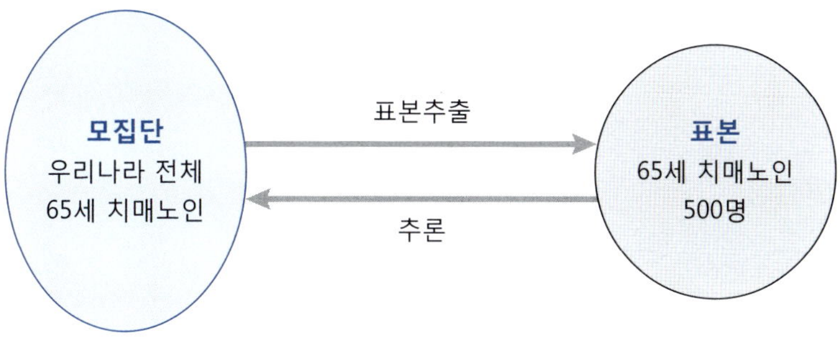

1) 모수와 통계량

일반적으로 통계조사에서는 모집단 전체의 자료를 전수조사하여 모수를 알려고 하면 불가능하거나 어려운 경우가 대부분이다. 통계조사에서는 이러한 어려움과 경제적 이유로 인

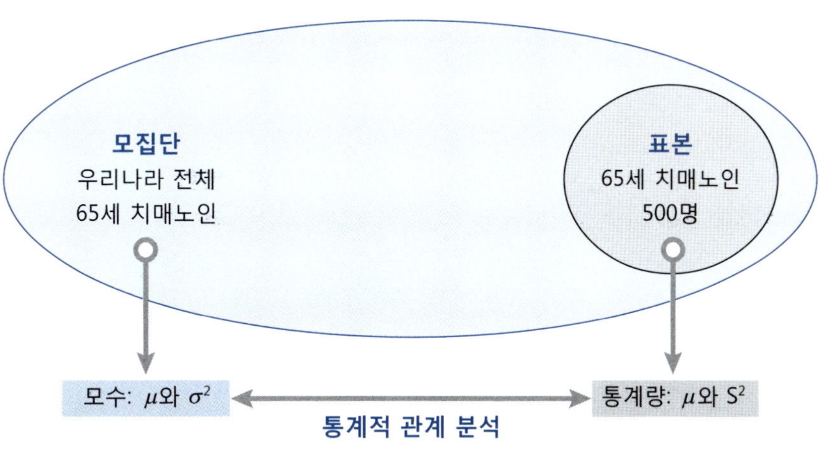

해 모집단 중에서 일정량의 표본을 선택하기 위해 표본추출(sampling)을 하게 되며, 표본에서 얻은 값으로 모수를 유추하려고 한다. 모수(parameter)는 모집단의 특성을 수치로 나타낸 것이며, 통계량(statistic)은 표본의 특성을 수치로 나타낸 것이다. 모수는 모평균 μ와 모분산 σ^2이며, 통계량은 표본평균 $\overline{X}$과 표본분산 S^2이 된다. 표본으로부터 모수를 추론하려면 통계량과 모수 간의 통계적 관계를 분석하게 된다.

2) 표본오차

통계조사에서는 모집단에서 표본을 추출해서 조사하기 때문에 모수와 표본통계량 사이에 오차가 생기는데, 이를 표본오차(sampling error)라고 한다. 이 오차는 아무리 표본을 크게 해도 전수조사를 하지 않는 이상 존재한다. 다만, 표본크기(sample size)를 크게 함으로써 표본오차를 감소시킬 수 있다. 예를 들어, 심근경색증 환자의 콜레스테롤 수치를 알아보고자 표본크기가 200명을 대상으로 조사하는 연구가 50명을 대상으로 한 연구보다 더 정확하게 추정할 수 있다.

3) 추정과 가설검정

통계량으로부터 모수를 추측할 때 2가지 방법을 사용한다. 하나는 추정(estimation)이고, 하나는 가설검정(hypothesis test)이다. 일반적으로 추정보다는 가설검정을 이용하여 모수를 추측하게 된다. 추정은 표본의 평균과 표준오차(standard error of means)를 구해서 모수의 범위를 구하는 것이다. 반면, 가설검정은 "모수는 얼마이다."라고 정하고 그것이 맞는지 틀리는지를 검증하는 방법이다. 이때 추정에는 신뢰구간이라는 개념이 쓰이고 가설검정에는 유의수준이라는 개념이 사용된다. 신뢰구간이란 일정한 확률 범위 내에서 모수의 값이 포함될 가능성이 있는 범위를 의미하고, 유의수준이란 모수와 통계량의 차이가 커서 확률적으로 가설을 기각할 수 있는 값을 의미한다. 보통 신뢰구간은 90%, 95%, 99%의 확률값 중에서 95%를 기준으로 구간을 정하고, 유의수준(α)은 1%, 5%, 10%가 있는데 일반적으로 5%를 기준으로 한다.

4) 일반화

일반화(generalization)란 추출된 표본에서 구한 값이 모집단의 값을 대표하는 것을 말한다. 즉, 표본의 대표성을 의미한다고 할 수 있다. 표본집단의 값이 대표성을 가지려면 연구목적에 적합한 표본추출방법과 표본크기가 좌우된다. 표본추출방법은 확률 표본추출과 비확률 표본추출이 있는데 이 중에서 비확률 표본추출은 연구결과를 일반화하는 데 한계가 있으며, 확률 표본추출은 일반화가 용이하다. 또한 표본크기는 작은 것보다 표본이 커질수록 모집단의 분포에 접근하게 되어 표집오차(sampling error)가 작아지므로 일반화가 용이해진다. 일반화를 위해 연구 설계 시 무작정 표본크기를 크게 한다면 비용, 시간소비 등이 문제가 될 뿐만 아니라 검정의 민감도가 높아져서 1종 오류가 커진다는 점을 고려하여 적절한 표본크기를 구해야 한다. 표본크기를 계산하는 방법은 공식을 이용하거나 표본크기를 산출하는 프로그램을 이용한다.

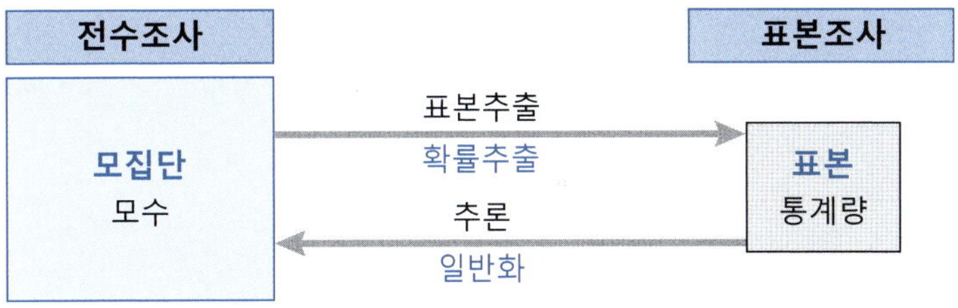

4. 데이터와 척도

1) 데이터

연구하고자 하는 대상을 구분하기 위하여 이름을 부여하거나 개체의 특성을 수치화한 것이다.

2) 변수의 종류

변수(variable)란 '변화하는 수'라는 뜻으로 값이 수시로 변화하는 수를 말한다. 예를 들면, 바구니에 과일 3개가 담겨 있는데 여기에 2개를 추가하면 총 5개가 된다. 이와 같이 바구니에 담긴 과일의 수가 변화하므로 과일의 수를 변수라고 한다. 따라서 변수는 고정된 데이터가 아니라 바구니에 담기는 값에 따라 변화한다는 것이다.

연구변수란 연구대상이 되는 인간, 사물, 상황의 성질, 속성, 특성 등을 측정하여 기록한 것을 의미한다. 변화할 수 있는 개념으로 개념에 대한 조작적 정의가 내려지면 연구변수라고 한다.

(1) 질적변수(범주형)와 양적변수(연속형)

변수에는 일반적으로 질적변수(qualitative)와 양적변수(quantitative)가 있다. 질적변수는 범주형(cateforical) 자료이고, 양적변수는 연속형(numeritical) 자료를 말한다. 질적변수이냐 양적변수이냐를 구분하기 쉬운 방법은 평균과 표준편차의 의미가 있는가 없는가를 판단해 보는 것이다. 질적변수는 변수의 특성이 수치보다는 범주로 나타나는 변수를 말하며, 예를 들어 성별, 직업, 학력 등이 있다. 양적변수는 변수의 특성이 수치로 나타나는 변수를 말하며, 예를 들어 키, 몸무게, 나이, 만족도 등이 있다. 연구자가 데이터를 보면 범주형인지 연속형인지를 안다면 통계분석에는 문제가 없다고 본다.

(2) 독립변수와 종속변수

독립변수란 다른 변수에 영향을 주는 원인변수라고 할 수 있고, 종속변수란 다른 변수로부터 영향을 받는 결과변수라고 할 수 있다. 예를 들어, 성인 흡연량이 심장병 사망률에 영향을 준다라고 할 때 성인 흡연량이 독립변수가 되고 심장병 사망률은 종속변수가 된다.

(3) 외생변수

제2의 독립변수로 독립변수가 종속변수에 미치는 영향의 정도를 보다 정확하게 알기 위하여 통제되어야 하는 변수이다. 외생변수를 다른 말로 원인변수, 통제변수, 혼동변수라고 부르는데 일종의 독립변수이지만 그 값이 종속변수에 미치는 영향이 제거되거나 통제되어야 하는 변수를 말한다.

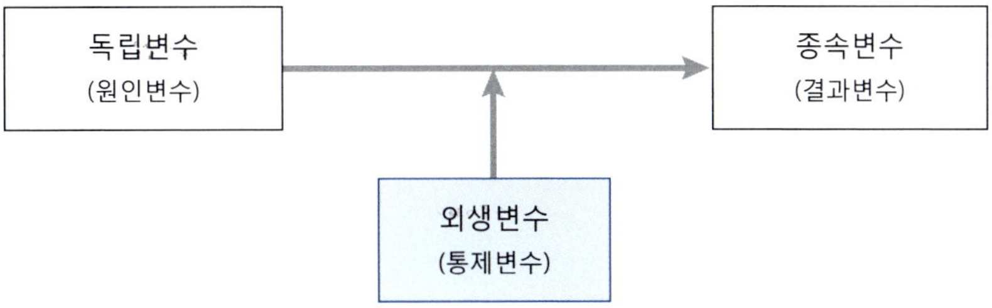

예시) '정보제공이 자궁적출술 환자의 불안에 미치는 영향'에 대해 연구하는 경우, 독립변수는 정보제공, 종속변수는 불안이 된다. 여기에서 정보제공이 불안에 미치는 영향을 검정하고자 하는데 외생변수가 되는 환자의 대처양상에 따라 불안에도 영향을 미치게 되므로 이를 제외시켜야 한다.

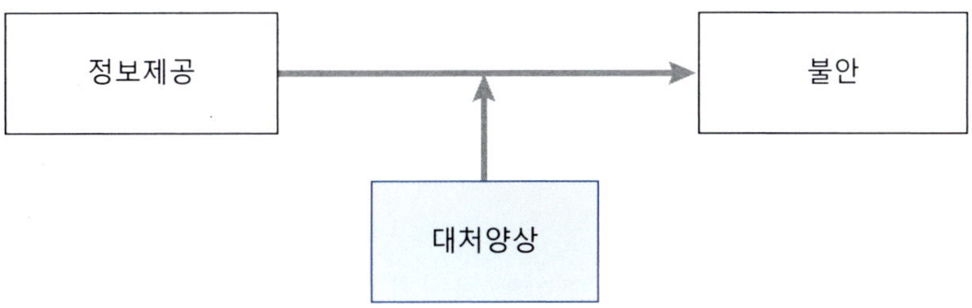

(4) 매개변수

독립변수와 마찬가지로 종속변수에 영향을 주지만 시간적으로 보아 독립변수와 종속변수 사이에 존재하는 변수를 말한다. 독립변수에 의해 영향을 받으면서 종속변수에 영향을 준다.

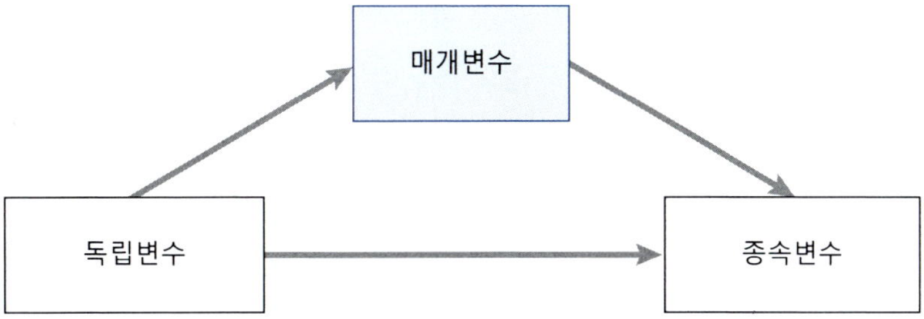

예시) '임신에 대한 관심도가 신생아 체중에 미치는 영향'에 대해 연구하는 경우, 임신에 대한 관심도가 신생아 체중에 영향을 미치고, 임신관심도가 산전관리 횟수에 영향을 미치며, 산전관리 횟수가 신생아 체중에 영향을 주게 된다. 이때 산전관리 횟수는 매개변수가 된다.

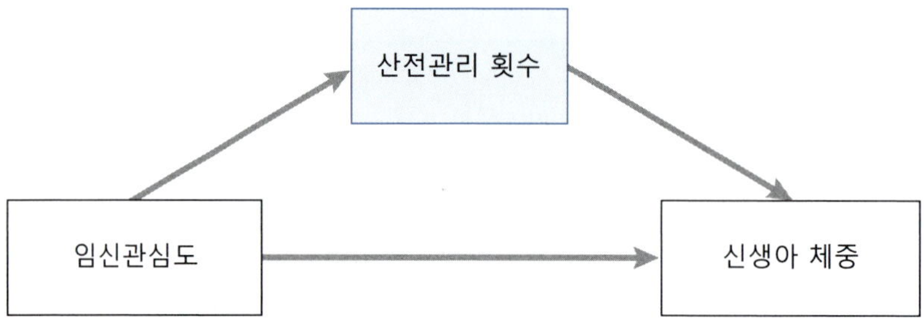

3) 자유도

자유도란 'Degree of Freedom'의 약자로, 모집단을 추론하는 표본에서 모집단의 특성을 나타내는 기술통계량을 산출할 때, 특정한 기술통계량을 제외하고 자유롭게 나타날 수 있는 데이터의 경우의 수를 의미한다. 어떤 데이터가 100개라면 평균이라는 값으로 해당 데이터 전체를 설명할 수 있다. 즉, 1개로 100개를 설명하게 된다는 의미가 된다. 이때, 평균은 데이터를 대표하는 값이 모두 100개의 데이터가 평균과 같다는 뜻은 아니다. 즉, 100개 중 하나의 고정된(계산된) 값으로 전체를 설명할 수 있기에 나머지 99개의 값은 평균값과 비슷하거나 다소 차이가 있는 값일 수 있다. 다시 말해 나머지 99개의 값은 나름대로의 값을 취할 수 있는 경우의 수가 있다는 것이다. 따라서, 100개로 이루어지는 데이터를 평균으로 설명한다면 자유도는 99개가 된다. 수식으로 표현하면 [자유도=표본수 n−1]이다.

4) 척도의 종류

척도(scale)는 어떤 대상의 특성에 대하여 단위를 사용하여 정량화한 것을 말한다. 데이터 자료를 얻기 위해서는 관찰 대상의 성질을 잘 파악해서 수치로 나타내주어야 한다. 이를 측정이라고 하고, 측정하기 위해 사용한 측정도구를 척도라고 한다. 척도가 중요한 이유는 척도에 따라 사용하는 통계기법이 달라지기 때문이다. 척도에는 4가지가 있으며 명목척도, 서열척도, 등간척도, 비율척도가 있다. 질적변수에 속하는 척도는 명목, 서열척도이며 양적변수에 해당하는 척도는 등간, 비율척도가 된다.

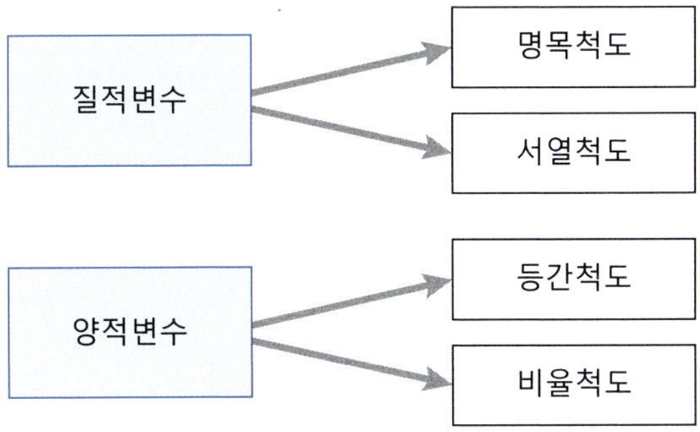

(1) 명목척도

명목척도(nominal scale)는 가장 낮은 단계의 척도이며, 측정 대상의 특성을 분류하거나 확인하는 데 목적이 있는 변수이다. 단지 몇 개의 범주로 구분하는 데 의미가 있으며, 양적인 크기를 나타내지는 않는다.

예를 들면 성별, 종교, 학력, 집단 등이 있다. 각 카테고리마다 선택하게 되어 있지만 숫자는 숫자로써의 의미보다는 구분으로써의 의미를 가지고 있다. 명목척도는 숫자로 표현될 수 있지만 수량적인 의미를 갖지 않고, 범주(카테고리)를 구분하는 용도로 쓰이는 척도이다.

● 명목척도 예시

변수	범주	설명	자료속성
성별	① 남 ② 여	성별은 범주로 나누어져서 ①②, 종교는 ①~③까지 선택하지만 숫자의 의미보다 구분의 의미를 가진다.	질적변수 범주형 빈도분석
종교	① 기독교 ② 천주교 ③ 불교		
학력	① 초졸 ② 중졸 ③ 고졸 ④ 대졸		

(2) 서열척도

서열척도(ordinal scale)는 측정 대상의 특성을 몇 개의 범주로 구분할 뿐만 아니라 그 범주들 사이에 순서관계가 성립하는 경우를 말한다. 말 그대로 서열을 나타내는 척도이다. 이러한 변수들은 부등식의 표현은 가능하지만 산술연산은 하지 못한다. 예를 들어 선호하는 병동을 순서대로 적을 때 내과계 병동을 1위, 외과계 병동을 2위, 특수파트를 3위라고 할 때 1위와 2위의 선호도 차이와 2위와 3위의 선호도 차이를 정확하게 설명할 수 없다. 즉, 차이만 있다는 것을 의미할 뿐 이 차이를 정확하게 구분하지는 못한다. 석차는 내가 취득한 시험 점수를 기준으로 내 성적이 전체 학생들 중에서 몇 번째 위치하고 있는지를 나타내는 서열척도이다.

그렇다면 서열 간 간격이 같다고 할 수 있을까? 1등과 3등의 성적 차이는 4등과 6등의 성적 차이와 같을까? 그렇지 않다. 서열척도는 단순히 순서를 매기는 척도이기 때문이다. 이는 또한 전교 1등이 전교 100등보다 공부를 100배 잘한다고 할 수 없는 것과 같은 맥락이다. 즉, 서열척도는 어떤 속성에 대한 우열에 대해서 판단할 수는 있지만 이것은 단순히 순위일 뿐이다.

● 서열척도 예시

<table>
<tr><th>변수</th><th>범주</th><th>설명</th><th>자료속성</th></tr>
<tr><td>선호병동</td><td>① 1순위 내과계병동
② 2순위 외과계병동
③ 3순위 특수파트</td><td rowspan="3">세계 대학 순위는 ①1위~③3위까지 선택하지만 ①②③이란 숫자는 단순히 순서를 매기는 숫자에 불과하다. 서열은 있지만 간격이 서로 같다고 할 수 없으므로 수량화할 수 없다.</td><td rowspan="3">질적변수
범주형
빈도분석</td></tr>
<tr><td>올림픽 메달 순위</td><td>① 1등 금메달
② 2등 은메달
③ 3등 동메달</td></tr>
<tr><td>세계 대학 순위</td><td>① 1위 하버드
② 2위 스탠포드
③ 3위 캠브리지</td></tr>
</table>

(3) 등간척도

등간척도(interval scale)는 측정 대상이 지닌 속성의 차이를 양적인 차이로 나타내주는 변수로서 절대영점이 존재하지는 않지만 균일한 간격을 두고 분할하여 측정하는 척도이다. 척도의 간격을 균일하게 나누어 사용하게 되면 관측 대상의 속성을 정량적으로 측정할 수 있다. 덧셈법칙은 성립하나 곱셈법칙은 성립하지 않는다. 즉, 서열척도와는 달리 간격 간의 차이가 동일하다는 의미이다. 예를 들면 섭씨온도, 체온, 성적, 리커트 척도(Likert scale) 등이 있다.

● 등간척도 예시

리커트 척도						설명	자료속성
웰다잉 항목	전혀 그렇지 않다	그렇지 않다	그저 그렇다	그렇다	매우 그렇다	연구에서 자주 사용되는 리커트 척도는 척도 간 간격을 균일하게 분할하여 1점~5점으로 측정하여 수량화한다.	양적변수 연속형 평균분석
통증이 없거나 통증으로부터 해방되는 것이다	①	②	③	④	⑤		
임종과정이 길지 않은 것이다	①	②	③	④	⑤		
예상치 못하게 갑자기 사망하는 것이다	①	②	③	④	⑤		
임종 시에 가족과 의사들이 환자의 요구를 따라주는 것이다	①	②	③	④	⑤		
기계적 도움 없이 자연스럽게 사망하는 것이다	①	②	③	④	⑤		

(4) 비율척도

비율척도(ratio scale)는 명목, 서열, 등간 척도의 세 속성을 모두 가진 척도이다. 즉 측정 대상을 분류할 수 있고, 순위를 만들 수 있고, 차이를 비교할 수 있어서 가장 높은 척도에 속한다. 비율척도는 측정 대상의 양적인 차이를 나타내주는 변수이며 절대영점이 존재한다. 비율척도는 덧셈법칙, 곱셈법칙을 적용한 비율 계산이 가능할 뿐 아니라 가장 다양한 통계분석 방법을 적용할 수 있다. 따라서 비율척도로 측정된 자료는 양적변수를 질적변수로 변환하여 사용한다. 예를 들어 비율척도는 연령, 거리, 무게, 길이, 시간 등의 값이다. 연령 34세, 46세, 52세…로 조사한 값은 양적변수이지만 30대, 40대, 50대… 등의 질적변수로 전환 가능하다. 하지만 질적변수는 양적변수로 바꾸는 것이 불가능하다. 그래서 설문지 작성할 때 통계분석을 생각하여 다양한 변화가 가능한 비율척도로 만드는 것이 때로는 필요하다.

● 비율척도 예시

변수	Kg	변수	Km	설명	자료속성
몸무게	65 40 72 54	통학거리	1.4 2.5 2.8 3.6	사칙연산(+, −, ×, ÷)을 모두 이용하고 비율계산이 가능하다.	양적변수 연속형 평균분석

● 척도의 특성 비교

유형	특성	범주	순위	등간격	절대영점
질적변수 (범주형 변수)	명목척도	○	×	×	×
	서열척도	○	○	×	×
양적변수 (연속형 변수)	등간척도	○	○	○	×
	비율척도	○	○	○	○

TIP

통계분석과 관련된 용어들을 기억해요!!

1. 모집단: 연구하려는 대상 전체
2. 표본: 전체에서 추출한 일부분
3. 모수: 모집단 전체 자료
4. 통계량: 표본추출을 통해 나온 값
5. 독립변수: 다른 변수에 영향을 주는 원인변수
6. 종속변수: 다른 변수로부터 영향을 받는 결과변수
7. 질적변수(범주형 자료): 명목척도, 서열척도 → 빈도분석
8. 양적변수(연속형 자료): 등간척도, 비율척도 → 평균분석

연습문제

예제 1-1-1 다음 연구를 읽고 적절하게 답하시오.

- 연구주제: 고혈압을 가진 저소득층 여성노인의 자가간호 행위와 우울 증상
- 연구대상: 고혈압 환자중 기초생활수급권자 136명
- 연구목적
  1) 저소득층 여성노인의 자가간호행위와 우울 정도를 알아본다.
  2) 일반적 특성에 따른 자가간호행위와 우울 증상의 차이를 알아본다.
     *일반적 특성: 연령(68, 72, 76, 84세..), 종교유무, 흡연유무, 합병증 종류(4그룹)

1. 위 연구에서 질적변수와 양적변수를 구분하여 모두 기술하시오.

- 질적변수: ______________________________
- 양적변수: ______________________________

2. 연구목적인 '일반적 특성에 따른 자가간호행위와 우울 증상의 차이를 알아본다'에서 독립변수와 종속변수를 선택하시오.

- 독립변수: ______________________________
- 종속변수: ______________________________

3. 위 연구 자료에서 다음에 해당하는 척도들을 모두 선택하시오.

- 명목척도: ______________________________
- 등간, 비율척도: ______________________________

4. 다음 코딩자료를 보고 답하시오.

성별	연령	연령분류	직업분류	결혼상태	종교	교육정도	건강상태
여자	49.00	49세이하	무	기혼	불교	고졸	보통이다
여자	66.00	60세이상	무	기혼	무	중졸	보통이다
여자	79.00	60세이상	무	기혼	개신교	국졸	보통이다
여자	66.00	60세이상	무	기혼	무	중졸	나쁜편이다
남자	54.00	50-59	무	기혼	불교	대졸이상	나쁜편이다
여자	59.00	50-59	무	기혼	개신교	고졸	보통이다
여자	63.00	60세이상	무	기혼	개신교	고졸	보통이다
남자	51.00	50-59	무	기혼	불교	대졸이상	나쁜편이다
남자	74.00	60세이상	무	기혼	불교	국졸	보통이다
남자	53.00	50-59	무	기혼	불교	대졸이상	보통이다

1) 빈도로 분석해야 하는 변수는? ____________________

2) 평균으로 분석해야 하는 변수는? ____________________

제2장

데이터 관리

(Data management)

학습목표

1. 데이터를 입력한다.
2. 변수정의를 실행한다.
3. 데이터의 오류를 찾아 수정한다.
4. 자료변환을 수행한다.
5. 통계분석에 필요한 변수계산을 수행한다.
6. 예제를 실습한다.

주요용어

코딩, 변수정의, 자료변환, 변수계산

데이터(Data) 관리란?

연구자가 연구하려는 변수들을 자료수집하여 코딩하고, SPSS 프로그램에서 입력된 자료들은 연구목적에 맞도록 통계분석할 수 있는 상태로 자료를 변환하는 일련의 과정을 말한다.

다음은 통계분석을 실행하기 전까지 데이터 관리를 어떻게 해야 할지 순서대로 기술하였다.

1. 데이터 입력

데이터는 엑셀이나 SPSS 프로그램을 많이 이용하여 입력한다. 엑셀에 입력한 경우 SPSS 프로그램으로 불러온다.

▣ 엑셀에서 코딩한 파일을 SPSS 프로그램으로 불러오기(2장 코딩.xlsx)

▼ 엑셀 코딩 화면

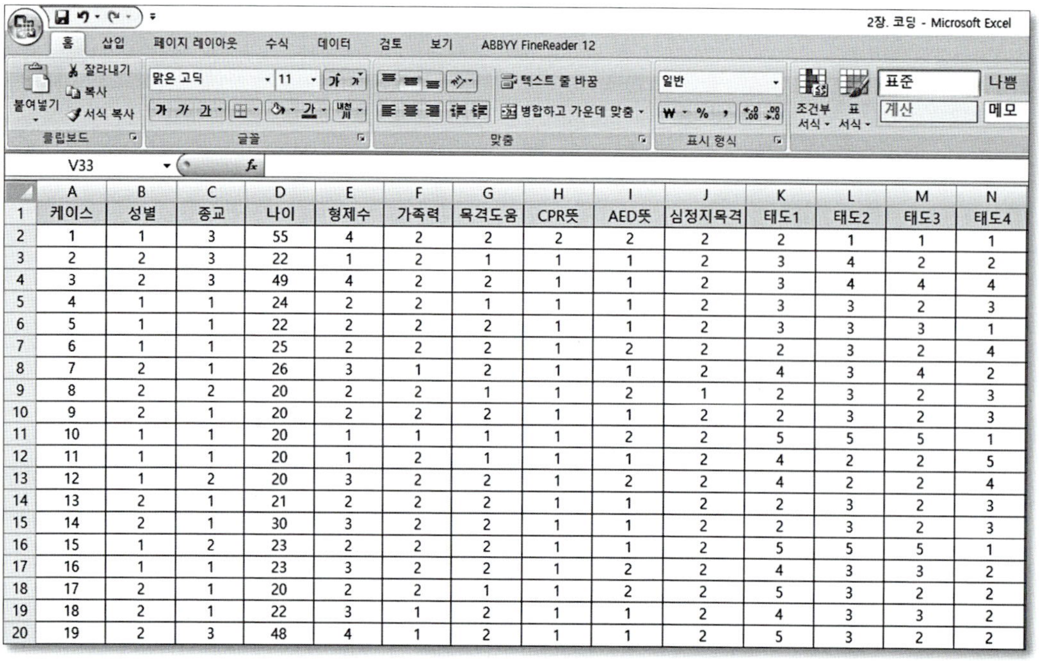

	A	B	C	D	E	F	G	H	I	J	K	L	M	N
1	케이스	성별	종교	나이	형제수	가족력	목격도움	CPR뜻	AED뜻	심정지목격	태도1	태도2	태도3	태도4
2	1	1	3	55	4	2	2	2	2	2	2	1	1	1
3	2	2	3	22	1	2	1	1	1	2	3	4	2	2
4	3	2	3	49	4	2	2	1	1	2	3	4	4	4
5	4	1	1	24	2	2	1	1	1	2	3	3	2	3
6	5	1	1	22	2	2	2	1	1	2	3	3	3	1
7	6	1	1	25	2	2	2	1	2	2	2	3	2	4
8	7	2	1	26	3	1	2	1	1	2	4	3	4	2
9	8	2	2	20	2	2	1	1	2	1	2	3	2	3
10	9	2	1	20	2	2	2	1	1	2	2	3	2	3
11	10	1	1	20	1	1	1	1	2	2	5	5	5	1
12	11	1	1	20	1	2	1	1	1	2	4	2	2	5
13	12	1	2	20	3	2	2	1	2	2	4	2	2	4
14	13	2	1	21	2	2	2	1	1	2	2	3	2	3
15	14	2	1	30	3	2	2	1	1	2	2	3	2	3
16	15	1	2	23	2	2	2	1	1	2	5	5	5	1
17	16	1	1	23	3	2	2	1	2	2	4	3	3	2
18	17	2	1	20	2	2	1	1	2	2	5	3	2	2
19	18	2	1	22	3	1	2	1	1	2	4	3	3	2
20	19	2	3	48	4	1	2	1	1	2	5	3	2	2

1 SPSS 프로그램 열기

→ 파일(F) → 열기(O)

→ 데이터(A) 선택

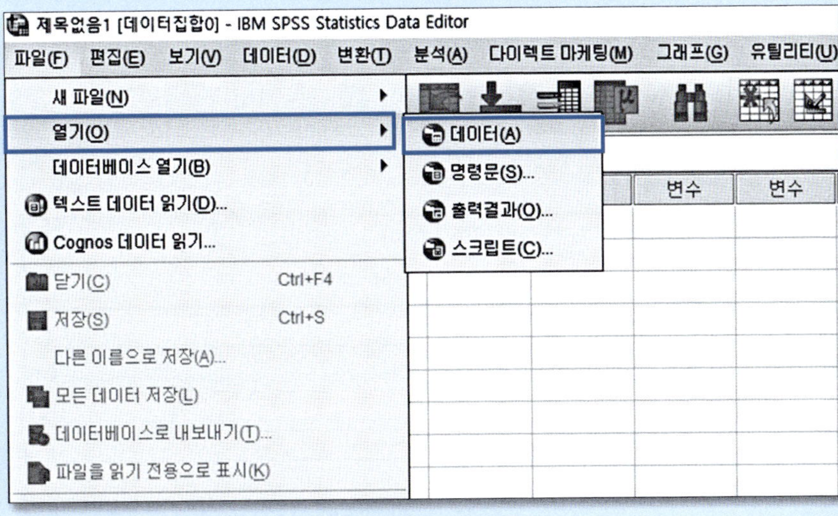

2 데이터 열기

→ 엑셀코딩파일 선택

→ 열기(O) 클릭

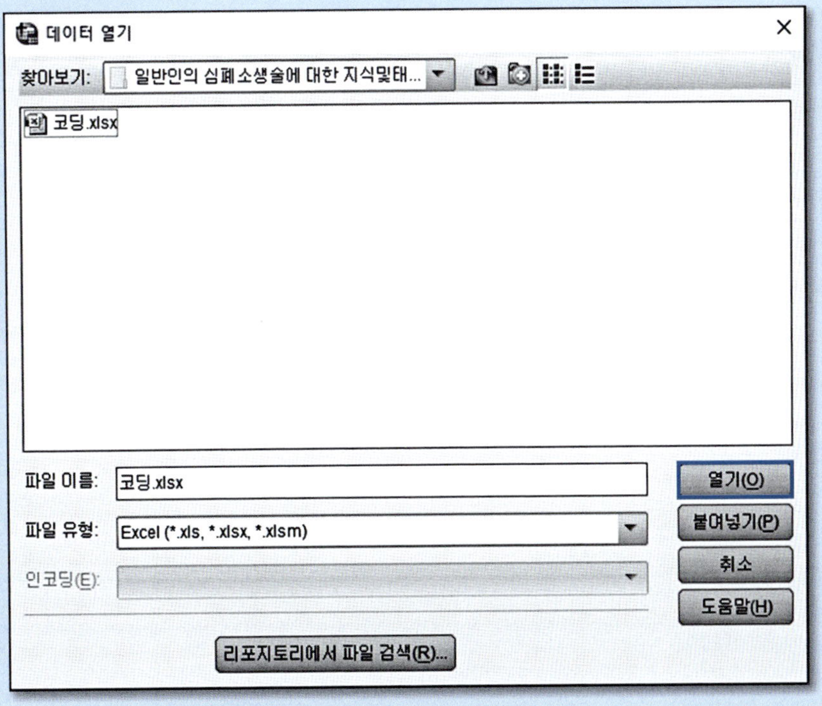

3 Excel 데이터 소스 열기

→ 데이터 첫 행에서 변수이름 읽어오기 체크

→ 확인

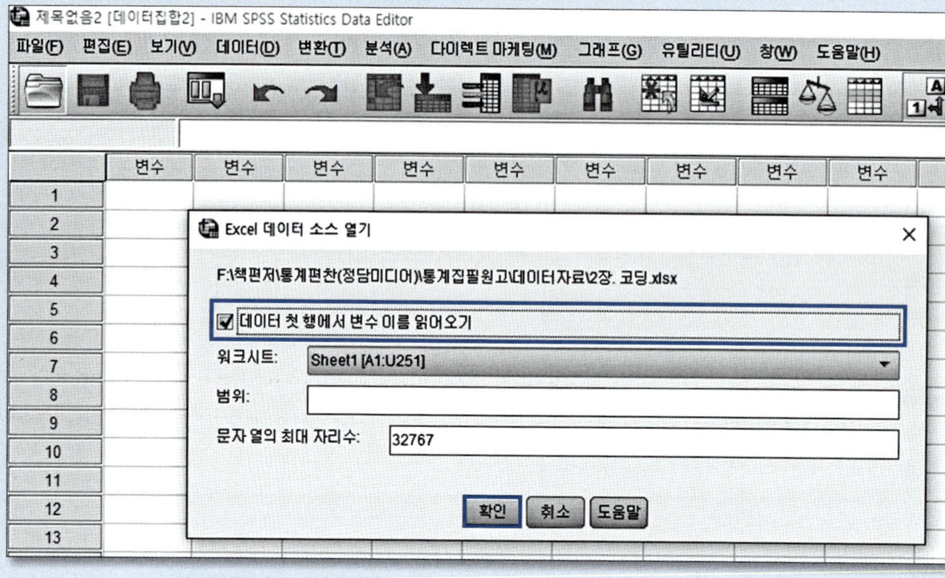

4 SPSS 프로그램으로 불러오기

→ 데이터 보기(D) 화면 클릭

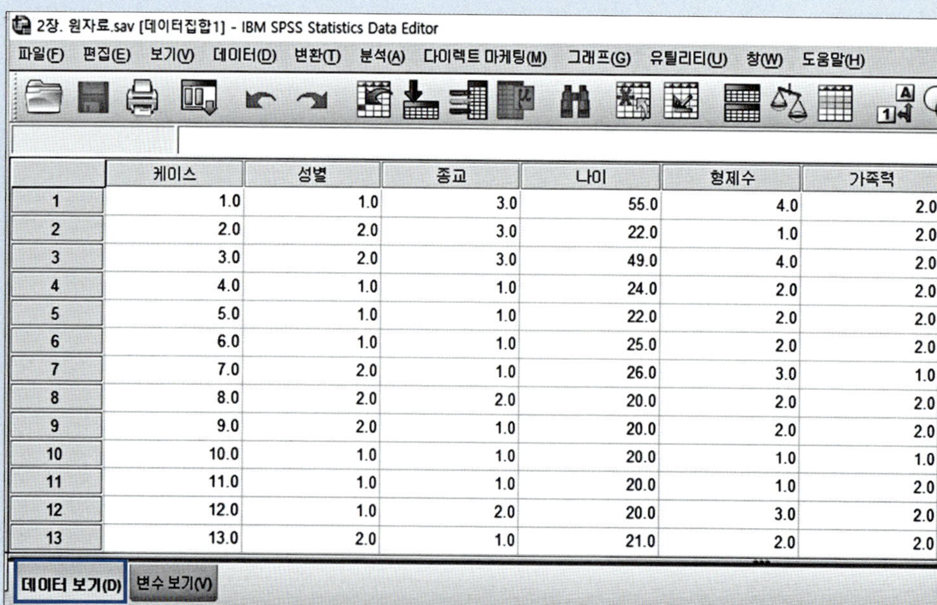

■ SPSS 프로그램을 이용한 데이터 코딩

1 변수 보기(V) 화면 클릭

→ 이름에 더블 클릭

→ 변수명 입력

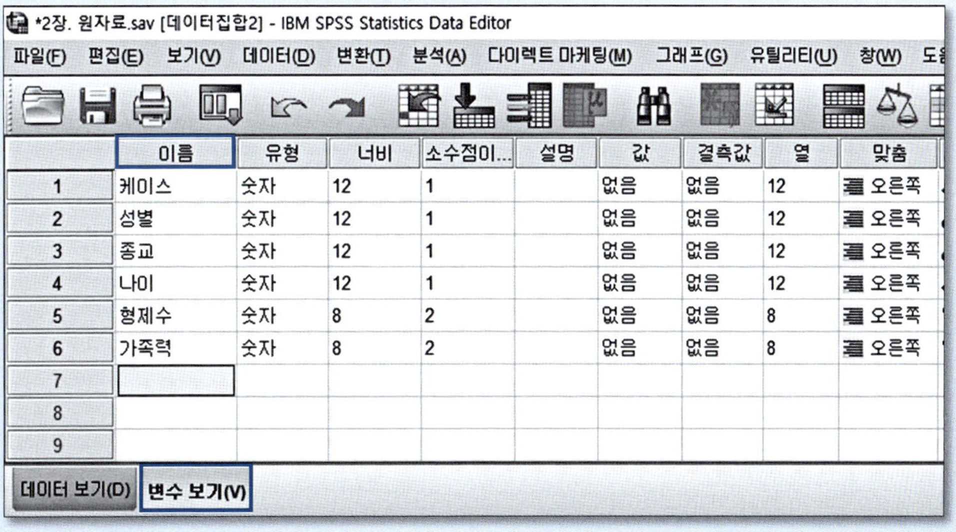

	이름	유형	너비	소수점이...	설명	값	결측값	열	맞춤
1	케이스	숫자	12	1		없음	없음	12	오른쪽
2	성별	숫자	12	1		없음	없음	12	오른쪽
3	종교	숫자	12	1		없음	없음	12	오른쪽
4	나이	숫자	12	1		없음	없음	12	오른쪽
5	형제수	숫자	8	2		없음	없음	8	오른쪽
6	가족력	숫자	8	2		없음	없음	8	오른쪽
7									
8									
9									

2 데이터 보기(D) 화면 클릭

→ 데이터 입력

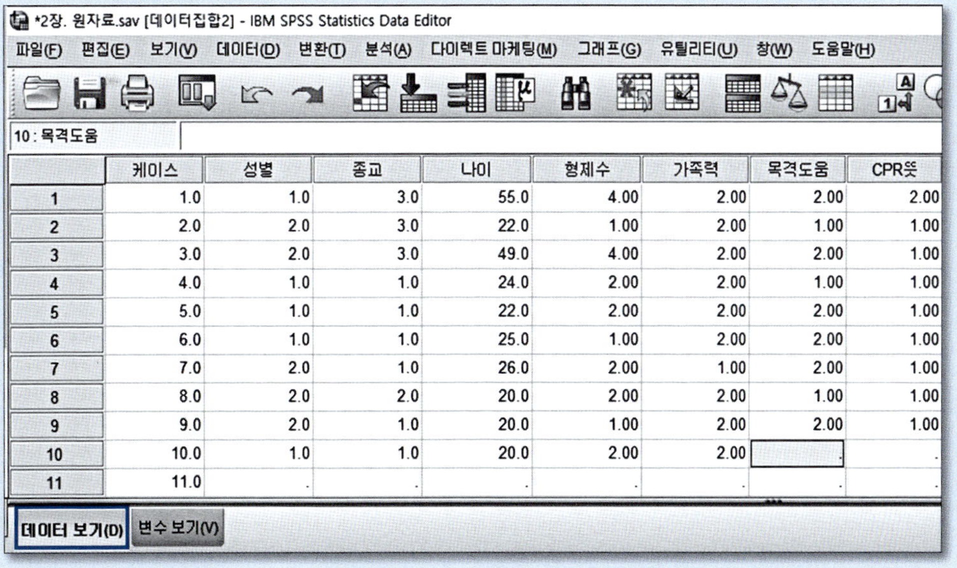

	케이스	성별	종교	나이	형제수	가족력	목격도움	CPR뜻
1	1.0	1.0	3.0	55.0	4.00	2.00	2.00	2.00
2	2.0	2.0	3.0	22.0	1.00	2.00	1.00	1.00
3	3.0	2.0	3.0	49.0	4.00	2.00	2.00	1.00
4	4.0	1.0	1.0	24.0	2.00	2.00	1.00	1.00
5	5.0	1.0	1.0	22.0	2.00	2.00	2.00	1.00
6	6.0	1.0	1.0	25.0	1.00	2.00	2.00	1.00
7	7.0	2.0	1.0	26.0	2.00	1.00	2.00	1.00
8	8.0	2.0	2.0	20.0	2.00	2.00	1.00	1.00
9	9.0	2.0	1.0	20.0	1.00	2.00	2.00	1.00
10	10.0	1.0	1.0	20.0	2.00	2.00		.
11	11.0	.	.	.	.	.	.	.

3 파일 저장

→ 파일(F) → 저장(S) 선택

→ 저장장소 선택 → 파일이름에 '2장. 원자료' 입력

→ 저장(S)

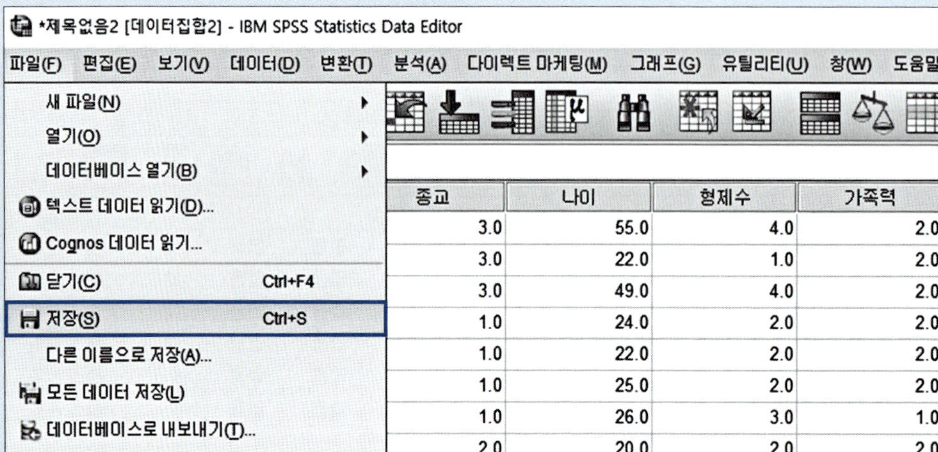

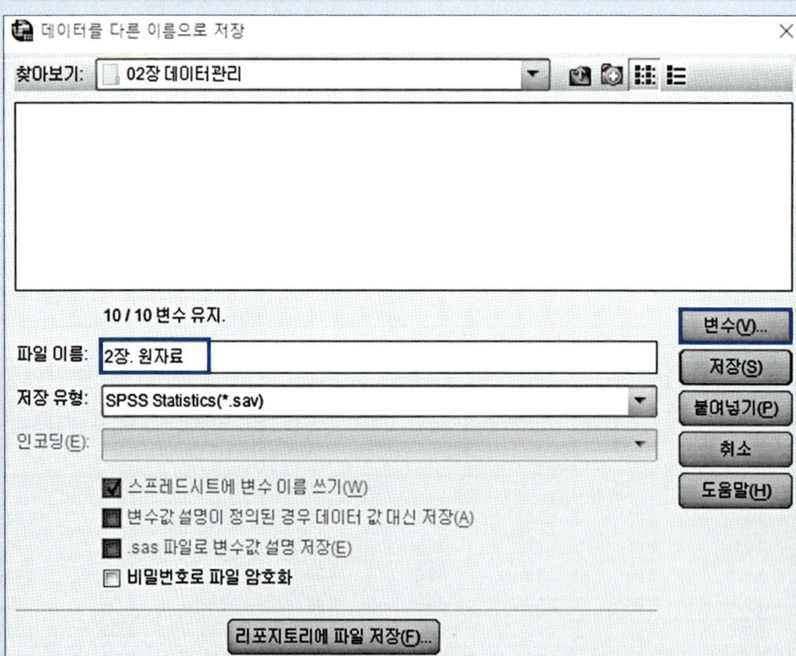

2. 변수 정의

데이터 편집기에서「변수 보기(V)」화면에서 변수의 이름, 유형, 설명 등을 설정할 수 있다. 변수이름은 동일한 이름을 중복하여 사용할 수 없다.

변수값은 다음과 같이 설정한다.

1 변수 보기(V) 클릭

→ 값 클릭

→ 변수값 설명 창 열림 → 기준값(A) 숫자 입력 → 설명(L) 입력

→ 추가(A) → 확인

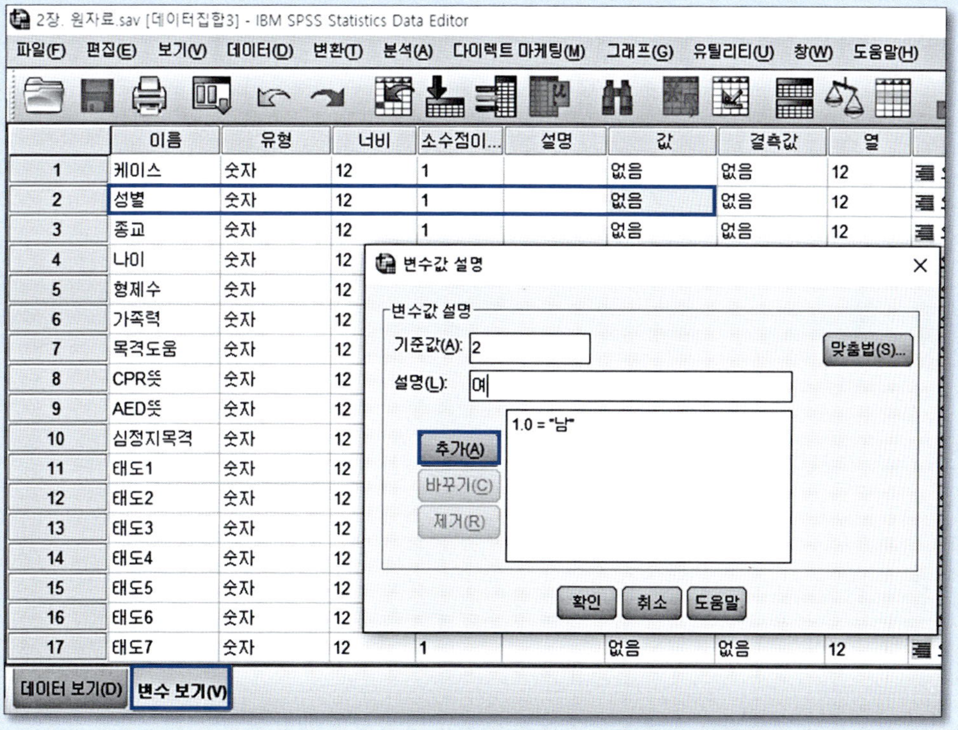

2 데이터 보기(D) 화면 클릭

→ 도구모음에서 'A' 선택하면 변수값 설명 화면

→ '1' 선택하면 숫자로 변경

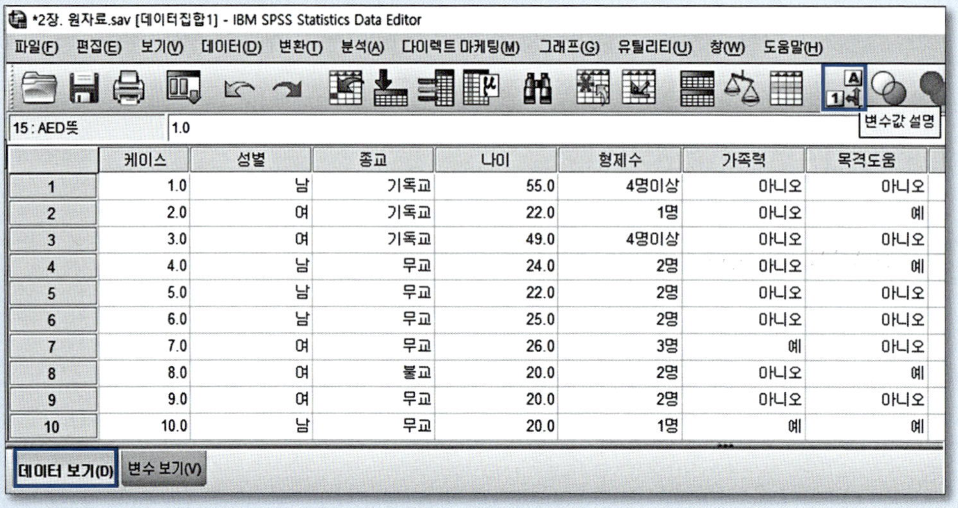

	케이스	성별	종교	나이	형제수	가족력	목격도움
1	1.0	남	기독교	55.0	4명이상	아니오	아니오
2	2.0	여	기독교	22.0	1명	아니오	예
3	3.0	여	기독교	49.0	4명이상	아니오	아니오
4	4.0	남	무교	24.0	2명	아니오	예
5	5.0	남	무교	22.0	2명	아니오	아니오
6	6.0	남	무교	25.0	2명	아니오	아니오
7	7.0	여	무교	26.0	3명	예	아니오
8	8.0	여	불교	20.0	2명	아니오	예
9	9.0	여	무교	20.0	2명	아니오	아니오
10	10.0	남	무교	20.0	1명	예	예

3. 입력 데이터 오류 찾아 고치기

코딩입력과 변수정의가 끝났다면 반드시 확인해야 하는 작업이 있다. 코딩 시 잘못 입력된 데이터를 찾아 해결하는 것이다. 입력 오류를 찾는 방법은 빈도분석을 통해 쉽게 확인할 수 있다. 빈도분석 결과에서 잘못 입력된 수치를 찾아서 설문지의 케이스 번호를 확인한 후 수정한다.

1 빈도분석 결과

→ 종교에서 오류 값(6) 확인

빈도표

성별

		빈도	퍼센트	유효 퍼센트	누적퍼센트
유효	남	125	50.0	50.0	50.0
	여	125	50.0	50.0	100.0
	합계	250	100.0	100.0	

종교

		빈도	퍼센트	유효 퍼센트	누적퍼센트
유효	없음	156	62.4	62.4	62.4
	기독교	44	17.6	17.6	80.0
	불교	46	18.4	18.4	98.4
	천주교	3	1.2	1.2	99.6
	6.0	1	.4	.4	100.0
	합계	250	100.0	100.0	

2 데이터 보기(D) 화면에서 오류 값 찾기

→ Ctrl+F 동시 누름 또는 도구모음에 망원경 모양 클릭

→ '찾기 및 바꾸기' 창 열림 → 찾기(N)에 오류값 입력

→ 종교 1번 케이스부터 다음 찾기(F) 클릭

→ 설문지 13번 케이스 오류 확인하여 수정

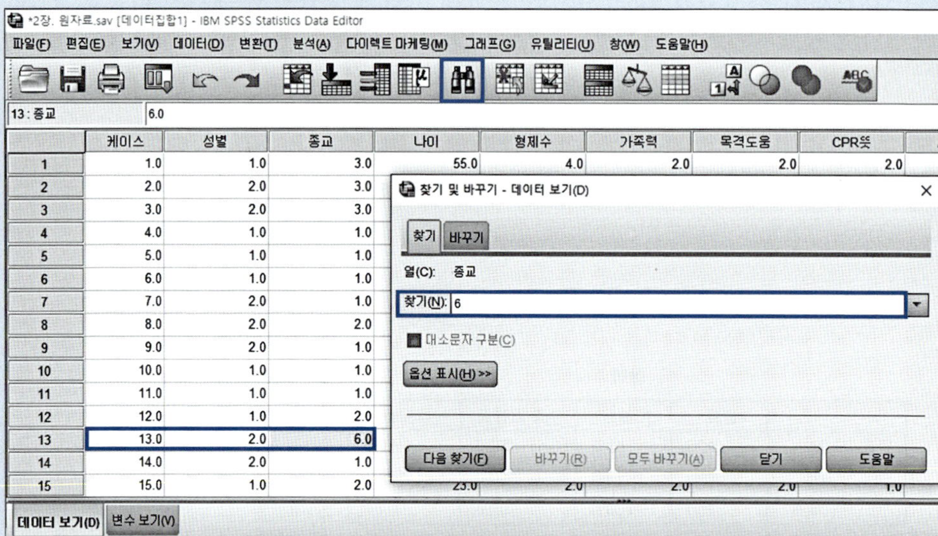

데이터 오류 수정 후 **원자료.sav** 또는 **raw data.sav**로 저장하여 추후 변환되지 않은 원래의 자료가 필요할 때 사용하도록 한다(2장. 원자료.sav).

4. 자료변환

입력된 데이터를 가지고 통계분석 상태로 만들어 주는 작업이 필요하다. 자료변환(record)은 변수값을 리코딩하거나 변수계산을 할 때 사용하는 주요 기능으로 코딩변경과 변수계산이 있다. 여기에서는 두 가지만 중점적으로 설명하고자 한다.

1) 코딩변경

우선 수집된 자료가 통계분석 데이터로 적절한지 알아보기 위해 빈도, 평균, 표준편차 등을 분석한 후에 적절하게 자료를 묶거나 변환시키는 작업이 필요하다. 코딩변경은 특정 변수의 값을 변경하기 위해 사용하는 데 두 가지 방법이 있다. 즉 '같은 변수로 코딩변경(S)', '다른 변수로 코딩변경(R)'을 이용하여 데이터를 변환시킨다. **'같은 변수로 코딩변경'**은 리코딩 시 새로운 변수를 생성하지 않고 기존의 변수 값이 변하게 된다. **'다른 변수로 코딩변경'**은 리코딩 시 새로운 변수를 생성하게 된다.

■ 양적자료를 질적자료로 변환

양적자료인 '나이'를 질적자료인 '나이2'로 변경할 경우
: 30세 미만, 31~40세, 41세~50세, 50세 이상

1 데이터 변환(T)

→ 다른 변수로 코딩변경(R) 선택

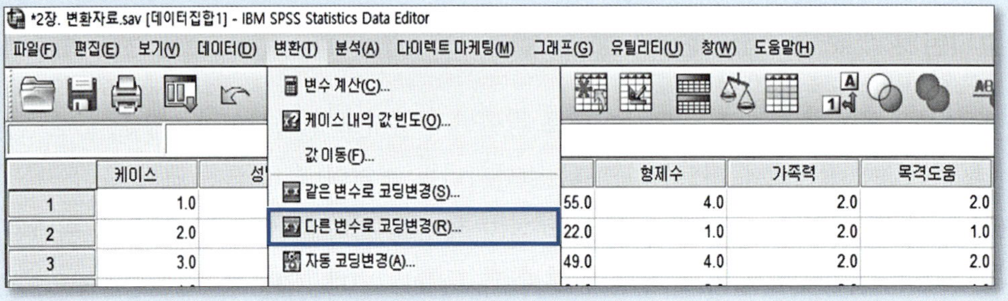

2 새로운 변수로 코딩 변경

→ 숫자변수(V)에 '나이' 이동
→ 출력변수에 '나이2' 입력
→ 바꾸기(H) 클릭
→ 기존값 및 새로운 값(O) 선택

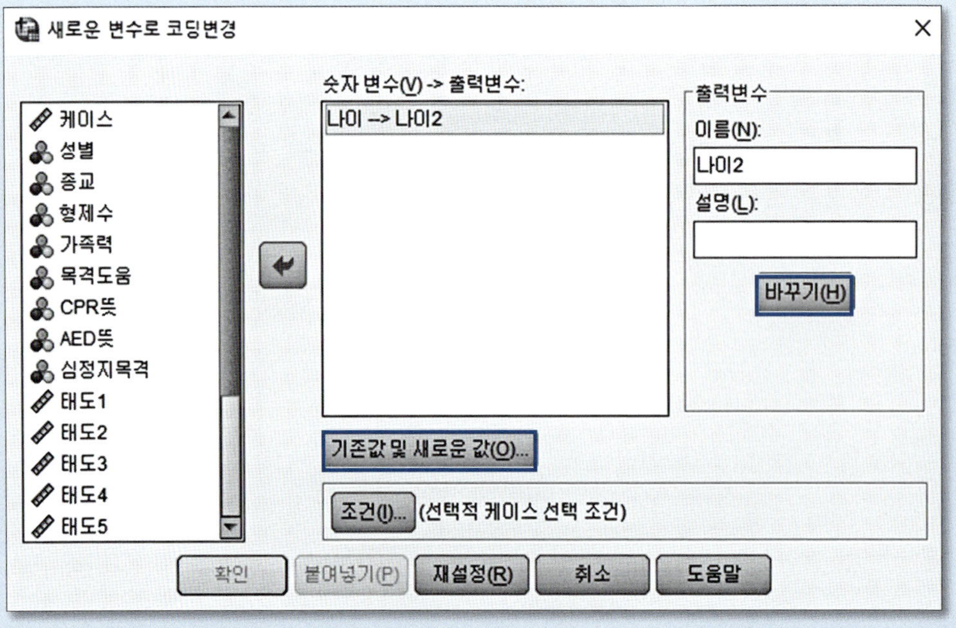

3 기존값 및 새로운 값 입력

→ 최저값에서 다음 값까지 범위(G) 클릭, 30 입력 → 기준값(A) 1입력 → 추가(A) 클릭

→ 범위(N) 31, 에서(T) 40 입력 → 기준값(A) 2 입력 → 추가(A) 클릭

→ 범위(N) 41, 에서(T) 50 입력 → 기준값(A) 3 입력 → 추가(A) 클릭

→ 다음 값에서 최고값까지 범위(E) 클릭, 51 입력 → 기준값(A) 4 입력 → 추가(A) 클릭

→ 계속 → 확인

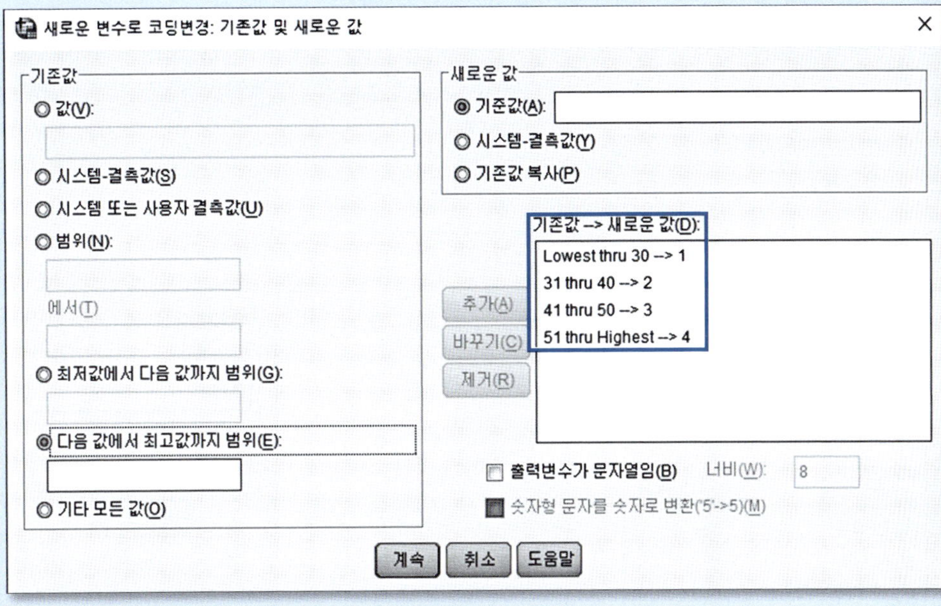

4 데이터 보기(D)

→ '나이2' 변수 생성

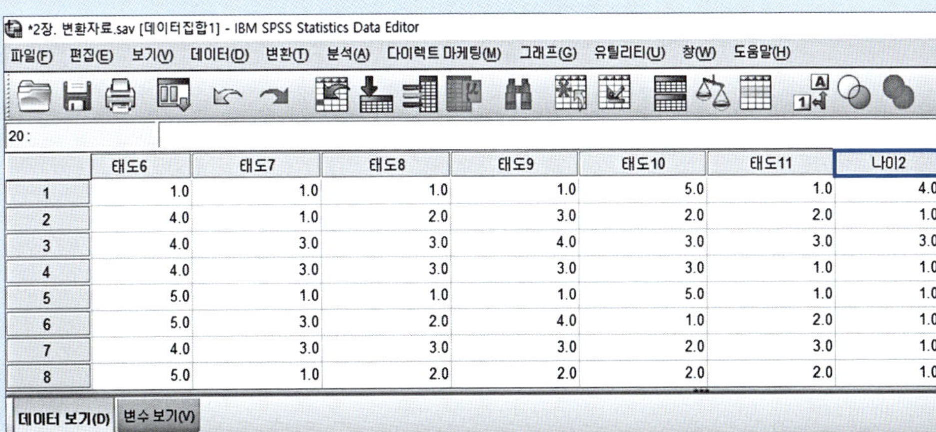

	태도6	태도7	태도8	태도9	태도10	태도11	나이2
1	1.0	1.0	1.0	1.0	5.0	1.0	4.0
2	4.0	1.0	2.0	3.0	2.0	2.0	1.0
3	4.0	3.0	3.0	4.0	3.0	3.0	3.0
4	4.0	3.0	3.0	3.0	3.0	1.0	1.0
5	5.0	1.0	1.0	1.0	5.0	1.0	1.0
6	5.0	3.0	2.0	4.0	1.0	2.0	1.0
7	4.0	3.0	3.0	3.0	2.0	3.0	1.0
8	5.0	1.0	2.0	2.0	2.0	2.0	1.0

■ 질적자료를 질적자료(이분변수)로 변환

질적자료인 '종교' 변수를 이분변수인 '종교2'로 변경할 경우

: '종교' 변수인 종교없음, 기독교, 불교, 천주교를 '종교2' 변수인 종교 무1, 종교 유2로 변경

1 데이터 변환(T)

→ 다른 변수로 코딩변경(R) 선택

→ 숫자 변수(V)에 '종교' 이동

→ 출력변수의 이름(N)에 '종교2' 입력 → 바꾸기(H)

→ 기존값 및 새로운 값(O) 선택

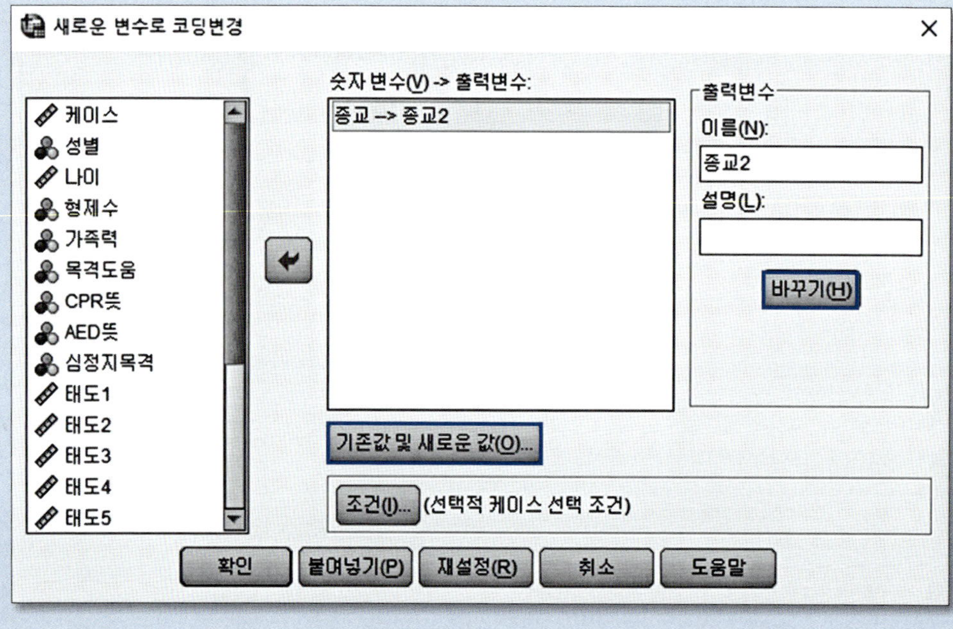

2 기존값 및 새로운 값 입력

→ 기존값의 값(V) 선택 '1' 입력 → 새로운 값의 '1' 입력 → 추가(A)

→ 기타 모든 값(O) 선택 → 새로운 값에 '2' 입력 → 추가(A)

→ 계속 → 확인

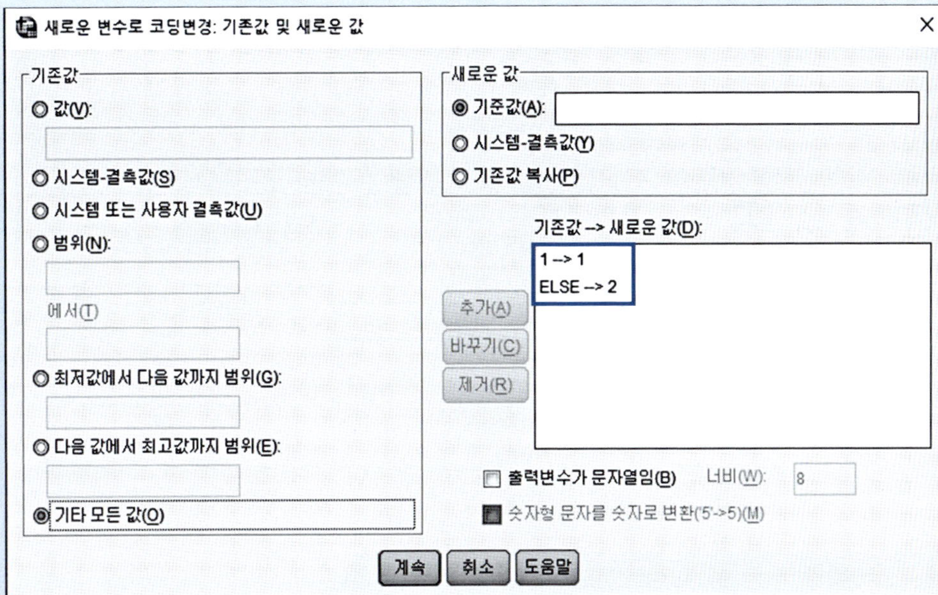

3 데이터 보기(D)

→ '종교2' 변수 생성

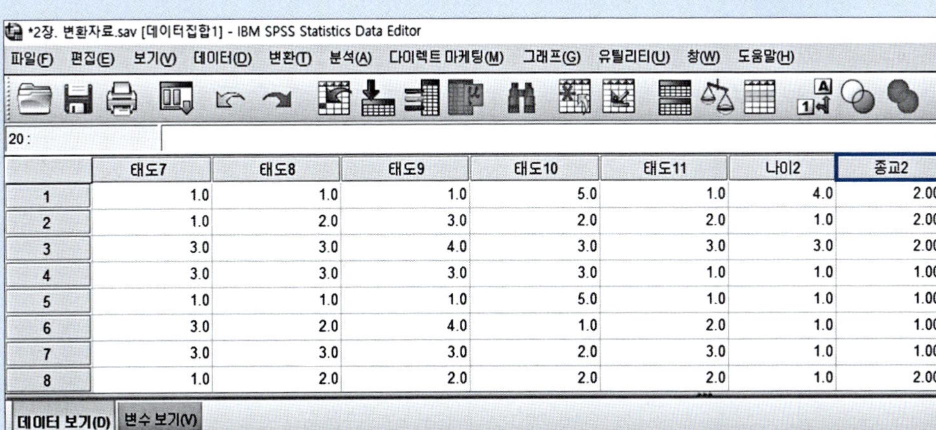

	태도7	태도8	태도9	태도10	태도11	나이2	종교2
1	1.0	1.0	1.0	5.0	1.0	4.0	2.00
2	1.0	2.0	3.0	2.0	2.0	1.0	2.00
3	3.0	3.0	4.0	3.0	3.0	3.0	2.00
4	3.0	3.0	3.0	3.0	1.0	1.0	1.00
5	1.0	1.0	1.0	5.0	1.0	1.0	1.00
6	3.0	2.0	4.0	1.0	2.0	1.0	1.00
7	3.0	3.0	3.0	2.0	3.0	1.0	1.00
8	1.0	2.0	2.0	2.0	2.0	1.0	2.00

■ 역문항이 있는 변수의 자료 변환

역문항으로 코딩된 태도1, 태도4, 태도6의 문항을 변환할 경우
5점 척도이므로 5점 → 1점, 4점 → 2점, 3점 → 3점, 2점 → 4점, 1점 → 5점으로 변경

1 변환(T)

→ 같은 변수로 코딩변경(S) 선택

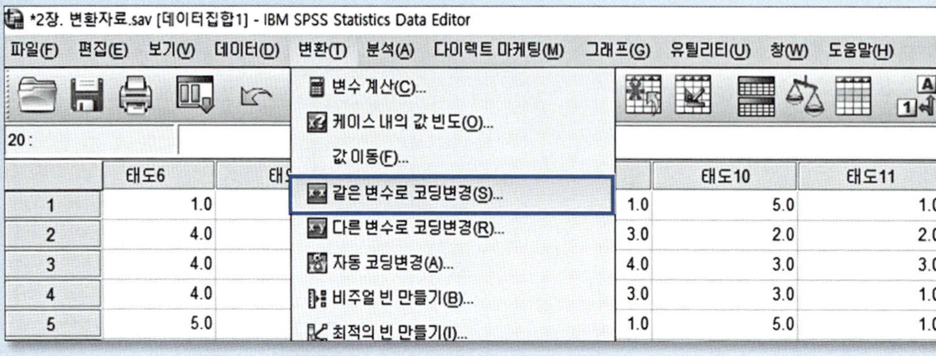

2 같은 변수로 코딩변경 창 열림

→ 역문항인 '태도1, 태도4, 태도6'을 숫자 변수(V)로 이동
→ 기존값 및 새로운 값(O) 선택

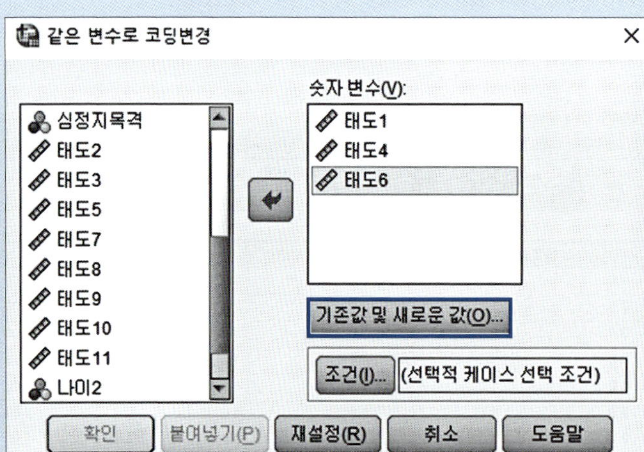

3 기존값 및 새로운 값 창 열림

→ 기존값 '1' 입력 → 새로운 값 '5' 입력 → 추가

→ 기존값 '2' 입력 → 새로운 값 '4' 입력 → 추가

→ '3을 3', '4를 2', '5를 1'로 동일하게 실행

→ 계속 → 확인

→ 데이터 보기(D) 화면에서 데이터 변환 확인

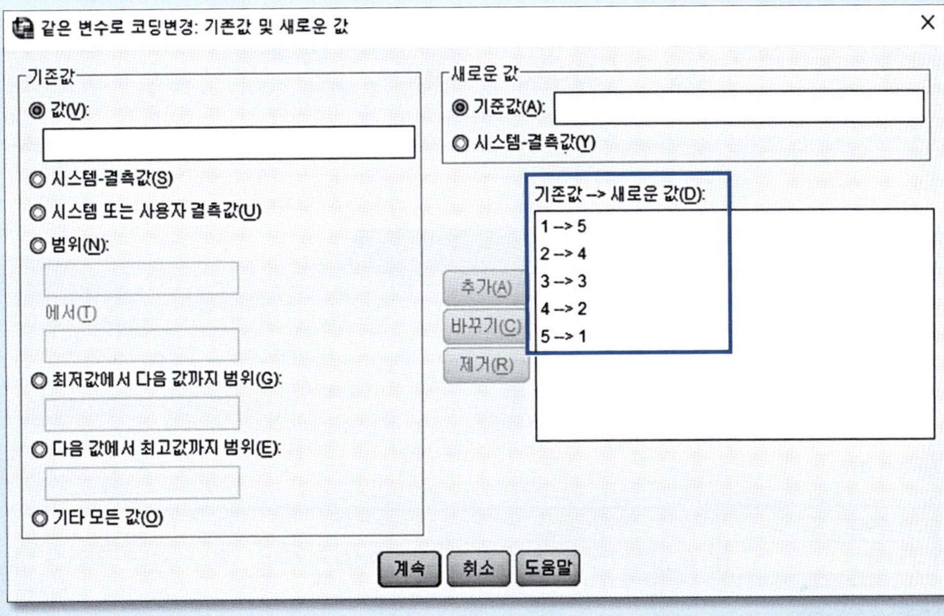

2) 변수계산(Compute)

변수 간의 가감승제(+, −, ×, ÷)와 새로운 변수를 생성할 때 이용한다. 예를 들면 심폐소생술의 태도가 11문항으로 구성되어 있는데, 이 상태에서는 통계를 분석할 수 없다. 이것을 다른 변수로 만들어 주는 작업이 필요하다. 그래서 11문항을 모두 더한 계산을 하면 '태도총점'이라는 새로운 변수가 생성된다. '태도총점'이라는 변수로 평균, 표준편차 등의 통계를 분석하여 심폐소생술의 태도 정도를 파악할 수 있다.

1 변환(T)

→ 변수 계산(C) 선택

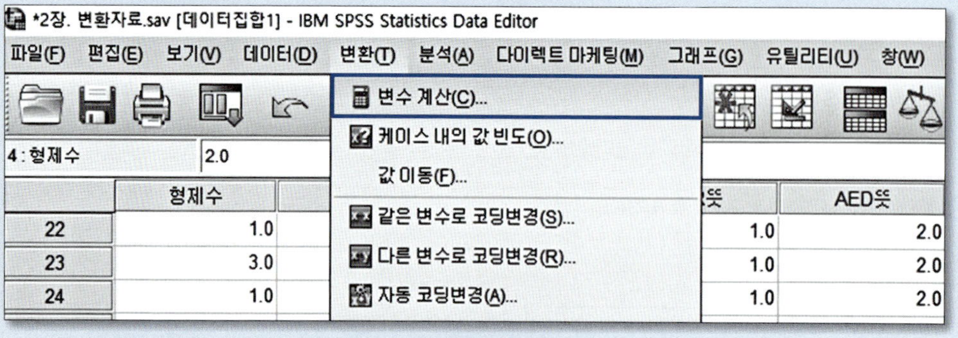

2 변수 계산 창 열림

→ 대상변수(T)에 '태도총점' 입력

→ 숫자표현식(E)에 태도1~태도11 모두 더하기로 계산

→ 확인

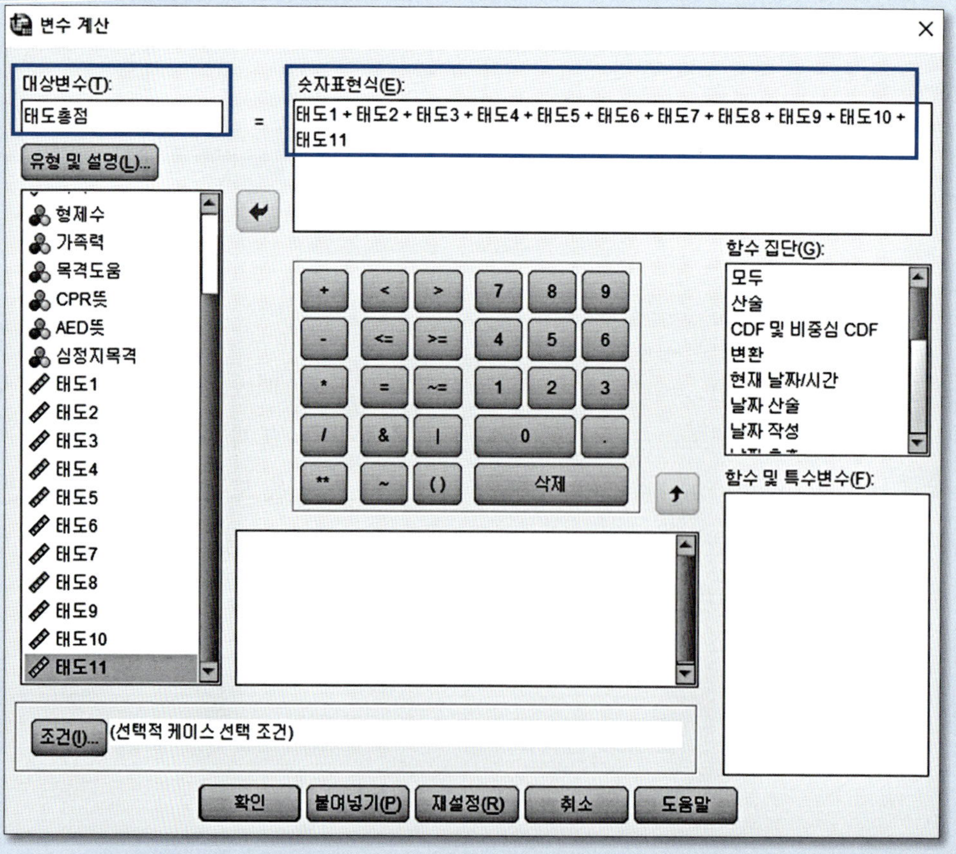

3 데이터 보기(D) 화면

→ 제일 뒤에 '태도총점' 변수 생성

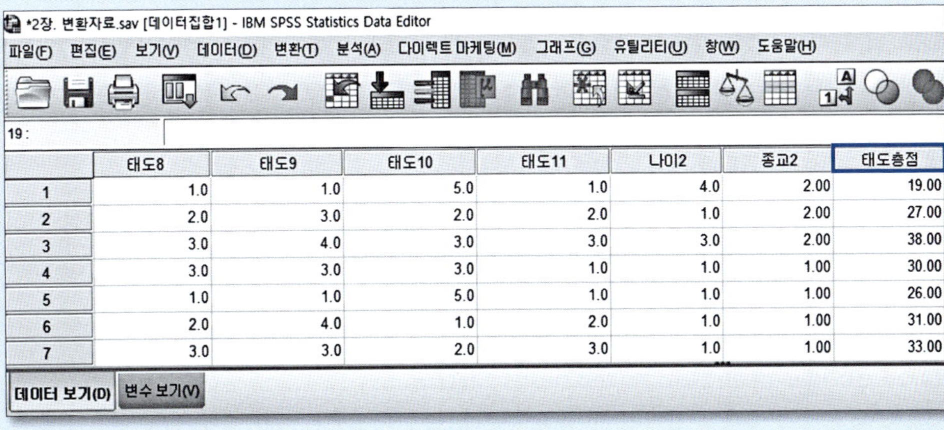

	태도8	태도9	태도10	태도11	나이2	종교2	태도총점
1	1.0	1.0	5.0	1.0	4.0	2.00	19.00
2	2.0	3.0	2.0	2.0	1.0	2.00	27.00
3	3.0	4.0	3.0	3.0	3.0	2.00	38.00
4	3.0	3.0	3.0	1.0	1.0	1.00	30.00
5	1.0	1.0	5.0	1.0	1.0	1.00	26.00
6	2.0	4.0	1.0	2.0	1.0	1.00	31.00
7	3.0	3.0	2.0	3.0	1.0	1.00	33.00

자료변환이 완료되면 파일이름을 만들어 저장한다. **변환자료.sav** 또는 **recoding data.sav**로 저장하고, 이 파일로 통계분석을 시작한다(2장. 변환자료.sav).

TIP

데이터 관리는 다음 순서대로 따라해요!!

1. 설문지에 케이스 번호 적기
2. SPSS 프로그램에 자료입력
3. 변수정의(define variable) 실시
4. 입력된 자료 오류 찾기: 빈도분석 이용
5. 오류 수정 후 파일 저장(원자료.sav)
6. 변수의 자료변환(Transform)
7. 통계분석을 실행하기 위한 파일로 저장(변환자료.sav)

***데이터 파일은 2개로 저장해요!!**

(원자료.sav) (변환자료.sav)

5. 케이스 선택

케이스 선택(select case)은 특정조건에 맞는 케이스만 분석할 경우에 이용한다. 선택되지 않은 케이스는「데이터 보기」에서 사선이 그어진다. 예를 들면, 성별에서 여성(성별=2)의 케이스만 선택하고 싶을 때 사용한다.

1 데이터(D)

→ 케이스 선택(S) 클릭

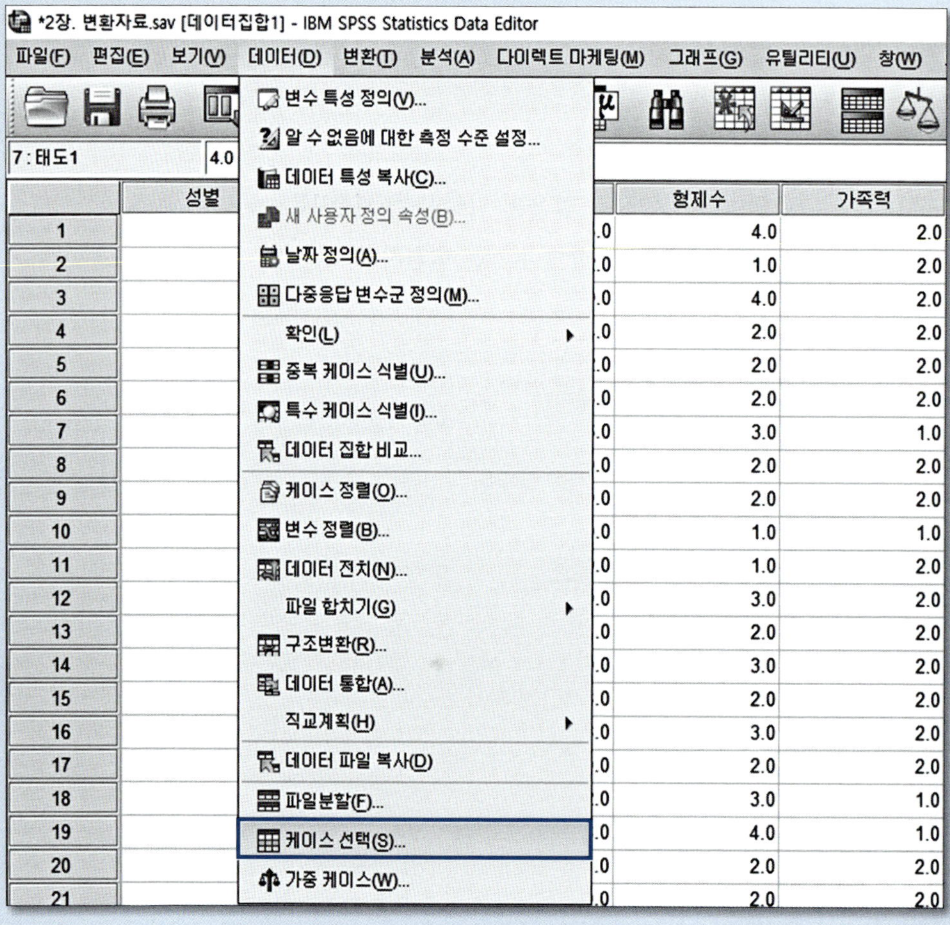

2 케이스 선택(S) 창 열림

→ 조건을 만족하는 케이스(C) 클릭 → 조건(I) 선택

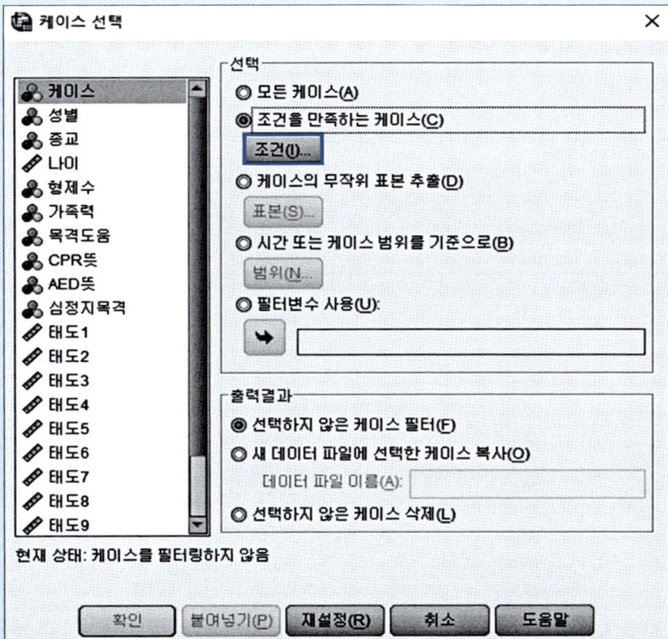

3 케이스 선택 조건 창 열림

→ 성별 이동 → '성별=2' 입력하면 여성만 선택

→ 계속 → 확인

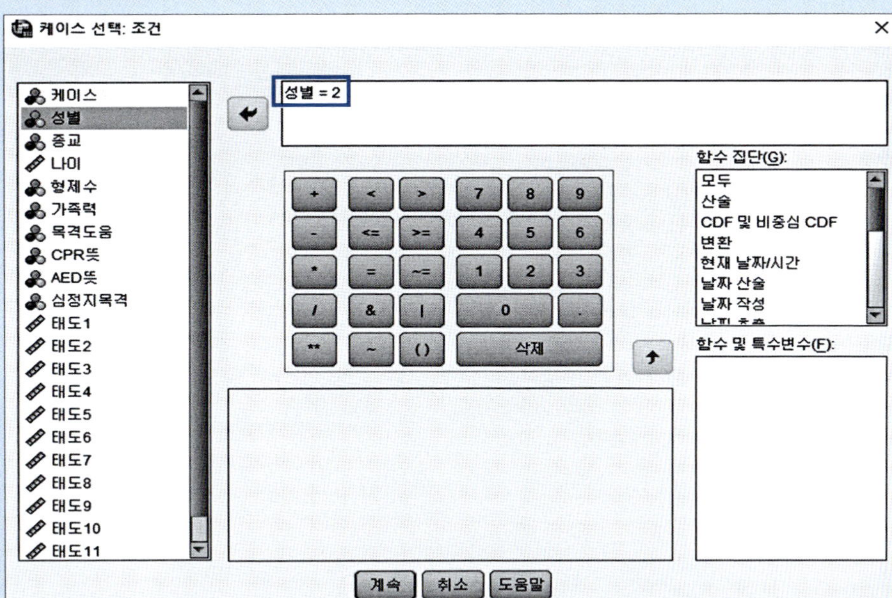

4 데이터 보기(D) 화면

→ 성별에서 남성은 사선이 그어진다. 통계분석 시 여성만 실행

→ 제일 뒤에 'filter_$' 변수 생성

→ '0'은 제외된 케이스, '1'은 선택된 케이스

→ 'filter_$'를 삭제하면 케이스 선택 해제

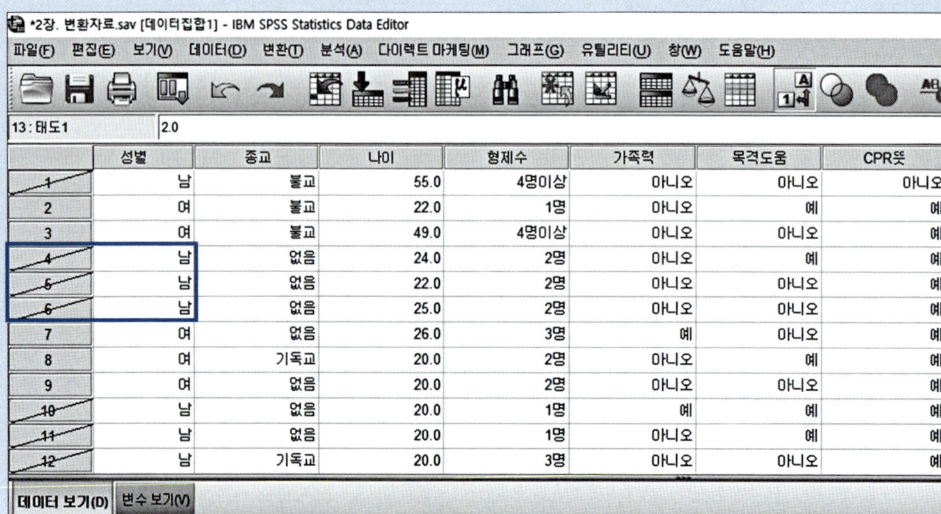

	성별	종교	나이	형제수	가족력	목격도움	CPR뜻
1	남	불교	55.0	4명이상	아니오	아니오	아니오
2	여	불교	22.0	1명	아니오	예	예
3	여	불교	49.0	4명이상	아니오	아니오	예
4	남	없음	24.0	2명	아니오	예	예
5	남	없음	22.0	2명	아니오	아니오	예
6	남	없음	25.0	2명	아니오	아니오	예
7	여	없음	26.0	3명	예	아니오	예
8	여	기독교	20.0	2명	아니오	예	예
9	여	없음	20.0	2명	아니오	아니오	예
10	남	없음	20.0	1명	예	예	예
11	남	없음	20.0	1명	아니오	예	예
12	남	기독교	20.0	3명	아니오	아니오	예

연습문제

예제 2-1-1 다음은 10명의 관절염 환자를 대상으로 일상생활활동에 대해 조사하였다. 다음의 응답결과표와 설문지를 보고 SPSS에서 데이터를 코딩하여 파일(원자료, 변환자료)을 만들어 보시오.

● 응답결과표

케이스 \ 문항	1	2	3	4	5	6	7	8	9	10	11	12	13	14	15
1	52	2	2	2	1	3	3	3	2	2	4	3	1	3	2
2	49	2	2	4	2	4	3	1	2	2	4	2	2	3	2
3	67	1	3	1	2	4	4	4	4	3	3	2	1	4	4
4	41	1	2	4	1	4	4	3	3	2	4	1	2	4	4
5	58	2	2	5	1	4	4	3	4	3	4	2	3	4	4
6	38	1	2	4	1	4	4	2	3	2	3	1	2	4	2
7	64	2	3	2	2	3	3	4	2	3	4	2	3	2	3
8	46	2	2	5	1	4	4	1	4	3	4	1	2	3	2
9	31	2	1	4	1	3	4	1	2	2	3	1	1	3	2
10	22	1	1	4	1	2	4	1	1	1	3	1	1	3	2

설 문 지

※ 다음은 인적사항입니다. 해당란에 기입해 주십시오.

1. 나이 : 세
2. 성별 : ① 남 ② 여
3. 결혼상태 : ① 미혼 ② 기혼 ③ 사별 ④ 이혼 ⑤ 별거
4. 교육정도 : ① 무학 ② 초졸 ③ 중졸 ④ 고졸 ⑤ 대졸 이상
5. 종교 : ① 없음 ② 있음

※ 다음은 귀하의 일상생활활동에 대해 해당하는 항목에 'V'로 표시해 주십시오.

문 항	스스로 할 수 있다	약간 어렵다	많이 어렵다	전혀 할 수 없다
6. 혼자 단추 끼우기와 구두끈을 매기	1	2	3	4
7. 머리감기	1	2	3	4
8. 팔걸이가 없는 의자에서 똑바로 일어나기	1	2	3	4
9. 방바닥에 앉고 서기	1	2	3	4
10. 숟가락으로 음식뜨기	1	2	3	4
11. 젓가락으로 음식집기	1	2	3	4
12. 컵이나 잔을 들어 음료 마시기	1	2	3	4
13. 평지걷기	1	2	3	4
14. 계단 내려가기	1	2	3	4
15. 목욕하고 수건으로 물기닦기	1	2	3	4

*일상생활활동은 점수가 높을수록 일상생활활동을 잘하는 것을 의미한다.

제3장

분포

(Distribution)

학습목표

1. 모집단 분포와 표본 분포의 개념을 이해한다.
2. 정규분포를 설명한다.
3. 유의수준(α), 유의확률(p값)을 설명한다.
4. 가설검정 방법을 설명한다.
5. 정규성 검정을 실습한다.

주요용어

모집단, 표본, 정규분포, 가설검정, 유의확률, 정규성 검정

분포란?

분포(distribution)는 확률변수가 흩어져 있는 상태를 말한다. 정규분포는 통계학에서 사용하는 여러 가지 확률분포들 중에서도 가장 중요하게 다루어지는 분포이다. 추정은 표본에서 수집한 자료를 이용하여 표본이 속한 모집단의 특성인 모평균을 예측하는 것을 말한다.

1. 분포

1) **모집단 분포**(Population distribution)

모집단 분포는 연구대상이 되는 사람 혹은 사물의 전체 집합의 분포이다. 예를 들어, 우리나라 종합병원 간호사의 평균연령을 연구한다면 모집단은 우리나라에 있는 모든 종합병원에서 근무하고 있는 간호사가 된다. 모집단 분포로서 우리나라에 있는 종합병원에 근무 중인 간호사의 평균연령을 그래프로 그린다면 어떤 형태가 될까? 평균연령을 중심으로 좌우대칭으로 흩어져 있는 정규분포를 그릴 것이다. 성인들의 키와 체중 등 모집단 전체를 측정하여 그래프를 그려도 평균 μ를 중심으로 표준편차인 σ만큼 흩어진 정규분포를 그릴 것이다. 이와 같이 모집단의 속성은 평균이 μ이고 표준편차가 σ인 모수치로 대표되며, 일반적으로 정규분포를 나타낸다. 그러나 많은 경우에 모집단의 방대함과 역동성 때문에 모집단 분포의 특성을 나타내는 모수치를 알기가 쉽지 않다.

2) **표본 분포**(Sampling distribution)

표본 분포란 모집단을 대표할 수 있는 무수히 많은 표본들의 평균이 이루는 분포이다. 단 하나의 표본에서 얻은 표본평균의 값으로 모집단의 평균을 이야기하기 어렵다. 그러므로 표본에서 얻은 통계량의 값으로 모집단의 모수를 이야기하기 위해서는 수없이 많은 표본에서 나오는 표본 평균의 정보를 이용해야만 합리적이고 정확하다고 할 수 있다.

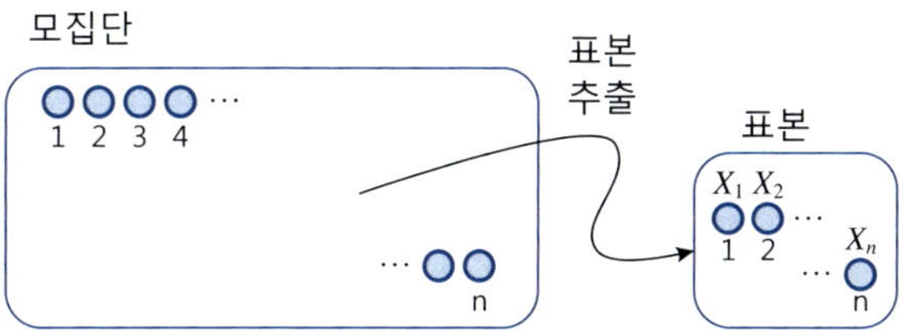

3) 정규분포(Normal distribution)

정규분포는 통계학에서 사용하는 여러 가지 확률분포들 중에서도 가장 중요하게 다루어지는 분포이다. 정규분포가 특히 중요한 이유는 자연현상에서 관찰되는 수많은 데이터들이 이 정규분포 형태를 따르기 때문이다. 정규분포는 모수가 평균이 μ이고 표준편차가 σ인 연속확률 분포이다. 여기서 μ는 분포의 중심(가장 높게 올라간 부분)을 나타내며, σ는 분포가 흩어진 정도(평균을 중심으로 데이터들이 얼마나 멀리 떨어져 있는가)를 나타낸다. 정규분포의 형태는 좌우대칭이며 분포들의 평균값을 중심으로 하는 종 모양의 분포 모양을 가진다. 정규분포 곡선의 모양은 평균과 표준편차에 따라 달라진다. 분포의 표준편차 σ가 클수록 종 모양 분포는 옆으로 퍼진 모양을 가지게 되고, σ가 작을수록 평균으로 집중되어 뾰족하게 생긴 종 모양을 이루게 된다. 정규분포는 모집단의 분산(σ^2)을 알고 있을 경우 또는 표본의 크기가 30개 이상일 경우에 사용된다.

정규분포의 특징

- 평균(연속변수)을 중심으로 좌우대칭이다.
- 종(Bell) 모양이다.
- 평균 = 중앙값 = 최빈값
- 평균 = 0, 표준편차 1
- 왜도, 첨도 = 0
- 전체면적은 1이다.

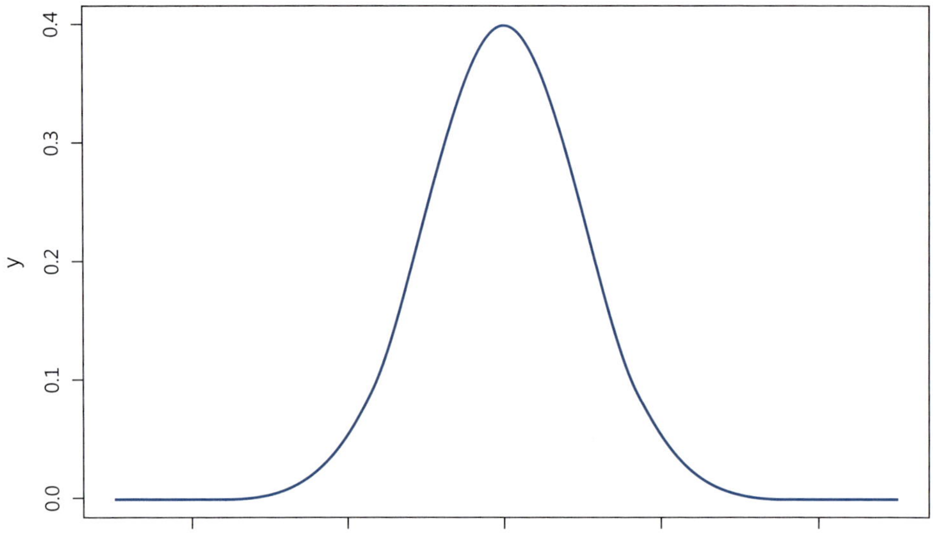

정규분포 곡선

왜도(skewness)란 분포의 비대칭도를 나타낸다. 즉 분포의 모양이 얼마나 좌우대칭인지를 나타내는 통계량으로 좌측으로 기울어지면 0보다 큰 값, 우측으로 기울어지면 0보다 작은 값이며, 정규분포를 하면 0의 값으로 좌우대칭이다.

Sk<0: 자료는 왼쪽(작은 값쪽)으로 긴꼬리 분포

Sk=0: 자료는 좌우대칭형인 분포

Sk>0: 오른쪽(큰 값쪽)으로 긴꼬리 분포

첨도(kurtosis)란 분포의 뾰족한 정도를 나타낸다. 즉 분포의 모양이 중심점에서 뾰족한가를 나타내는 통계량으로 정상분포 곡선보다 뾰족하면 0보다 큰 값, 평평하면 0보다 작은 값이며, 정규분포를 하면 0의 값이다.

K<0: 자료분포는 정규분포보다 완만한 봉우리

K=0: 자료분포는 정규분포와 같은 봉우리

K>0: 자료분포는 정규분포보다 뾰족한 봉우리

정규분포

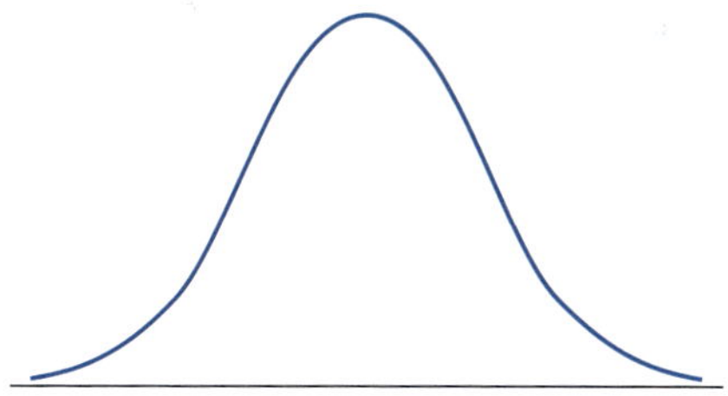

좌우대칭

왜도=0 첨도=0

왜도 Skewness

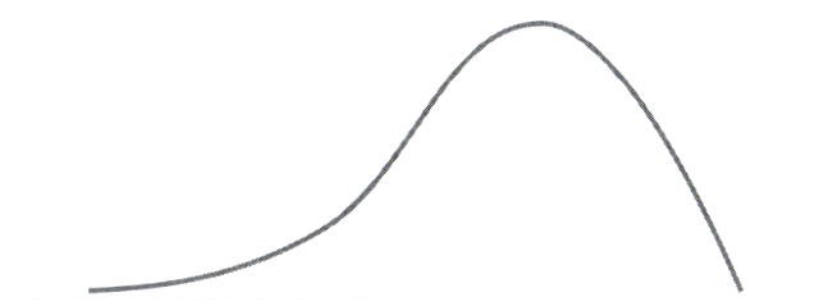

Negative Skew(Sk<0)

왼쪽으로 긴꼬리

오른쪽으로 치우친 분포

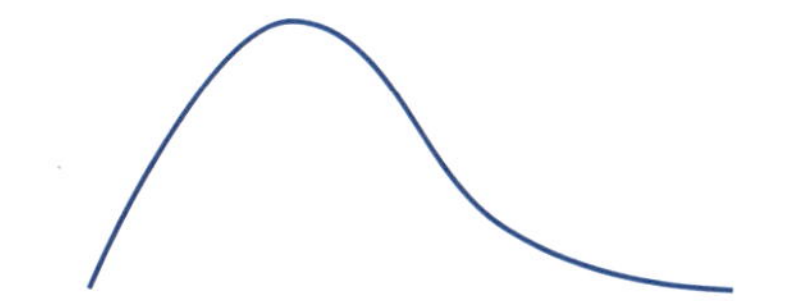

Positive Skew(Sk>0)

오른쪽으로 긴꼬리

왼쪽으로 치우친 분포

첨도 Kurtosis

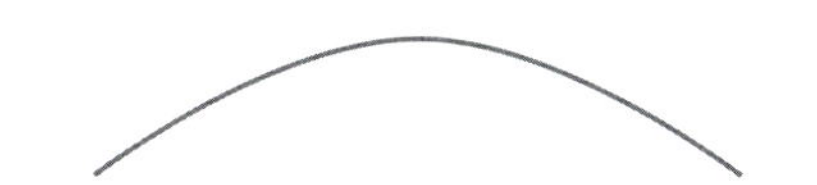

Negative Kurtosis(K<0)

정규분포보다 납작한 분포

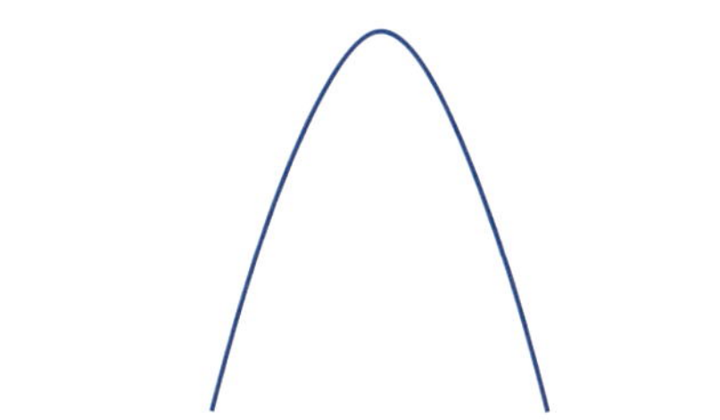

Positive Kurtosis(K>0)

정규분포보다 뾰족한 분포

2. 가설검정

1) 추정(Estimation)

통계는 기술통계와 추론통계로 나뉘며, 추론통계는 추정과 가설검정으로 나뉜다. 추정은 모집단으로부터 표본을 추출하고, 표본의 평균을 통해 모집단의 평균을 추정하고자 한다. 추정에는 점추정(point estimation)과 구간추정(interval estimation)이 있다. 점추정은 추정하고자 하는 모수를 하나의 값으로 추정하는 것을 말한다. 점추정치는 표본선정이 어떻게 이루어졌느냐에 따라 표본마다 달라질 수 있어서 모수가 얼마나 정밀하게 추정되었는지 알 수가 없으므로 오류가 많다. 그래서 모평균이 존재할 구간을 확률적으로 추정하는 구간추정을 많이 사용하게 된다. 대표적인 구간추정이 신뢰구간이다. 신뢰구간(confidence interval)은 모집단의 모수가 존재할 것으로 예측되는 구간을 의미하며, 90%, 95%, 99% 신뢰구간으로 구간추정이 가능하다. 이 중에서 가장 많이 사용되는 것이 95% 신뢰구간이다. 95% 신뢰구간 추정의 의미는 신뢰구간 내에 모수가 포함될 확률이 95%라는 말이다.

예를 들면, 전국 여대생의 키와 우리 대학 여대생의 키가 차이가 있는지 알아보고자 한다. 표본추출한 우리 대학 여대생의 평균 키는 157cm이고, 전국 여대생의 키 차이가 5cm 이내로 예측했을 때 이 말의 의미는 전국평균이 152~162cm 사이에 있을 것이라는 예측이 맞

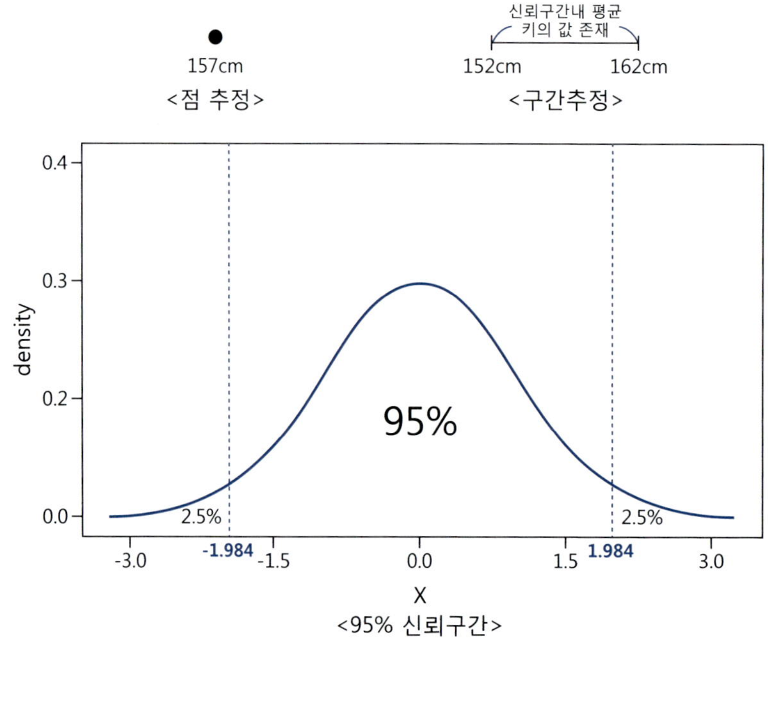

<95% 신뢰구간>

을 확률이 95%라는 말이다. 즉, 전국평균 152~162cm라는 예측은 100명 중 95명은 이 구간 안에 평균 키의 값이 있다는 의미이다.

2) 가설검정(Testing hypothesis)

가설검정이란 표본에 있는 정보를 바탕으로 모집단의 모수를 예측하고 그 예측이 올바른가를 판단해 나가는 과정이다. 충분한 이론적 배경이 깔려 있고, 대표성 있는 표본을 잘 뽑았고, 연구설계가 적절하면 가설검증을 할 수 있다. 가설이란 '두 개 이상의 변수 간의 관계를 기술'한 것이며, 귀무가설과 대립가설로 구분한다. 귀무가설(H_0)은 영가설이라고도 하며 처음부터 버릴 것을 예상하는 가설이다. 대립가설(H_1)은 귀무가설에 반대되는 개념으로 귀무가설이 기각될 때 채택하는 가설로 연구가설이라고도 한다. 대립가설은 연구자가 주장하기 원하는 가설이 된다.

귀무가설(영가설), 연구가설(대립가설)의 설정은 다음과 같다.

- 귀무가설(H_0): $\mu_1=\mu_2$ ($\mu_1-\mu_2=0$)
  두 집단 간에 or 변수 간에 "차이가 없다"로 진술한다.

- 대립가설(H_1): $\mu_1\neq\mu_2$ ($\mu_1-\mu_2\neq0$) ($\mu_1>\mu_2$, $\mu_1<\mu_2$)
  두 집단 간에 or 변수 간에 "차이가 있을 것이다" 또는 "A변수가 B변수보다 더 높을 것이다"

예를 들어, 학력에 따른 수입의 차이를 알아보고자 할 때

귀무가설(H_0): $\mu_1=\mu_2$ 학력에 따른 수입은 차이가 없다.
대립가설(H_1): $\mu_1\neq\mu_2$ 학력에 따른 수입은 차이가 있다.

검정결과 두 집단 간에 유의한 차이가 있으면 귀무가설은 기각되고, 유의한 차이가 없으면 받아들여진다. 귀무가설을 기각할 수 있는 조건은 p값$<\alpha$가 된다.

가설검정의 절차는 다음과 같이 5단계로 구성된다.

1단계. 귀무가설(null hypothesis: H_0), 대립가설(alternative hypothesis: H_1)을 설정한다.

2단계. 연구목적과 자료에 적합한 통계분석방법과 검정통계량을 계산한다.

검정통계량은 대립가설을 기각 혹은 채택할 수 있는 기준이 되는 통계값으로 모집단의 평균을 검정하기 위해 Z분포 검정, t검정, 분산분석, χ^2검정, F검정 등이 사용된다.

3단계. 통계분석(검정통계량)으로 p값을 유의수준(α)과 비교한다.

유의확률 p값은 귀무가설 혹은 대립가설을 기각 혹은 채택할 수 있는 검정통계량을 판단할 수 있는 확률값을 말하며, 통계프로그램이 계산하여 준다.

4단계. 귀무가설을 기각하거나 채택한다.

유의확률 p값이 유의수준 α값보다 작으면 귀무가설을 기각하고 대립가설을 채택한다.

5단계. 결론(conclusion)을 내린다.

3) 가설검정의 오류

가설을 검정하면서 2가지 오류를 범할 수 있다. 하나는 실제로 귀무가설이 참인데 연구가설을 채택하는 경우가 있을 수 있으며, 다른 하나는 귀무가설이 거짓인데 귀무가설을 채택하는 경우가 있을 수 있다. 전자를 제1종 오류(α)라고 하고, 후자를 제2종 오류(β)라고 한다. 일반적으로 통계학에서는 귀무가설을 기각하고 연구가설을 채택하는 것이 중요한 의미를 가지게 되므로 α오류의 확률에 관심을 갖고 가설을 검정하게 된다.

① Type I error(제1종 오류)는 귀무가설이 참(true)인데 기각하여 생기는 오류이다. 즉, 참(true) 귀무가설을 기각하는 경우이다(연구가설 지지).
② Type II error(제2종 오류)는 귀무가설이 거짓(false)인데 받아들이면서 생기는 오류이다. 즉, 잘못된 귀무가설을 지지하는 경우이다(연구가설 기각).

실제상황 / 검정결과	참 H_0	거짓 H_0
H_0 채택	옳은 결정 (1−α)	제2종 오류(β) (H_0가 거짓인데 채택)
H_1 채택	제1종 오류(α) (H_0가 참인데 기각)	옳은 결정 (1−β)

예를 들어, 인유두종 바이러스 백신의 효과를 비교하는 연구에서 귀무가설과 대립가설을 설정해 보자.

귀무가설(H_0): $\mu_1=\mu_2$ 인유두종 바이러스 백신은 자궁경부암 예방에 효과가 없다.
대립가설(H_1): $\mu_1\neq\mu_2$ 인유두종 바이러스 백신은 자궁경부암 예방에 효과가 있다.

제1종 오류는 인유두종 바이러스 백신이 실제로 효과가 없는데 연구자가 귀무가설을 기각하고 효과가 있다고 결론을 내리는 경우이다. 효과가 없는 백신을 여성들이 접종하게 되었을 때 비용적인 손해는 있을 수 있지만 이 오류가 매우 치명적이지는 않다. 반면에 제2종 오류는 인유두종 바이러스 백신이 효과가 있는데 연구자가 귀무가설을 기각하지 못하고 채택하는 것으로 결론을 내리는 경우이다. 이 오류는 오랜 기간 동안 비용을 투자하여 효과 있는 백신을 개발하였으나 무용지물이 된 상황이다. 더구나 여성들이 인유두종 바이러스 접종으로 자궁경부암을 예방할 수 있는데도 불구하고 많은 여성들이 자궁경부암 위험에 노출될

수 있어서 제2종 오류가 제1종 오류에 비해 더 심각하다고 볼 수 있다.

따라서 오류를 줄이는 방법은 표본 수 증가, 외생변수 통제, 효과크기를 높이는 방법이 있다. 효과크기는 독립변수가 종속변수에 미치는 크기를 말한다. 즉, 두 집단의 평균차가 40이면 이것이 효과크기가 된다.

4) 유의수준과 유의확률

가설을 검정하기 위해서 연구자가 취할 태도는 제1종 오류의 수준을 결정하는 판단을 내리는 것인데, 귀무가설을 기각하거나 채택할 수 있는 기준을 유의수준(α)이라고 한다. 유의수준에는 .01, .05, .10이 있으며 이 중에서 .05(5%)의 확률값이 일반적으로 쓰인다.

유의확률(p값)이란 자료수집한 데이터에 대해 유의수준(α)을 얼마로 잡아야 할지 가설검정 시 귀무가설을 기각할 수 있는지 계산한 값을 말한다. 유의수준(α)을 .05로 정했을 때 계산된 유의확률이 .05보다 적게 나와서 제1종 오류가 발생할 확률이 5/100 이하로 감소된다. 즉, 귀무가설을 기각하고 대립가설을 채택할 수 있다.

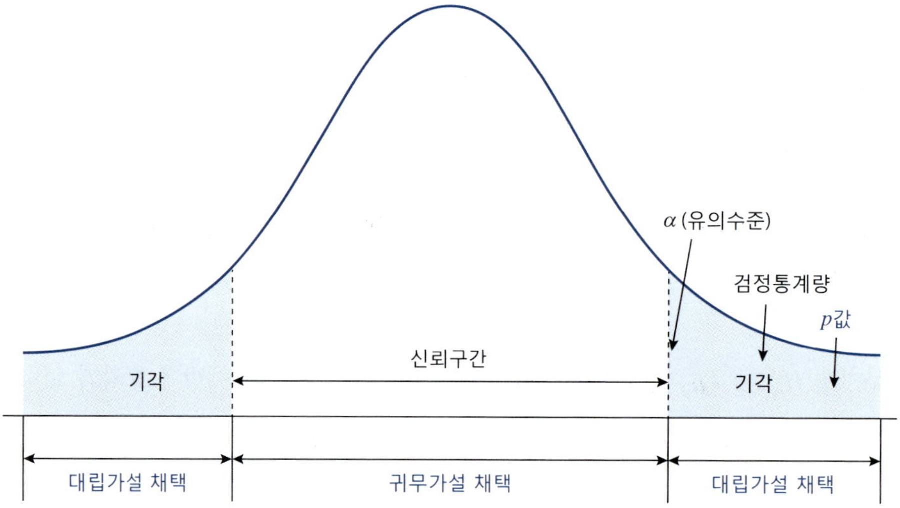

p값에 의해 가설검정을 하면

p값이 α보다 크거나 같은 경우: 귀무가설 채택

p값이 α보다 작은 경우: 귀무가설 기각

신뢰구간에 의해 가설검정을 하면

신뢰구간 안에 있는 경우: 귀무가설 채택

신뢰구간 밖에 있는 경우: 귀무가설 기각

TIP

가설검정의 절차를 기억해요!!

1. 가설 설정
2. 통계방법 선택과 검정통계량 계산
3. 유의수준(α)과 p값 비교
4. 귀무가설, 대립가설 채택 여부 판정
5. 결론

3. 정규성 검정

많은 통계적인 방법들이 자료가 정규분포임을 가정하고 진행되기 때문에 자료가 정규성을 만족하는지 확인하는 것은 매우 중요하다. 이를 위해서는 자료분석을 통해 자료의 분포 형태를 파악하고, 평균과 중앙값이 차이가 많이 나지 않는지, 왜도와 첨도 값이 −2~2 사이에 위치하는지 등을 확인하는 것이 우선 필요하다. 일반적으로 표본수가 30을 넘는 경우는 정규성을 갖는다고 가정할 수 있다. 하지만 표본수가 30 미만인 경우에는 Kolmogorov−Smirnov test, Sapiro−Wilks test를 통해 정규성을 검정한다.

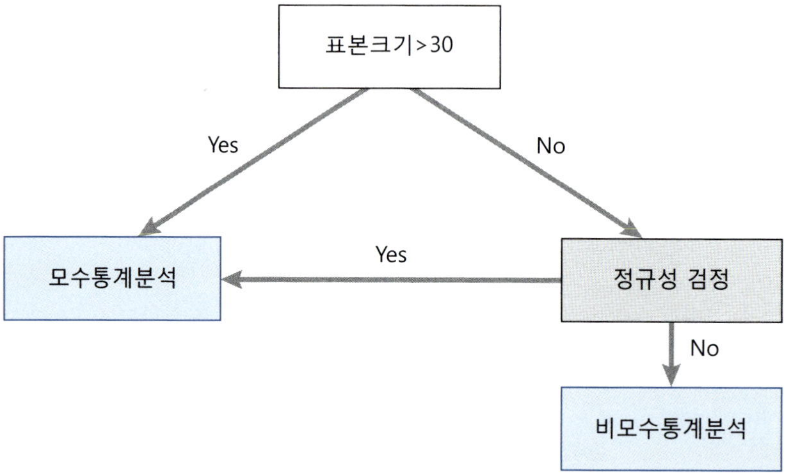

정규성 검정의 가설 설정은 다음과 같다.

귀무가설(H_0): 자료의 분포는 정규분포를 따른다.
대립가설(H_1): 자료의 분포는 정규분포를 따르지 않는다.

SPSS 프로그램은 정규성 검정을 위해 Kolmogorov−Smirnov test와 Sapiro−Wilks test를 하도록 지원한다. 정규성 검정에서는 정규성을 만족하는 것이 귀무가설로 설정된다. 그러므로 정규성 검정에 의해 p값이 .05보다 작다면 귀무가설을 기각하여 정규성이 만족되지 않는 것이고, p값이 .05보다 클 때 귀무가설이 채택되어 정규분포를 따른다고 결정한다.

4. SPSS 실습

데이터 파일 '3장 정규성검정.sav'를 불러온다.

정규성 검정: 20명의 당뇨환자에게 식이교육을 한 후 자가간호행위를 알아보고자 한다. 표본수가 30개 미만이므로 정규성 검정을 통해 모수분석을 할 것인지 비모수분석을 할 것인지 결정하고자 한다.

1 분석(A)

→ 기술통계량(E)

→ 데이터 탐색(E)

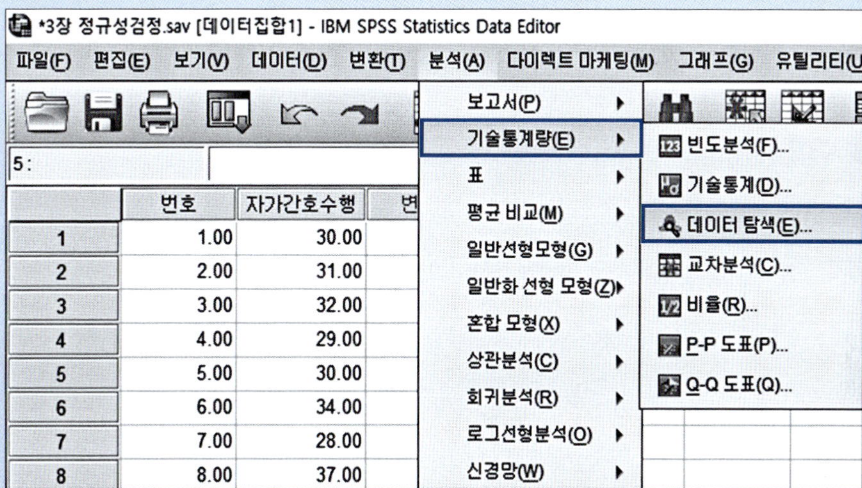

2 변수 이동

→ 자가간호수행 → 종속변수(D)로 이동

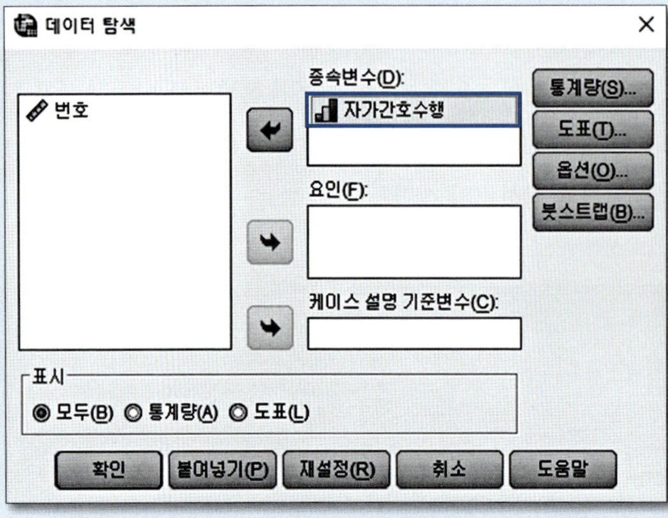

3 도표(T)

→ 상자도표의 요인수준들과 함께(F) 체크

→ 기술통계의 줄기와 잎 그림(S) 체크, 히스토그램(H)이 필요하면 체크

→ 검정과 함께 정규성도표(O) 체크

→ 계속 → 확인

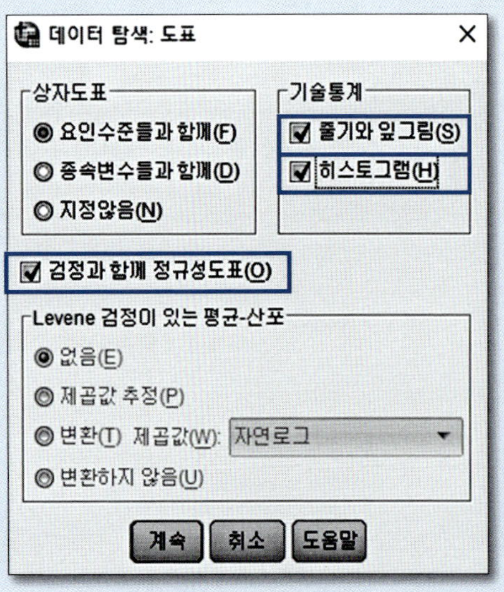

5. 결과해석

첫째. 평균, 5% 절삭평균, 중앙값을 확인한다.

평균 30.60, 5% 절삭평균 30.61, 중앙값 30.50으로 비슷한 값이라고 본다.

둘째. 분포의 특성을 확인한다.

왜도 −.049, 첨도가 −.044로 −2~+2 사이의 값을 가지므로 대칭적이다.

기술통계

			통계량	표준오차
자가간호수행	평균		30.6000	.71230
	평균의 95% 신뢰구간	하한	29.1091	
		상한	32.0909	
	5% 절삭평균		30.6111	
	중위수		30.5000	
	분산		10.147	
	표준편차		3.18549	
	최소값		24.00	
	최대값		37.00	
	범위		13.00	
	사분위수 범위		4.50	
	왜도		-.049	.512
	첨도		-.044	.992

셋째. 정규성 검정의 유의도를 확인한다.

정규성 검정에서 결정적인 역할은 유의도 검정이다. Kolmogorov−Smirnov에서 유의확률 p=.200, Sapiro−Wilks에서 유의확률 p=1.00으로 유의수준 p>.05이므로 귀무가설을 채택하므로 정규성 검정을 만족한다. 따라서 정규분포하므로 모수통계방법으로 분석한다.

정규성 검정

	Kolmogorov-Smirnov[a]			Shapiro-Wilk		
	통계량	자유도	유의확률	통계량	자유도	유의확률
자가간호수행	.080	20	.200*	.993	20	1.000

*. 이것은 참인 유의확률의 하한값입니다.

a. Lilliefors 유의확률 수정

넷째. 정규 Q-Q 도표와 히스토그램의 정규곡선을 확인한다.

정규 Q-Q 도표에서 자료 값을 찍은 점과 직선이 비슷한 분포를 보이므로 정규성을 만족한다.

히스토그램에서 막대그래프 값이 정규곡선과 비슷한 분포를 보이고 있다.

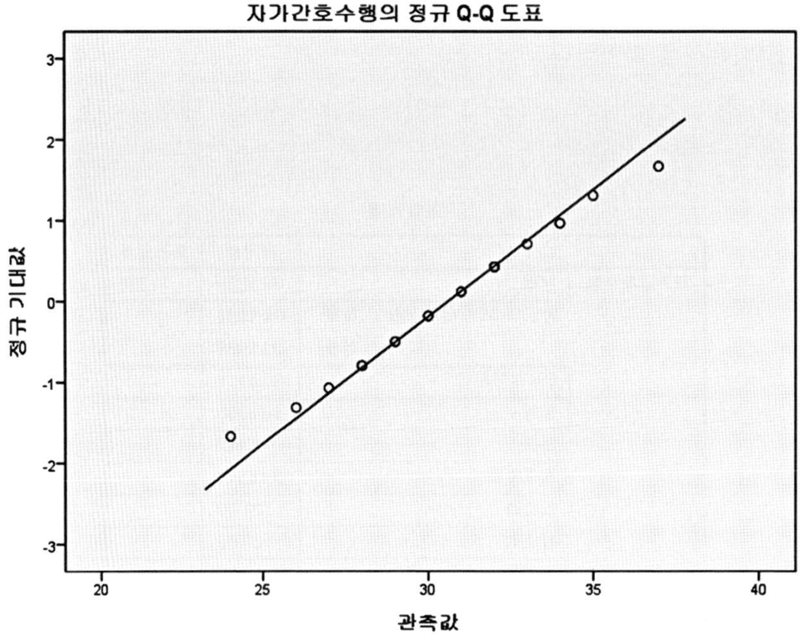

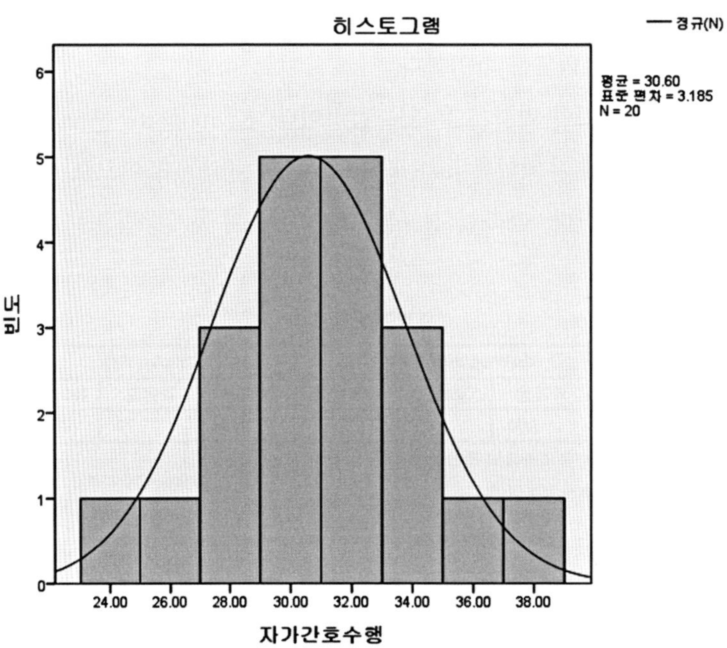

TIP

정규성 검정방법을 기억해요!!

1. 평균값과 중앙값이 비슷한지 확인
2. 왜도와 첨도의 값 확인: -2~+2 사이의 값
3. 정규 Q-Q 도표 확인
   자료 값을 찍은 점이 정규도표과 비슷한 분포
4. Kolmogorov Smirnov test / Sapiro Wilks test
   $p>.05$ 정규성 만족

연습문제

예제 3-1-1 다음 연구에 대해 물음에 답하시오.

연구설명

D지역의 남녀 고등학생 450명을 대상으로 스트레스와 자살사고에 대해 설문조사로 자료수집을 하였다. 성별에 따라 청소년의 스트레스와 자살사고에 대한 차이가 있는지를 알아보고자 한다. 연구결과는 다음과 같으며, 가설검정을 위한 유의수준은 $p<.05$이다.

〈표〉 성별에 따른 스트레스와 자살사고의 차이

(N=450)

변수	남(n=220)	여(n=230)	t	*p*
	평균±표준편차	평균±표준편차		
스트레스	82±8.6	92±9.5	−3.29	.02
자살사고	5.6±4.7	7.8±5.2	−3.65	<.001

문 제

1. 모집단을 설명하시오.

2. 표본집단을 설명하시오.

3. 가설을 설정하시오.

4. 검정통계량과 유의확률을 기술하시오.

5. 귀무가설, 대립가설의 채택 여부와 결론을 기술하시오.

예제 3-1-2 다음 연구에 대해 정규성 검정을 실시하고자 한다. 빈칸에 검정결과를 작성하시오(예제 3-1-1.sav).

연구문제	금연프로그램이 니코틴 의존도에 영향을 미치는가?
연구설명	대학생을 대상으로 금연프로그램에 참여한 18명을 대상으로 니코틴 의존도에 미치는 효과에 대하여 연구하고자 한다. 사전 니코틴 의존도에 대해 정규성 검정을 한다. 모수통계와 비모수통계 중에 어떤 방법으로 분석할 것인가?
정규성 검정 결과	
1. 평균값과 중앙값 2. 왜도, 첨도의 값 3. 정규 Q-Q 도표 4. Kolmogorov Smirnov test, Sapiro Wilks test 결과 5. 결론(모수통계 혹은 비모수통계 분석 여부)	

제4장

기술통계
(Descriptive statistics)

학습목표

1. 주요개념을 이해한다.
2. 자료를 파악하여 질적변수와 연속변수로 구분한다.
3. 기술통계의 SPSS 실습 및 결과를 해석한다.
4. 연구보고서를 작성한다.
5. 기술통계 예제를 실습한다.

주요용어

빈도, 평균, 중앙값, 최빈값, 사분위수, 왜도, 첨도

기술통계란?

기술통계란 자료를 요약 및 정리하여 자료의 특징을 파악하는 것이다. 즉 기술통계분석은 자료가 가지고 있는 원래의 특성만을 잘 표현하게 해 주는 분석방법이며, 일반적으로 자료를 정리하는 방법에는 표(table)와 그래프(graph)를 사용하여 시각적으로 정리하는 방법과 수치로 표현하는 방법이 있다.

기술통계는 언제 이용하나요?

기술통계는 질적변수(범주형 자료)에서 빈도, 퍼센트와 양적변수(연속자료)에서 평균, 표준편차 등을 분석하는 데 주로 많이 이용된다.

• 논문예시1: 농촌지역 당뇨병 환자의 당뇨 지식 및 자가관리에 대한 연구

–연구목적: 농촌지역 당뇨병 환자의 일반적 특성을 파악한다.
–통계방법: 연령, 성별, 종교, 교육수준, 결혼상태 등 범주형 자료는 빈도와 퍼센트로 기술통계 분석을 이용한다.

• 논문예시2: 일반인의 심폐소생술에 대한 지식 및 태도

–연구목적: 대상자의 심폐소생술 지식 정도를 파악한다.
–통계방법: 심폐소생술의 지식은 연속자료이며, 이는 평균, 표준편차, 최소값, 최대값, 범위에 대하여 기술통계 분석을 이용한다.

질적변수

1. 주요개념

질적변수는 **명목척도**, **서열척도**로 구성된 범주형 자료(categorical variable)이며, 수집된 자료의 응답 분포를 알기 위해 **빈도분석**이 이루어진다. 질적자료를 정리하는 방법에는 각 변수에 대한 빈도표와 막대도표, 원도표 등의 그래프를 이용한다.

예를 들면 성별(남, 여), 직업(유, 무), 종교(무교, 불교, 기독교, 천주교), 집단(실험군, 대조군), 성적석차(1등, 2등, 3등, …) 등의 범주형 자료를 파악하고자 빈도분석을 이용한다.

변수	구분	빈도	퍼센트
종교	무교	28	15.4
	불교	63	34.6
	기독교	54	29.7
	천주교	37	20.3
	합계	182	100.0

2. SPSS 실습

데이터 파일 '**4장 질적변수.sav**'를 불러온다.
결혼상태와 근무형태에 대해 자료를 요약해 보자.

1 분석(A)

→ 기술통계량(E)
→ 빈도분석(F) 선택

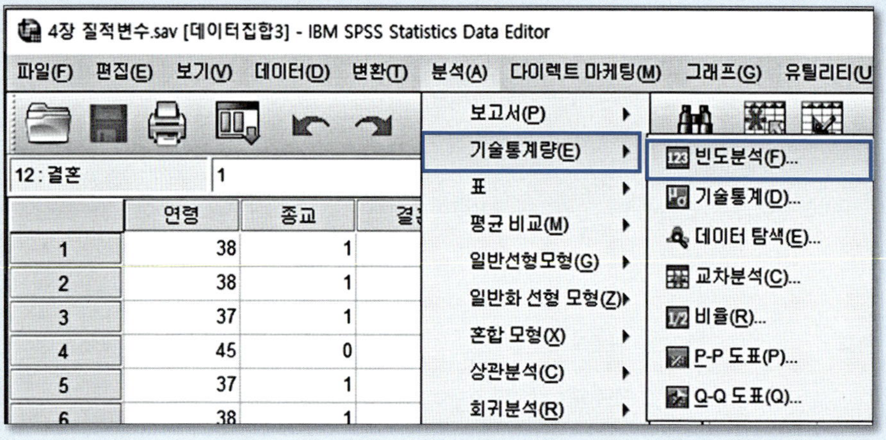

2 변수 이동

→ 변수(V)에 '결혼, 근무형태' 이동

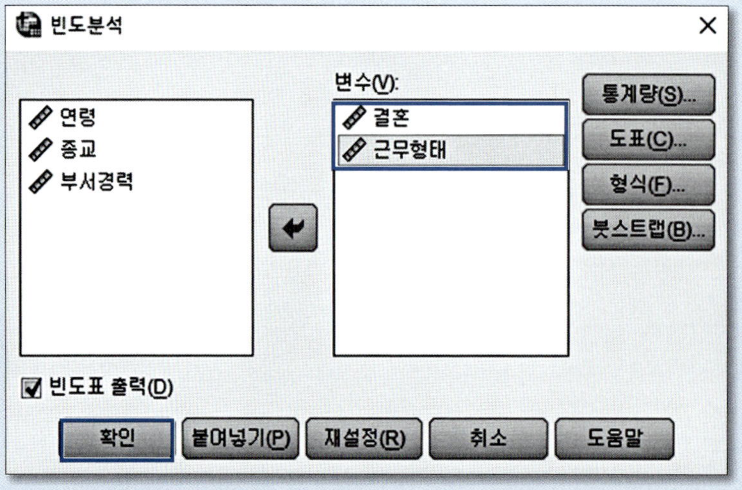

3 도표(C)

→ 도표 유형의 막대도표(B) 또는 원도표(P) 클릭

→ 계속 → 확인

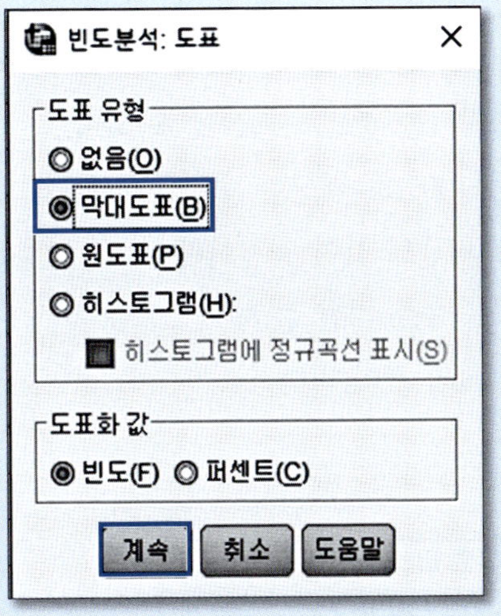

도표 유형 설명

- 막대도표(B): 범주형 변수의 자료를 막대의 크기로 표시
- 원도표(P): 변수의 범주에 따라 원도표의 조각 수와 조각 크기로 구분하여 표시
- 히스토그램(H): 히스토그램
  -히스토그램에 정규곡선 표시(S): 히스토그램상에 정규분포곡선을 함께 표시

3. 결과해석

첫째. 빈도, 퍼센트, 유효 퍼센트, 누적 퍼센트를 확인한다.

결혼은 미혼이 192명, 64%, 기혼이 108명 36%를 차지하며, 근무형태는 3교대가 233명 77.7%, 2교대 34명, 11.3%, 통상근무 33명, 11%를 차지하는 것으로 해석할 수 있다.

유효 퍼센트는 결측치를 제외한 후 응답 대상자를 100%로 계산한 수치를 말한다. 결혼 및 근무형태에서는 결측값이 없으므로 퍼센트와 유효 퍼센트 값이 동일하다. 누적 퍼센트는 근무형태의 경우 유효 퍼센트 3교대 77.7%와 2교대 11.3%를 더한 값 89%, 2교대 누적 퍼센트와 유효 퍼센트 통상근무 11%를 더한 값 100%가 누적된 값이 된다.

결혼

		빈도	퍼센트	유효 퍼센트	누적퍼센트
유효	미혼	192	64.0	64.0	64.0
	기혼	108	36.0	36.0	100.0
	합계	300	100.0	100.0	

근무형태

		빈도	퍼센트	유효 퍼센트	누적퍼센트
유효	3교대근무	233	77.7	77.7	77.7
	2교대근무	34	11.3	11.3	89.0
	통상근무	33	11.0	11.0	100.0
	한계	300	100.0	100.0	

둘째. 결혼과 근무형태에 대한 막대도표 또는 원도표를 확인한다.

● [막대도표]

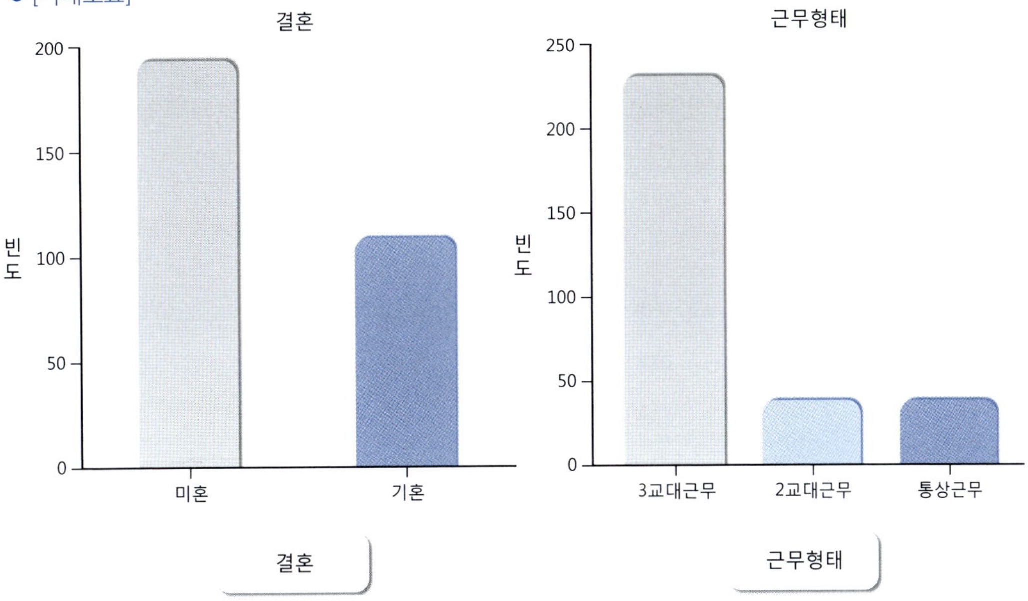

● [원도표]

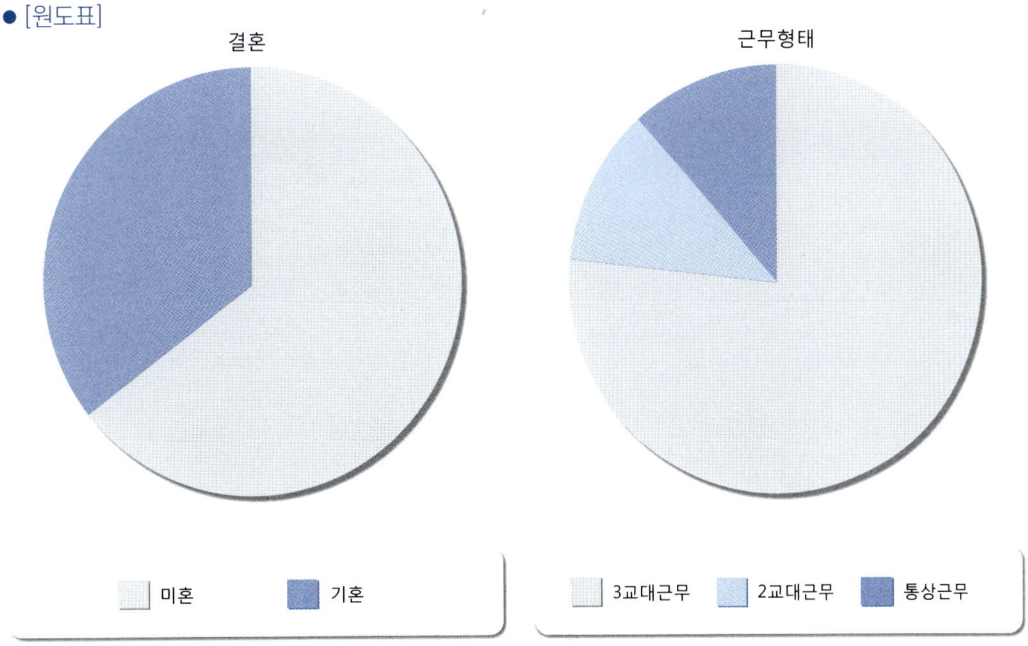

4. 연구보고서 작성

본 연구대상자의 일반적 특성은 〈표 4-1〉과 같다. 결혼상태는 미혼이 64%(192명)이고, 기혼이 36%(108명)이며, 근무형태는 3교대 77.7%(233명), 2교대 11.3%(34명), 통상근무가 11%(33명)로 나타났다.

● 〈표 4-1〉 대상자의 일반적 특성

(N=300)

변수	구분	빈도	퍼센트
결혼상태	미혼	192	64
	기혼	108	36
근무형태	3교대	233	77.7
	2교대	34	11.3
	통상근무	33	11.0

연습문제

예제 4-1-1 다음 연구는 일반적 특성에 대한 설문문항이다. 통계분석한 후 결과표와 해석을 기술하시오(예제 4-1-1.sav).

연구목적	노인의 일반적 특성을 파악한다.
연구설명	노인의 일반적 특성인 성별, 나이, 교육수준, 경제수준, 결혼상태를 알아보기 위해 서술통계로 분석한다.
설문문항	[일반적 특성] 1. 성별: ① 남 ② 여 2. 나이: 만 ____ 세 3. 교육수준: ① 무학 ② 초졸 ③ 중졸 이상 4. 결혼상태: ① 기혼 ② 이혼, 별거, 사별 *양적자료는 질적자료로 변환하여 분석
자료특성	질적변수: 명목척도 문항( ) 서열척도 문항( ) 양적변수: 등간척도 문항( ) 비율척도 문항( )

연구보고서 작성

〈표〉 제목: (N=)

변수	구분	빈도	퍼센트

〈해석〉

연속변수

1. 주요개념

연속변수의 경우 등간척도, 비율척도로 구성된 양적자료를 수치로 정리한다. 자료의 특성을 파악하기 위해 중심경향, 분산도, 히스토그램을 시행하고 수치로 정리한다. 연속변수의 데이터를 요약할 때 이용되는 수치로는 대표치(평균, 중위수, 최빈수), 산포도(분산, 표준편차, 사분위수), 분포도(왜도, 첨도) 등이 있다.

(1) 대표치

대표치란 데이터가 가장 많이 모여 있는 중심위치로서 대표치로 사용할 수 있는 값을 의미하며, 평균, 중앙값, 최빈값이 있다.

① 평균(mean)

일반적으로 가장 많이 사용하는 데이터의 중심값이며, 전체 자료의 합을 표본수로 나눈 값이다.

② 중앙값(median)

중위수라고도 하며 자료를 최소값에서 최대값까지 크기순으로 배열했을 때 전체 응답자의 50%에 해당하는 중앙에 위치한 값이다.

예) 1, 2, 3, 4, 5: 5개의 홀수 자료에서 중앙값 3

1, 2, 3, 4, 5, 6: 6개의 짝수 자료에서 중앙값 3.5(3+4/2)

③ 최빈값(mode)

전체 자료 중에서 가장 빈도수가 많이 나타난 값이며, 명목척도로 수집된 자료에서 흔히 사용된다.

예) 1 3, 4, 5, 5, 6, 7, 9, 10, 11: 최빈값 5

1 3, 4, 5, 5, 6, 6, 9, 10, 11: 최빈값 5, 6

(2) 산포도

산포도란 데이터의 중심치를 기준으로 자료가 흩어져 있는 정도이며, 자료의 분포 모양에 영향을 준다.

① 분산(variance)

자료들이 평균으로부터 흩어져 있는 정도이며 표준편차(S)의 제곱(S^2)으로 나타낸다. 분산이 클수록 자료는 평균을 중심으로 많이 흩어져 있고, 작을수록 평균을 중심으로 많이 모여 있다. 또한 표본의 크기가 클수록 분산은 작아지고 이상치가 있으면 분산은 커진다. 이상치가 영향이 큰 경우에는 이상치를 제외하거나 중앙값을 사용하는 것이 좋다.

② 표준편차(standard deviation)

자료들이 평균을 중심으로 얼마나 퍼져 있는가를 측정한다. 표준편차가 크면 클수록 개별값이 평균으로부터 멀리 떨어지게 된다. 표준편차는 분산의 제곱근을 말하며 평균과 함께 자료변이의 척도로 가장 많이 사용된다.

③ 사분위수(quartile range)

전체 자료를 크기순으로 나열한 후 4등분한 값이다.

1사분위수	1/4지점(25%)의 값
2사분위수	2/4지점(50%)의 값
3사분위수	3/4지점(75%)의 값

(3) 분포도

정규분포를 표준으로 기울기와 높이 정도의 분포를 나타내며, 왜도와 첨도가 있다.

① 왜도(skewness)

정규분포를 표준으로 하여 분포의 좌우대칭 정도를 측정하는 지표로 0에 가까울수록 좌우대칭이다. 왜도가 0보다 크면 긴꼬리가 우측으로 향하며, 왜도가 0보다 작으면 긴꼬리가 좌측으로 향한다. 왜도값이 ±2 사이이면 대칭성을 크게 벗어나지 않음을 의미한다.

Sk < 0	왼쪽(값이 작은 쪽)으로 긴꼬리 형태로 분포
Sk = 0	좌우대칭(정규분포)
Sk > 0	오른쪽(값이 큰 쪽)으로 긴꼬리 형태로 분포

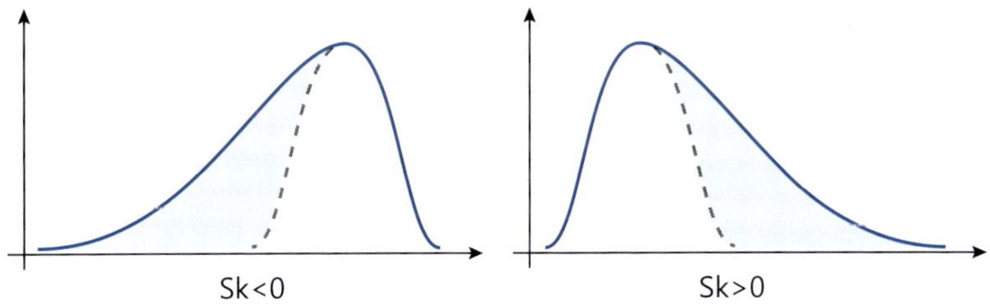

② 첨도(kurtosis)

자료분포의 뾰족한 정도를 말하며 정규분포의 첨도는 0이다. 첨도가 0보다 클 때 정규분포에 비해 더 뾰족한 형태로 나타나고, 첨도가 0보다 작을 때 정규분포에 비해 완만한 형태로 나타난다.

K<0	정규분포보다 완만한 봉우리
K=0	정규분포
K>0	정규분포보다 뾰족한 봉우리

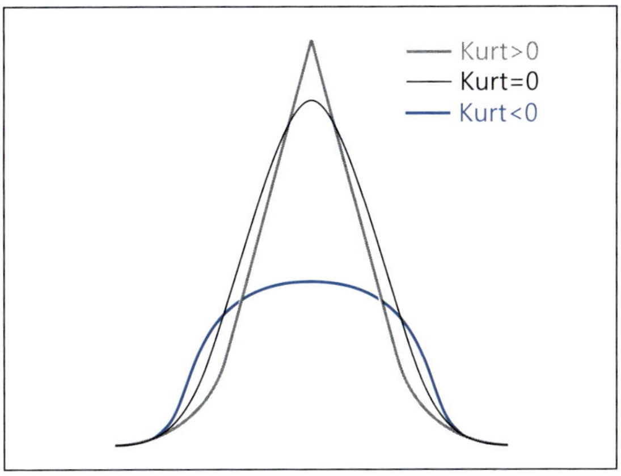

따라서 왜도와 첨도의 값이 −2~+2 사이가 되면 대칭성을 어느 정도 만족하고 뾰족함의 정도도 크게 벗어나지 않아 "정규분포한다"라고 해석한다.

2. SPSS 실습

데이터 파일 '**4장 연속변수.sav**'를 불러온다.
'근무경력'에 대한 자료를 요약해 보자.

1 분석(A)

→ 기술통계량(E)
→ 기술통계(D) 선택

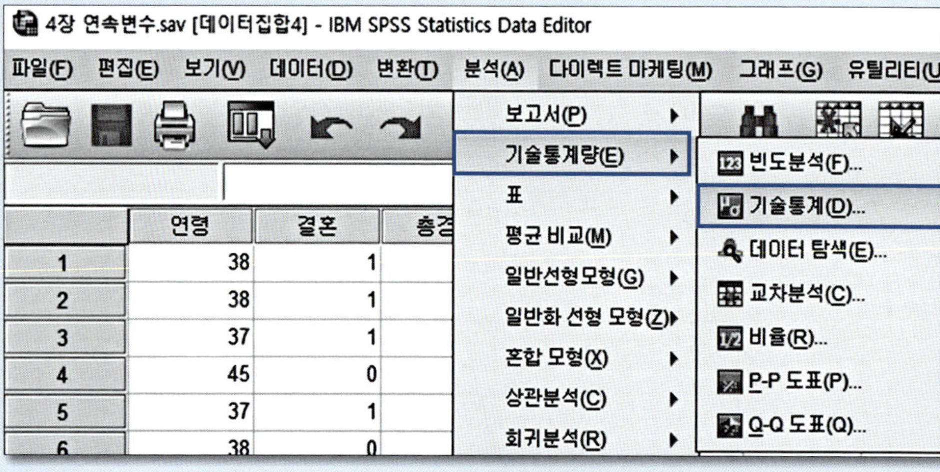

2 변수 이동

→ 변수(V)에 총경력 이동

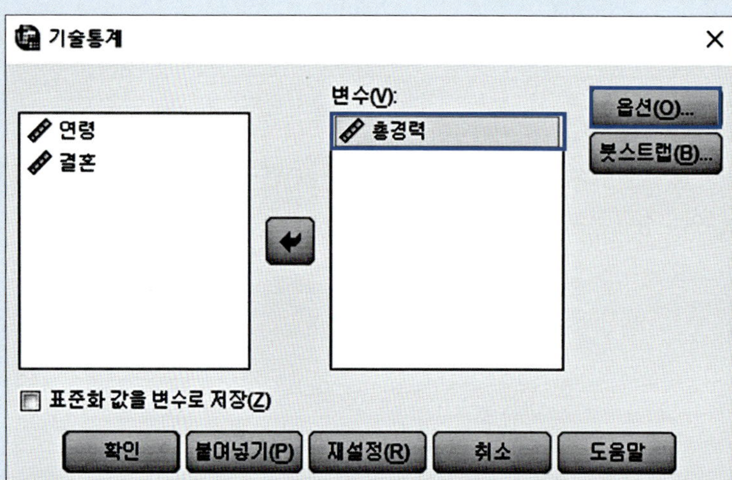

3 옵션

→ 평균(M), 표준편차(T), 최소값(N), 최대값(X) 체크

→ 계속 → 확인

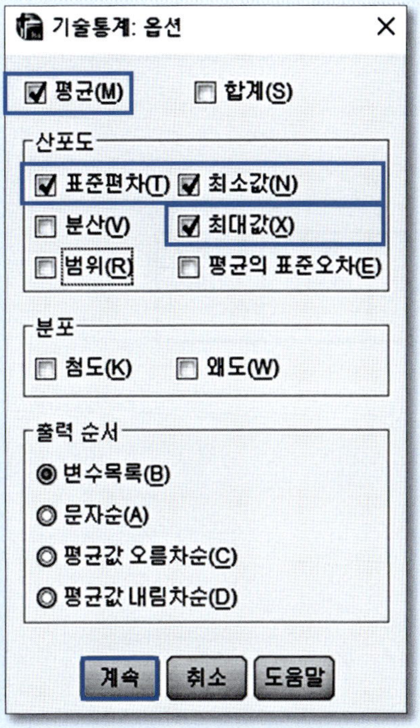

기술통계의 옵션 설명

- 평균(M): 전체 자료의 합을 표본수로 나눈 값
- 표준편차(T): 분산의 제곱근
- 분산(V): 평균을 중심으로 자료가 흩어져 있는 정도
- 범위(R): 최대값과 최소값의 차이
- 최소값(N): 해당변수의 가장 작은 값
- 최대값(X): 해당변수의 가장 큰 값
- 첨도(K): 관측치 군들이 중앙값 주위에 얼마나 펴져 있는가를 나타내는 지수
- 왜도(W): 관측치들이 어느 쪽으로 치우쳐 있는가 하는 것으로 분포가 대칭적이지 않음의 정도를 나타내는 지수

3. 결과해석

첫째. 최소값, 최대값, 평균, 표준편차값을 확인한다.

대상자의 수는 300명이며, 평균경력은 5.95년, 표준편차는 4.32이며, 최소 0.02년에서 최대 15.07년의 경력을 가지고 있는 것으로 해석한다.

기술통계량

	N	최소값	최대값	평균	표준편차
총경력	300	.02	15.07	5.9471	4.31925
유효수 (목록별)	300				

TIP

질적변수와 양적변수로 구분하여 분석해요!!

1. 질적변수
   - 명목척도, 서열척도인 경우 빈도, 퍼센트 분석
2. 양적변수
   - 등간척도, 비율척도인 경우 평균, 표준편차 분석
3. 양적변수는 질적변수로 변환 가능(필요시)
   - 비율척도인 경우 명목척도로 변환하여 빈도, 퍼센트 분석

4. 연구보고서 작성

본 연구대상자의 근무경력은 평균 5.95년이며, 최소 0.02년, 최대 15.07년으로 나타났다.

● 〈표 4-2〉 대상자의 근무경력 정도

(N=300)

변수	평균±표준편차	최소값	최대값
근무경력(년)	5.95±4.32	0.02	15.07

연습문제

예제 4-2-1 다음 연구에 대해 통계분석한 후 결과표와 해석을 기술하시오(예제 4-2-1.sav).

<table>
<tr><td>연구목적</td><td>류마티스 관절염 환자의 통증 정도를 파악한다.
류마티스 관절염 환자의 일상생활 정도를 파악한다.</td></tr>
<tr><td>연구설명</td><td>류마티스 관절염 환자의 통증 정도와 일상생활 정도를 알아보기 위해 서술통계를 이용하여 분석한다.</td></tr>
<tr><td>설문문항</td><td>1. 귀하의 통증은 현재 어느 정도인지 해당되는 곳에 “V”로 표시하세요.
약간 아프다   보통 아프다   매우 아프다
|—|—|—|—|—|—|—|—|—|—|—|—|—|—|—|

2. 귀하의 일상활동에 대해 해당하는 곳에 “V”로 표시하세요.
<table>
<tr><th>문항</th><th>스스로 할수있다</th><th>약간 어렵다</th><th>많이 어렵다</th><th>전혀 할 수 없다</th></tr>
<tr><td>1. 혼자 단추 끼우기와 구두끈을 매기</td><td></td><td></td><td></td><td></td></tr>
<tr><td>2. 머리감기</td><td></td><td></td><td></td><td></td></tr>
<tr><td>3. 팔걸이가 없는 의자에서 똑바로 일어나기</td><td></td><td></td><td></td><td></td></tr>
<tr><td>⋮</td><td></td><td></td><td></td><td></td></tr>
<tr><td>20. 집안 청소와 마당일 등 허드렛 일 하기</td><td></td><td></td><td></td><td></td></tr>
</table>
</td></tr>
<tr><td>자료특성</td><td>질적변수: 명목척도 문항(   )   서열척도 문항(   )
양적변수: 등간척도 문항(   )   비율척도 문항(   )</td></tr>
<tr><th colspan="2">연구보고서 작성</th></tr>
</table>

〈표〉 제목: (N=)

변수	평균±표준편차	최소값	최대값	범위

〈해석〉

다중응답분석

1. 주요개념

다중응답(multiple response)이란 설문에서 하나의 값을 선택하는 것이 아니라, 2개 이상의 값을 동시에 선택할 수 있을 때 사용하는 방법이다.

다중응답분석을 하기 위해 데이터 입력을 해야 하는데 이분형, 범주형 설문에 따라 코딩을 달리 해야 한다.

다중응답 설문지

1. 귀하가 하루에 칫솔질 하는 시기는 언제인가? (모두 선택)

① 아침식사 전　② 아침식사 후
③ 점심식사 전　④ 점심식사 후
⑤ 저녁식사 전　⑥ 저녁식사 후

[이분형] 코딩방법

코딩 시 6개의 변수를 생성하고 위 설문 중 "①, ④"의 칫솔질 시기를 선택하였다면 각각 1을 코딩하고 나머지는 0을 코딩한다.

아침식사 전	아침식사 후	점심식사 전	점심식사 후	저녁식사 전	저녁식사 후
1	0	0	1	0	0
1	1	0	1	0	1
0	1	0	1	0	1

2. 귀하는 다음 나라 중 어느 나라가 가장 살기 좋다고 생각하는지 고르시오. (우선순위 3가지)

① 이탈리아　② 스위스
③ 미국　④ 프랑스
⑤ 영국　⑥ 일본

[범주형] 코딩방법

우선순위 3가지이므로 코딩 시 '선택1' '선택2' '선택3' 변수를 생성하고, 범주는 1~6이 된다.

선택1	선택2	선택3
2	3	6
4	2	5
1	5	6

2. SPSS 실습

데이터 파일 '**4장 다중응답.sav**'를 불러온다.

병원 방문환자를 대상으로 병원선택 동기를 우선순위대로 2개만 선택하도록 하였다.

[설문] 다음 중에서 병원선택을 할 때 우선순위 2개를 선택해 주세요.

① 우수한 의료진
② 질 높은 간호서비스
③ 최첨단 시설
④ 편리한 교통
⑤ 편리한 부대시설
⑥ 우수한 상담 및 관리

다중응답 설문이므로 '병원선택 동기'라는 하나의 변수이지만 값이 2개가 들어가야 하므로 코딩할 때 순위별 변수는 '선택1, 선택2'로 나누어 입력한다.

1 분석(A)

→ 다중응답(U)
→ 변수군 정의(E) 선택

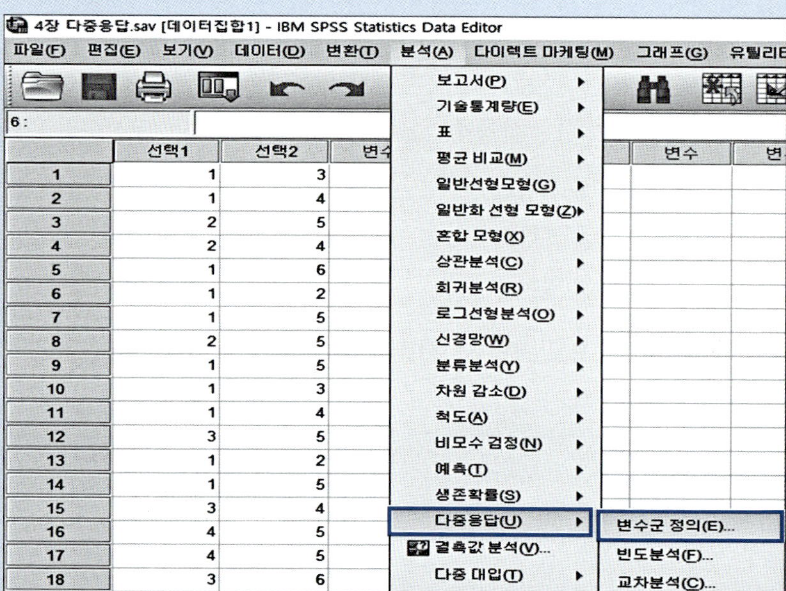

2 변수 이동

→ 변수군에 포함된 변수(V)로 '선택1', '선택2' 이동

→ 변수들의 코딩형식의 범주(G) 클릭, 범위(E): '1'에서 '6'으로 입력

→ 이름(N): '선택' 입력

→ 설명(L): '병원선택동기' 입력

→ 추가(A) 선택: 다중응답변수군(S)에서 [$선택] 생성

→ 닫기

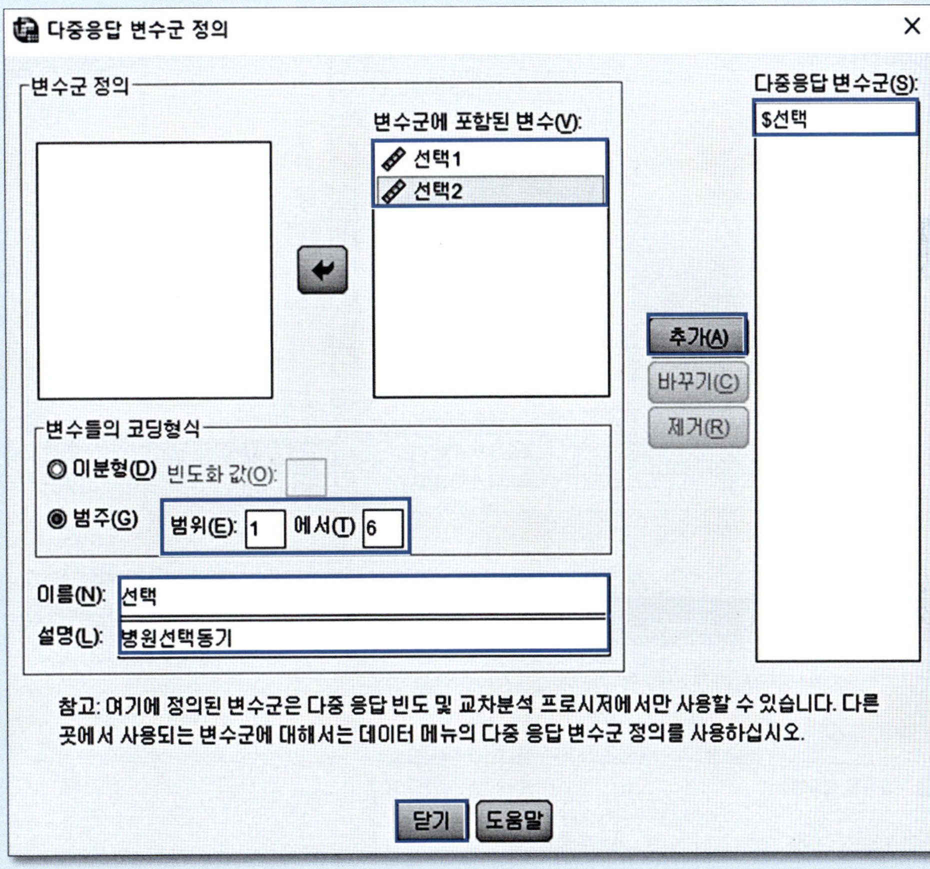

변수들의 코딩형식

- 이분형: 0과 1로 입력된 값으로 빈도화 값은 1을 입력
- 범주: 응답항목의 수가 범위가 됨

3 빈도분석(F)

→ 분석(A)

→ 다중응답(U) → 빈도분석(F)

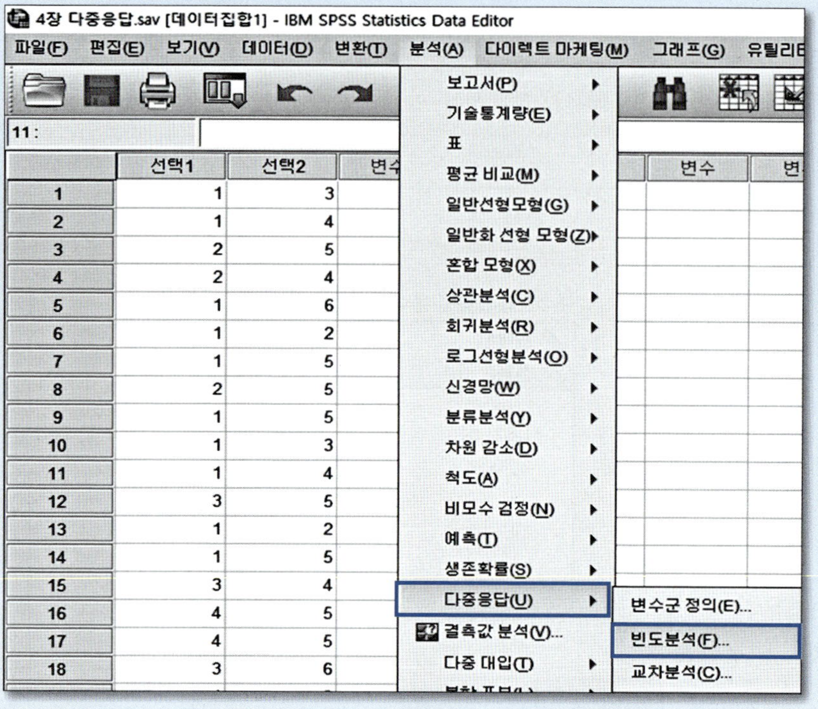

4 다중응답 빈도분석

→ 다중응답 변수군(M)의 [$선택]를 표작성 응답군(T)으로 이동

→ 확인

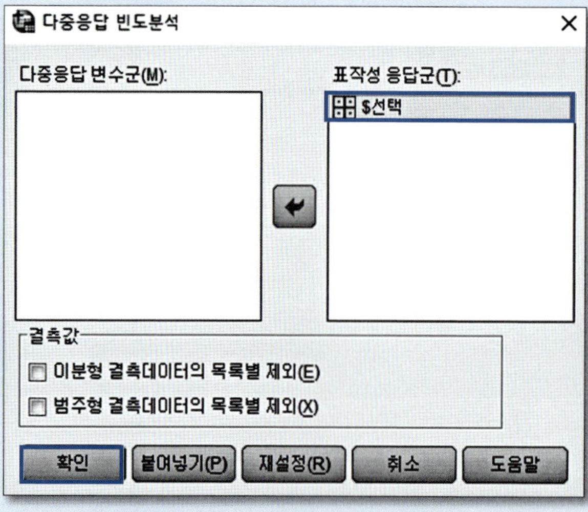

3. 결과해석

첫째. 케이스 요약을 확인한다.

전체 응답자수는 168명이며, 결측값은 없는 것으로 나타났다.

둘째. 다중응답 선택빈도를 확인한다.

대상자가 2개씩 응답을 해서 168명×2개이므로 총 336개의 응답반응을 하였다. 응답 퍼센트는 전체 응답빈도 중 병원선택 동기를 체크한 사람의 비율을 말한다. 전체 응답자는 336명이고 그중에서 우수한 의료진을 선택한 사람이 54명이므로 응답 퍼센트는 (54÷336)×100=16.1%가 된다. 한 사람이 두 개씩 선택하였으므로 케이스 퍼센트의 합은 200%가 된다.

케이스 요약

	케이스					
	유효		결측		합계	
	N	퍼센트	N	퍼센트	N	퍼센트
$선택[a]	168	100.0%	0	.0%	168	100.0%

$선택 빈도

		응답		케이스 퍼센트
		N	퍼센트	
병원선택등의[a]	우수한 의료진	54	16.1%	32.1%
	질 높은 간호서비스	23	6.8%	13.7%
	최첨단 시설	36	10.7%	21.4%
	편리한 교통	73	21.7%	43.5%
	편리한 부대시설	95	28.3%	56.5%
	우수한 상담 및 관리	55	16.4%	32.7%
합계		336	100.0%	200.0%

a. 집단 설정

4. 연구보고서 작성

병원선택의 동기가 되는 우선순위 2가지를 선택하는 다중응답에 대해 분석한 결과, 편리한 부대시설이 전체 168명 중 95명(28.3%)이 선택하여 가장 높은 응답률을 나타냈으며, 그 다음으로 편리한 교통이 73명(21.7%), 우수한 상담 및 관리가 55명(16.4%)의 순으로 나타났다.

● 〈표 4-3〉 병원선택 동기의 우선순위

(N=168)

변수	구분	빈도	퍼센트
병원선택 동기 (다중응답)	편리한 부대시설	95	28.3
	편리한 교통	73	21.7
	우수한 상담 및 관리	55	16.4
	우수한 의료진	54	16.1
	최첨단 시설	36	10.7
	질 높은 간호서비스	23	6.8

TIP

다중응답은 이분형과 범주형으로 구분하여 코딩하는 것 기억해요!!

1. 이분형
   - 설문에서 모두 선택인 경우: 0, 1(선택)로 코딩
2. 범주형
   - 설문에서 우선순위 2개 선택인 경우: 선택1, 선택2로 코딩

연습문제

예제 4-3-1 다음 연구에서 설문항목에 따라 코딩방법을 작성하고, 통계분석한 후 결과표와 해석을 기술하시오(예제 4-3-1.sav).

연구목적	병원간호사의 소진원인에 대해 파악한다.
연구설명	A병원에서 간호사 30명을 대상으로 소진원인에 대한 이유를 모두 선택하도록 조사하여 그 원인을 분석하고자 한다.
설문문항	귀하가 병원간호사로 근무하면서 소진되는 이유를 모두 선택해 보세요. ① 교대근무 ② 인간관계 ③ 과도한 업무
코딩방법	– 설문문항 ①, ② 선택: – 설문문항 ①, ②, ③ 선택: – 설문문항 ② 선택:

연구보고서 작성

〈표〉 제목:

(N=)

변수	구분	빈도	퍼센트

〈해석〉

〈해석〉

예제 4-3-2 다음 연구에서 설문항목에 따라 코딩방법을 작성하고, 통계분석한 후 결과표와 해석을 기술하시오(예제 4-3-2.sav).

연구목적	대학생의 스마트폰 사용기능을 알아본다.
연구설명	대학생 250명을 대상으로 스마트폰 사용 시 가장 많이 사용하는 기능을 우선순위별로 조사하여 분석한다.
설문문항	귀하가 스마트폰에서 가장 많이 사용하는 기능을 고르시오. (우선순위 2가지) ① 음성통화 ② 문자메시지 ③ 게임 등 오락기능 ④ 인터넷 정보검색 ⑤ 동영상 시청 ⑥ 카카오톡 등 SNS
코딩방법	– 설문문항 ②, ④ 선택: – 설문문항 ③, ⑤ 선택: – 설문문항 ⑤, ⑥ 선택:

연구보고서 작성

〈표〉 제목:

(N=)

변수	구분	빈도	퍼센트

〈해석〉

제5장

t-검정

(t-test)

학습목표

1. 주요개념을 이해한다.
2. t-검정의 기본가정을 설명한다.
3. 단일표본 t-검정의 SPSS 실습 및 결과를 해석한다.
4. 독립표본 t-검정의 SPSS 실습 및 결과를 해석한다.
5. 대응표본 t-검정의 SPSS 실습 및 결과를 해석한다.
6. 정규성 검정을 만족하지 않을 경우 비모수통계를 적용한다.
7. 연구보고서를 작성한다.
8. t-검정 예제를 실습한다.

주요용어

정규성 검정, 등분산성, t-검정, 만-위트니 유 검정, 윌콕슨 부호 순위 검정

t-검정(t-test)이란?

집단 간의 평균차이를 검정하는 분석방법이다. 한 집단의 평균과 상수와의 비교는 **단일표본 t-검정**(dependent t-test: one sample t-test), 두 집단의 평균차이 비교는 **독립표본 t-검정**(independent t-test: two sample t-test), 동일집단의 전, 후 평균차이 비교는 **대응표본 t-검정**(two dependent t-test: paired t-test)으로 분석한다. t-검정을 하기 전에 정규성이 가정되면 모수통계방법의 t-검정을 사용하고, 정규성이 가정되지 않으면 비모수통계방법으로 분석한다. t-검정을 정리하면 다음과 같다.

집단	모수통계	비모수통계
한 집단	단일표본 t-test	
두 집단	독립표본 t-test	Mann-Whitney U-test
반복되는 한 집단	대응표본 t-test	Wilcoxon signed rank test

단일표본 t-검정(dependent t-test: one sample t-test)

단일표본 t-검정은 언제 이용하나요?

• 논문예시1: 갱년기 여성의 식이요법 프로그램 적용 후 비만도

-연구목적: 갱년기 여성의 식이요법 적용 후 비만도 22와 차이가 있는지 비교한다.
-통계방법: 갱년기 여성의 비만에 미치는 영향을 알아보기 위해 식이요법 적용 후에 연구된 기준값 비만도 22와 차이가 있는지 비교하기 위하여 단일표본 t-검정을 이용한다.

• 논문예시2: 흡연자의 혈청 콜레스테롤이 비흡연자의 혈청 콜레스테롤 기준값 180mg/dl과 비교

-연구목적: 흡연자의 혈청 콜레스테롤이 비흡연자의 혈청 콜레스테롤 기준값 180mg/dl과 차이가 있는지 비교한다.
-통계방법: 흡연자의 혈청 콜레스테롤이 비흡연자의 혈청 콜레스테롤 기준값 180mg/dl과 차이가 있는지 비교하기 위해 단일표본 t-검정을 이용한다.

1. 주요개념

모집단의 분산을 알지 못할 때 모집단에서 추출된 표본의 평균과 이론적 배경이나 경험적 배경에 의하여 설정한 특정한 수를 비교하는 분석방법이다. 즉, 모집단에서 추출된 **단일 표본의 평균과 상수(μ_0)를 비교**하여 차이가 있는지를 검정하는 방법이다. 단일표본 t-검정을 적용하려면 먼저 다음의 기본가정이 충족되어야 모수통계로 분석할 수 있다.

데이터의 기본가정

- 종속변수는 정규분포를 따라야 한다(표본크기 30 이상인 경우).
- 종속변수는 정규성 검정(Kolmogorov-Smirnov)을 만족한다(표본크기 30 미만인 경우).
- 종속변수는 양적변수(등간, 비율)이어야 한다.

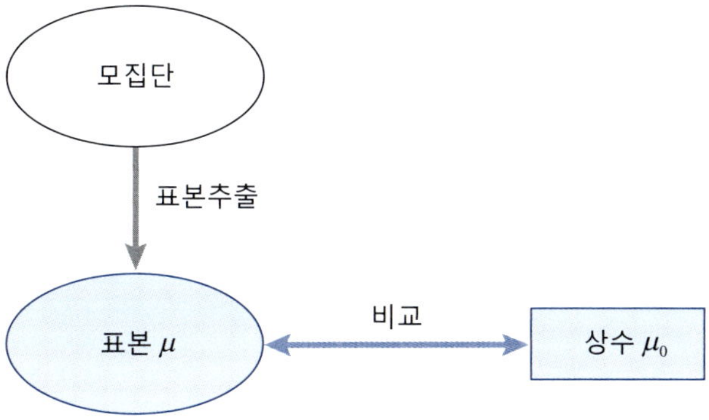

예를 들면, 심근경색증 환자의 LDL 콜레스테롤 수치가 평균 130mg%이라고 연구되어 있다면 이것을 기준값으로 하고 대학병원에 입원한 심근경색증 환자의 LDL 콜레스테롤 평균수치와 비교하려고 한다. 표본집단의 LDL 콜레스테롤 수치 μ, 상수 130mg% μo, 유의수준을 .05로 가정할 때 귀무가설과 대립가설은 다음과 같다.

귀무가설(H_0): $\mu = \mu o$ 심근경색증 환자의 LDL 콜레스테롤 수치는 130mg%이다.
대립가설(H_1): $\mu \neq \mu o$ 심근경색증 환자의 LDL 콜레스테롤 수치는 130mg%이 아니다.

LDL 콜레스테롤 평균값과 비교하는 상수값 130mg%와 **유의한 차이가 있으면** 귀무가설을 기각하고 **대립가설을 채택**하고, **유의한 차이가 없으면** 대립가설을 기각하고 **귀무가설을 채택**하게 된다.

2. SPSS 실습

데이터 파일 '5장 단일t-검정.sav'를 불러온다.

단일표본 t-검정: 심근경색증 환자의 LDL 콜레스테롤 수치가 130mg%와 비교하여 차이가 있는지를 알아본다.

1 분석(A)

→ 평균 비교(M)

→ 일표본 T 검정(S) 선택

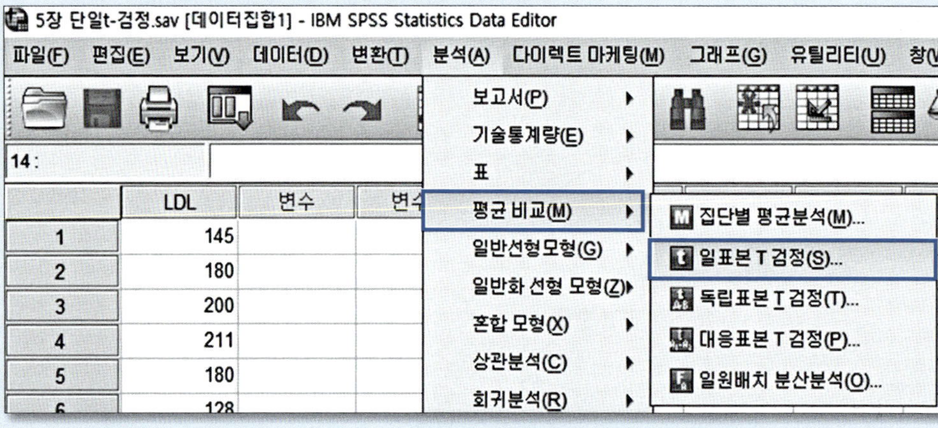

2 변수 이동

→ 검정변수(T)에 'LDL' 이동, 검정값(V)에 '130' 입력

→ 확인

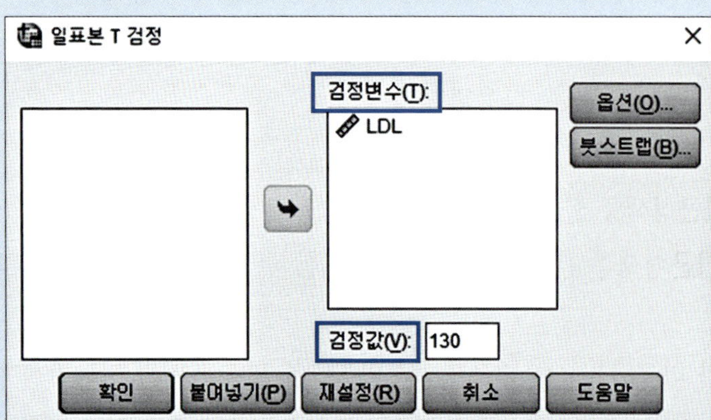

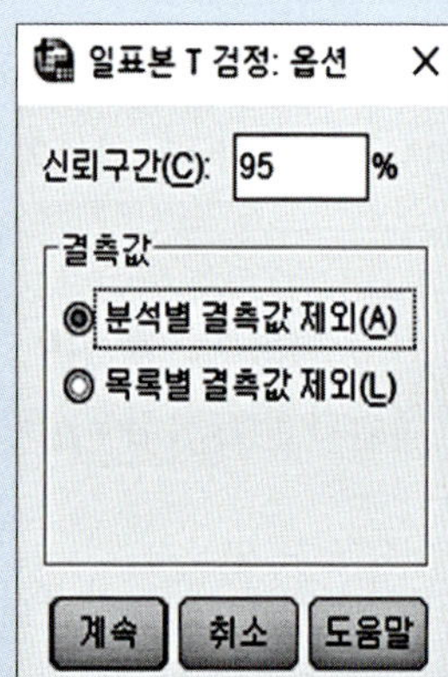

일표본 T 검정 설명

- 검정값(V): 모집단의 평균값, 즉 상수
- 신뢰구간(C): 모수치를 포함하게 될 변동구간 95% 신뢰구간이 기본설정 값
- 결측값(missing value)
  - 분석별 결측값 제외(A): 분석 시 결측값이 있는 변수에서만 해당 케이스를 제외
  - 목록별 결측값 제외(L): 분석 시 사용되는 모든 변수에서 결측값이 있는 케이스를 제외

3. 결과해석

첫째. 가정 확인하기: 정규분포를 검정한다.

표본의 수가 100개로 30 케이스 이상이므로 정규분포를 따른다고 본다.

둘째. 가정 확인하기: 종속변수가 등간, 비율척도이다.

LDL 콜레스테롤 수치는 양적변수로 비율척도이므로 조건을 만족한다.

일표본 통계량

	N	평균	표준편차	평균의 표준오차
LDL	100	138.89	29.559	2.956

셋째. 단일표본 t-검정 해석하기: LDL 콜레스테롤의 검정값과 기준값을 비교한다.

검정 평균값인 LDL 콜레스테롤 평균은 138.89이고 기준값 130mg%와의 차이는 8.890으로 검정 평균값이 높았다. 이에 대한 유의확률 .003으로 유의수준 .05보다 작으므로 표본집단의 LDL 콜레스테롤은 기준값 130mg%와 유의한 차이가 있다. 따라서 귀무가설을 기각하고 대립가설을 채택한다. 즉, LDL 콜레스테롤 수치는 기준값보다 높다고 할 수 있다.

H_0: 심근경색증 환자의 LDL 콜레스테롤은 130mg%과 차이가 없다.

H_1: 심근경색증 환자의 LDL 콜레스테롤은 130mg%과 차이가 있다.

일표본 검정

	검정값 = 130					
	t	자유도	유의확률 (양쪽)	평균차	차이의 95% 신뢰구간 하한	차이의 95% 신뢰구간 상한
LDL	3.008	99	.003	8.890	3.02	14.76

4. 연구보고서 작성

대학병원에 입원한 심근경색증 환자의 LDL 콜레스테롤 수치가 연구에서 알려진 심근경색증 환자의 LDL 콜레스테롤 수치인 기준값 130mg%와 비교하기 위해 단일표본 t-검정을 실시한 결과는 〈표 5-1〉과 같다. 본 연구대상자의 LDL 콜레스테롤 수치는 평균 138.89mg%이었으며, LDL 콜레스테롤 수치 기준값 130mg%와 비교했을 때 유의하게 높은 것으로 나타났다($t=3.008$, $p<.05$).

● 〈표 5-1〉 심근경색증 환자의 LDL 콜레스테롤 수치와 130mg%과 비교 (N=100)

변수	Mean±SD	t	*p*
LDL 콜레스테롤 수치	138.89±29.56	3.008	<.05

연습문제

예제 5-1-1 다음 연구에 대해 읽고 빈칸에 해당내용을 작성하고, 통계분석한 후 결과표와 해석을 기술하시오(예제 5-1-1.sav).

<table>
<tr><td colspan="2">연구문제</td><td>독거노인의 지각된 건강상태가 일반노인의 평균 10과 차이가 있는가?</td></tr>
<tr><td colspan="2">연구설명</td><td>독거노인의 지각된 건강상태를 알아보기 위해 일반노인의 기준값 10보다 같은지, 차이가 있는지를 검정한다.</td></tr>
<tr><td rowspan="2">가설 설정</td><td>귀무가설</td><td></td></tr>
<tr><td>대립가설</td><td></td></tr>
<tr><td rowspan="2">변수</td><td>독립변수</td><td></td></tr>
<tr><td>종속변수</td><td></td></tr>
<tr><td rowspan="2">척도</td><td>독립변수</td><td></td></tr>
<tr><td>종속변수</td><td></td></tr>
<tr><td colspan="3">연구보고서 작성</td></tr>
</table>

〈표〉 제목: (N=)

변수	Mean±SD	t	p

〈해석〉

독립표본 t-검정(independent t-test: two sample t-test)

독립표본 t-검정은 언제 이용하나요?

• 논문예시1: 운동프로그램이 노인 고혈압 환자의 혈압에 미치는 영향

-연구목적: 고혈압 노인환자에게 운동프로그램 적용 후 혈압 정도를 알아본다.
-통계방법: 고혈압 노인환자를 대상으로 운동프로그램을 제공받은 실험군은 제공받지 않은 대조군의 혈압 정도를 비교하기 위해 독립표본 t-검정을 이용한다.

• 논문예시2: 마취방법에 따른 수술 후 오심과 구토의 비교

-연구목적: 마취방법 A와 마취방법 B의 수술 후 오심과 구토 정도를 알아본다.
-통계방법: 마취방법 A와 B에 따른 수술 후 오심과 구토의 차이를 알아보기 위해 독립표본 t-검정을 이용한다.

1. 주요개념

독립표본 t-검정(independent t-test: two sample t-test)은 **두 개의 독립된 표본의 평균 차이를 검정**하는 분석방법으로 가장 많이 사용한다. 즉, 각기 다른 두 모집단의 속성인 평균을 비교하기 위하여 두 모집단으로부터 표본을 추출하여 표본 집단의 평균을 비교함으로써 모집단의 평균을 추론하는 통계방법이다. 독립표본 t-검정을 적용하려면 먼저 다음의 기본가정이 충족되어야 모수통계로 분석할 수 있다.

데이터의 기본가정

- 종속변수는 정규분포를 따라야 한다(표본의 크기 30 이상).
- 정규성 검정(Kolmogorov-Smirnov)에서 정규성을 만족한다(표본크기 30 미만인 경우).
- 독립변수는 명목척도이어야 한다.
- 종속변수는 양적변수(등간, 비율)이어야 한다.
- 종속변수의 분산이 등분산이어야 한다.

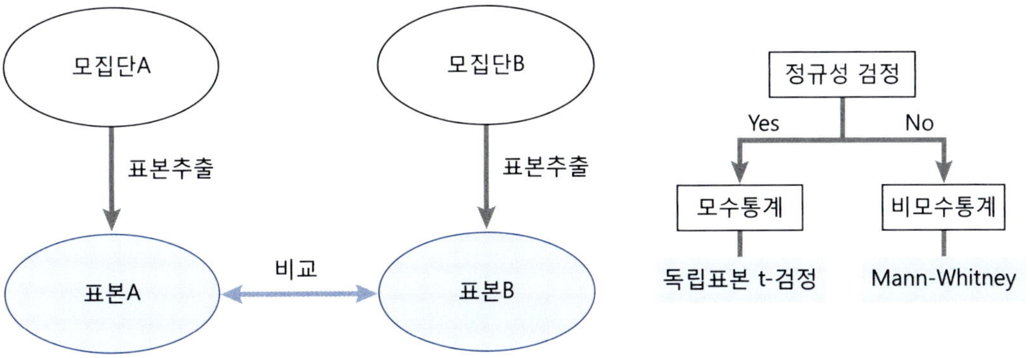

예를 들면, 혈액투석 환자를 대상으로 비소양증군과 소양증군의 우울의 차이를 비교하기 위해 분석한다. 비소양증군의 우울 μ_A, 소양증군의 우울 μ_B, 유의수준을 .05로 가정할 때 귀무가설과 대립가설은 다음과 같다.

귀무가설(H_0): $\mu_A = \mu_B$ 비소양증군과 소양증군의 우울은 차이가 없다.
대립가설(H_1): $\mu_A \neq \mu_B$ 비소양증군과 소양증군의 우울은 차이가 있다.

두 집단 간 우울의 평균값이 **유의한 차이가 있으면** 귀무가설을 기각하고 **대립가설을 채택**하게 되고, **유의한 차이가 없으면** 대립가설을 기각하고 **귀무가설을 채택**하게 된다.

2. SPSS 실습

데이터 파일 '**5장 독립t-검정.sav**'를 불러온다.

독립표본 t-검정: 혈액투석 환자의 비소양증군과 소양증군의 우울의 차이를 비교한다.

1 분석(A)

→ 평균 비교(M)

→ 독립표본 T 검정(T) 선택

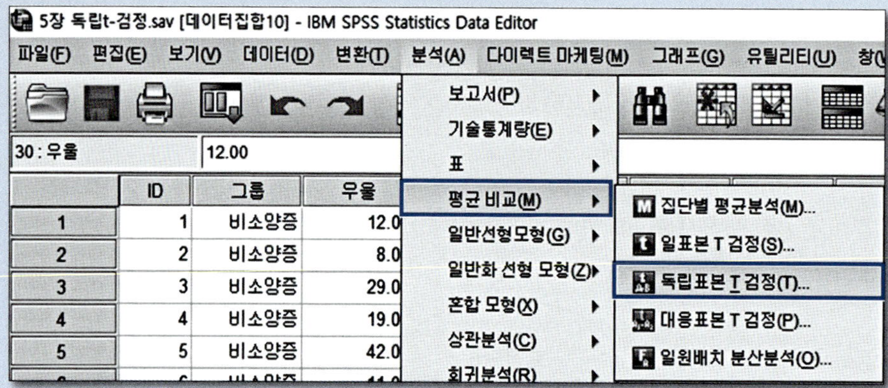

2 변수 이동

→ 검정변수(T)에 '우울' 이동

→ 집단변수(G)에 '그룹' 이동: 집단정의(D)란에 집단1에 '1', 집단2에 '2' 입력

→ 계속 → 확인

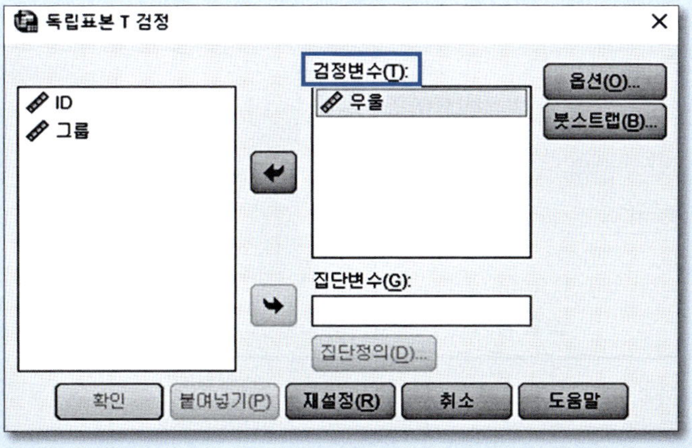

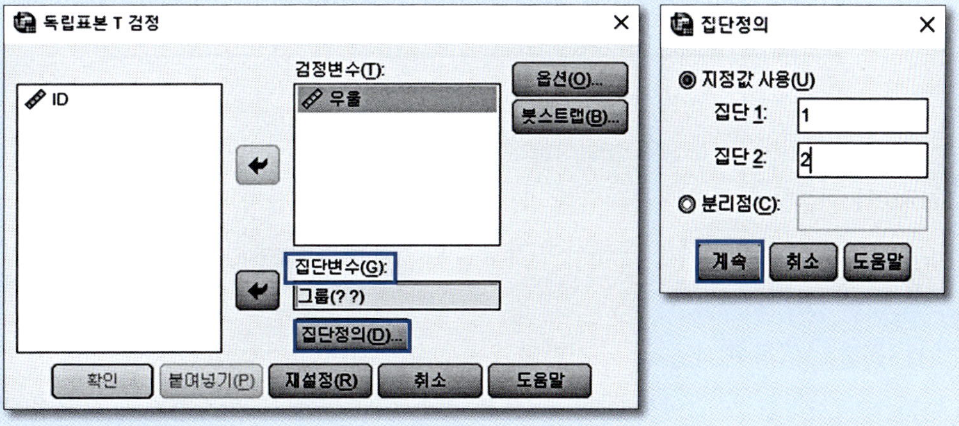

독립표본 T 검정 설명

- 지정값 사용(U): 비소양증군 1, 소양증군 2로 코딩한 경우 지정값(U)을 선택하고 집단 1에 '1', 집단 2에 '2'를 입력
- 분리점(C): 독립변수가 2개 이상의 범주인 경우 원자료를 두 집단으로 구분해야 할 경우 선택

3. 결과해석

첫째. 가정 확인하기: 정규분포를 검정한다.

집단별 N수가 각 36개로 30 케이스 이상이므로 정규분포를 따른다고 본다.

둘째. 가정 확인하기: 독립변수는 명목척도, 종속변수는 등간, 비율척도이다.

독립변수는 비소양증군과 소양증군의 두 집단으로 명목척도이고, 종속변수는 우울점수로 등간척도의 양적변수이므로 조건을 만족한다.

집단통계량

	그룹	N	평균	표준편차	평균의 표준오차
우울	비소양증	36	18.9722	9.38231	1.56372
	소양증	36	27.9722	10.79546	1.79924

셋째. 가정 확인하기: 분산의 동질성을 검정한다.

Levene의 등분산 검정결과 유의확률 .333으로 두 집단의 분산이 같다는 귀무가설을 채택한다. 그러므로 t-검정 해석은 '등분산이 가정됨'의 결과를 읽어야 한다.

넷째. 독립 t-검정 해석하기: 두 집단의 우울점수의 차이를 검정한다.

'등분산이 가정됨'을 읽어서 독립 t-검정 결과를 해석한다. 비소양증의 우울은 평균 18.97, 소양증군의 우울은 평균 27.97이며, 이들 평균차이는 −9.0이다. 이를 검정한 결과 t값은 −3.775, 유의확률은 .000이다. 따라서 두 집단의 평균값의 차이는 유의수준 .05보다 작으므로 두 집단의 우울은 차이가 있으므로 대립가설을 채택해야 한다. 즉, 비소양증군에 비해 소양증군의 우울이 높다고 할 수 있다.

H_0: 비소양증군과 소양증군의 우울은 차이가 없다.

H_1: 비소양증군과 소양증군의 우울은 차이가 있다.

독립표본 검정

		Levene의 등분산 검정		평균의 동일성에 대한 t-검정						
								차이의 표준오차	차이의 95% 신뢰구간	
		F	유의확률	t	자유도	유의확률 (양쪽)	평균차		하한	상한
우울	등분산이 가정됨	.949	.333	-3.775	70	.000	-9.00000	2.38380	-13.75434	-4.24566
	등분산이 가정되지 않음			-3.775	68.666	.000	-9.00000	2.38380	-13.75596	-4.24404

TIP

독립표본 t-검정 해석 순서를 기억해요!!

1. 기본가정 확인하기
   - 종속변수의 정규성 분포: 표본수>30 만족, 표본수<30 정규성 검정 필요
   - 독립변수는 명목척도, 종속변수는 등간척도 이상
   - 분산의 동질성 검정: Levene의 등분산 검정

2. 독립표본 t-검정 결과 해석하기

   첫째, Levene의 등분산 검정의 유의확률에 따라 t값과 유의확률 읽기

   둘째, t값의 유의확률이 $p>.05$이면 귀무가설을 수용하고,
   $p<.05$이면 귀무가설을 기각하고 대립가설 수용

   셋째, 귀무가설을 수용하면 두 집단 간에 차이가 없다고 해석
   대립가설을 수용하면 두 집단 간에 차이가 있다고 해석

4. 연구보고서 작성

혈액투석 환자의 비소양증군과 소양증군의 우울의 차이를 비교하기 위해 독립표본 t-검정(independent t-test: two sample t-test)을 실시한 결과는 〈표 5-2〉와 같다. 두 집단의 우울은 비소양증군이 평균 18.97보다 소양증군이 평균 27.97로 유의하게 높게 나타났다($t=-3.775$, $p<.001$).

● 〈표 5-2〉 혈액투석 환자의 비소양증군과 소양증군의 우울 비교

변수	비소양증군(n=36)	소양증군(n=36)	t	*p*
	M±SD	M±SD		
우울	18.97±9.38	27.97±10.80	-3.775	<.001

연습문제

예제 5-2-1 다음 연구에 대해 읽고 빈칸에 해당내용을 작성하고, 통계분석한 후 결과표와 해석을 기술하시오(예제 5-2-1.sav).

연구문제		심장재활간호가 심근경색증 환자의 자가간호행위에 미치는 효과를 알아본다.
연구설명		심근경색증 환자를 대상으로 심장재활간호를 제공한 실험군과 제공하지 않은 대조군의 자가간호행위에 평균값의 차이가 있는지 검정한다.
가설설정	귀무가설	
	대립가설	
변수	독립변수	
	종속변수	
척도	독립변수	
	종속변수	

연구보고서 작성

〈표〉 제목: (N=)

변수	실험군(n=) M±SD	대조군(n=) M±SD	t	p

〈해석〉

예제 5-2-2 다음 연구에 대해 읽고 빈칸에 해당내용을 작성하고, 통계분석한 후 결과표와 해석을 기술하시오(예제 5-2-1.sav).

연구문제		흡연 여부가 노인의 치아건강상태에 영향을 미치는가?
연구설명		흡연자와 비흡연자 간에 치아건강상태의 평균값에 차이가 있는지 검정한다.
가설 설정	귀무가설	
	대립가설	
변수	독립변수	
	종속변수	
척도	독립변수	
	종속변수	

연구보고서 작성

〈표〉 제목: (N=)

변수	흡연자(n=)	비흡연자(n=)	t	p
	M±SD	M±SD		

〈해석〉

비모수 검정(non-parametric test) 독립 두 표본 평균 검정

비모수 검정(non-parametric test)은 모집단의 분포형태나 모수에 대한 정보가 상대적으로 부족할 경우로 정규분포와 등분산성을 가정할 수 없을 때 사용한다. **만-위트니 유 검정(Mann-Whitney U test)**은 집단의 표본 수가 30 미만이면서 정규성을 만족하지 못하거나 서열척도 이상의 경우에 사용하는 통계기법이다. 두 집단 간의 중심위치를 비교하는 방법으로 독립 2-표본 검정이라고도 하며, 모수검정에서는 독립표본 t-검정(independent t-test: two sample t-test)에 해당한다.

만-위트니 유 검정(Mann-Whitney U test)은 언제 이용하나요?

• 논문예시1: 간호대학생의 표준화 환자를 활용한 건강사정 실습교육이 간호수행능력에 미치는 효과

-연구목적: 표준화 환자를 활용한 건강사정 실습교육이 간호수행능력에 미치는 효과를 알아본다.
-통계방법: 표준화 환자를 활용한 건강사정 실습교육을 받은 실험군 14명과 전통적 실습교육을 받은 대조군 14명의 간호수행능력의 차이를 비교하기 위해 비모수통계방법인 만-위트니 유 검정을 이용한다.

• 논문예시2: 원예치료프로그램이 호스피스 환자의 혈청 코티졸에 미치는 효과

-연구목적: 원예치료프로그램이 호스피스 환자의 혈청 코티졸에 미치는 영향을 알아본다.
-통계방법: 호스피스 환자를 대상으로 원예치료프로그램을 제공받은 실험군 15명과 제공받지 못한 대조군 15명의 혈청 코티졸의 차이를 비교하기 위해 비모수통계방법인 만-위트니 유 검정을 이용한다.

1. SPSS 실습

데이터 파일 '5장 만위트니유검정.sav'를 불러온다.

만-위트니 유 검정(Mann-Whitney U test): 표준화 환자를 활용한 건강사정 실습교육을 받은 실험군과 전통적 실습교육을 받은 대조군의 간호수행능력 차이를 비교한다.

1 분석(A)

→ 비모수 검정(N)

→ 레거시 대화 상자(L) → 독립 2-표본(2)

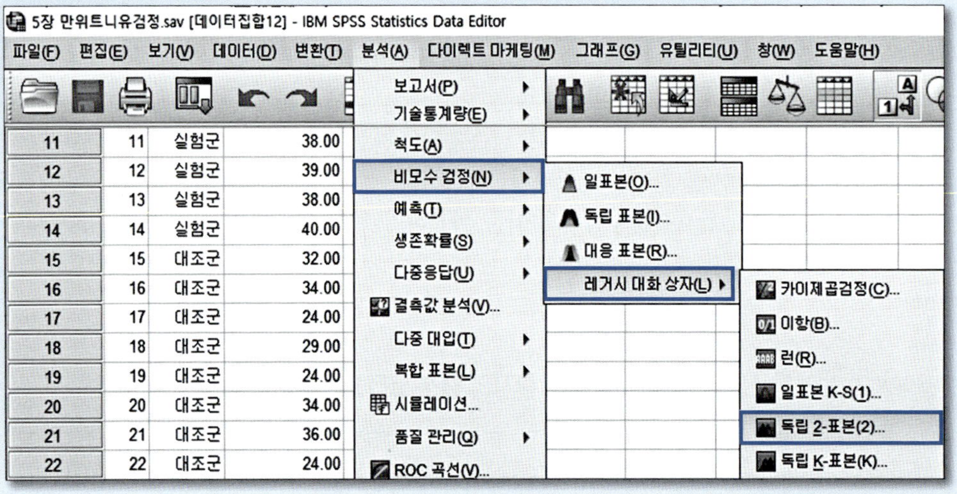

2 변수 이동

→ 검정변수(T)에 '간호수행능력' 이동

→ 집단변수(G)에 '집단' 이동

→ 집단정의(D) 클릭하여 집단1: '1', 집단2: '2'로 입력

→ 검정 유형에 Mann-Whitney의 U(M) 체크

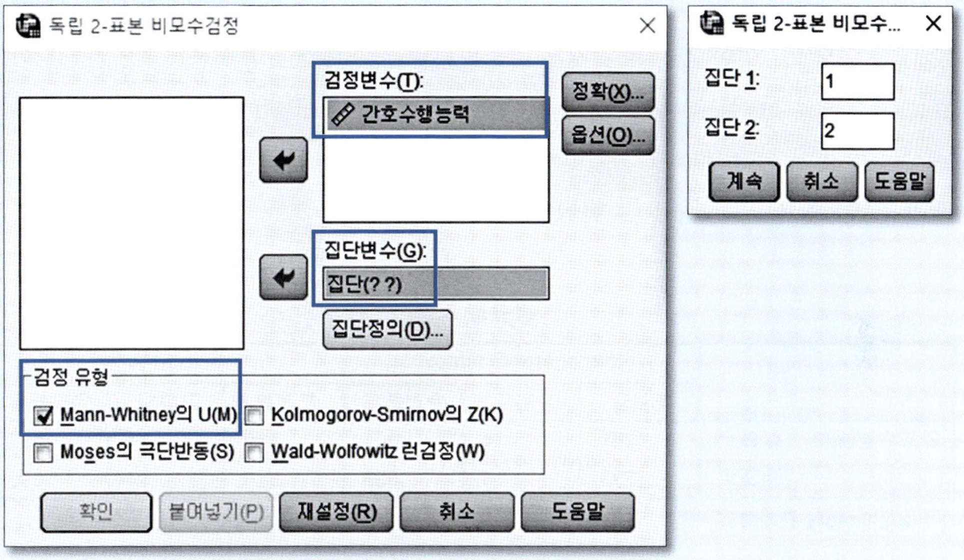

3 옵션(O) 클릭

→ 통계량의 기술통계 체크

→ 계속 → 확인

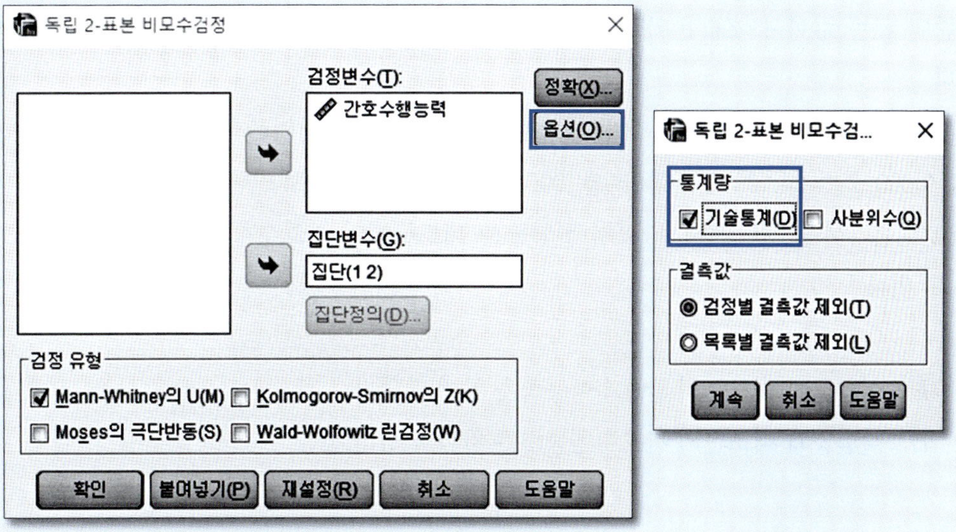

2. 결과해석

첫째. 가정 확인하기: 정규분포를 가정할 수 없다.

집단별 N수가 각 14개로 30 케이스 미만이고, **Kolmogorov-Smirnov, Shapiro-Wilk 정규성 검정** 시 모두 $p<.05$로 정규분포를 만족하지 않는다. 정규성을 만족하지 못하였으므로 비모수통계로 분석한다. 만약 정규성 검정을 만족한다면 모수통계로 분석한다. 정규성을 만족하려면 K-S 또는 S-W 둘 중에 한 개의 검증이라도 유의수준이 $p>.05$로 나타나야 한다(분석 → 데이터 탐색 → 종속변수에 '간호수행능력' 이동 → 요인에 '그룹' 이동 → 도표에 '검정과 함께 정규성도표' 클릭 → 계속 → 확인).

정규성 검정

	그룹	Kolmogorov-Smirnov[a]			Shapiro-Wilk		
		통계량	자유도	유의확률	통계량	자유도	유의확률
간호수행능력	실험군	.301	14	.001	.866	14	.037
	대조군	.233	14	.038	.830	14	.012

a. Lilliefors 유의확률 수정

둘째. 만-위트니 U 검정 해석하기: 두 집단의 간호수행능력 점수의 차이를 검정한다.

두 집단의 평균순위는 실험군 20.82, 대조군 8.18로 실험군이 대조군보다 중위수가 크다는 것을 알 수 있다. 참고로 평균순위는 순위합을 N수로 나눈 값이다. 평균순위가 높다는 것은 높은 값으로 측정된 것이 더 많다는 의미이다. U값은 귀무가설 채택 여부를 검정하는 데 기준이 되는 값이며, Z값은 정규분포곡선에 적용하였을 때 정규분포곡선상에 위치하는 값이다.

가설검정을 위해 순위값을 이용하여 두 집단의 차이를 검정한 통계량은 **Mann-Whitney U값 9.500, Z값 -4.109, 근사 유의확률 .000**으로 유의수준 .05보다 작으므로 귀무가설을 기각하고 대립가설을 채택한다. 따라서 실험군은 대조군보다 간호수행능력이 유의하게 높다고 할 수 있다.

H_0: 실험군과 대조군의 간호수행능력은 차이가 없다.

H_1: 실험군과 대조군의 간호수행능력은 차이가 있다.

Mann-Whitney 검정

순위

	집단	N	평균순위	순위합
간호수행능력	실험군	14	20.82	291.50
	대조군	14	8.18	114.50
	합계	28		

검정 통계량[a]

	간호수행능력
Mann-Whitney의 U	9.500
Wilcoxon의 W	114.500
Z	-4.109
근사 유의확률(양측)	.000
정확한 유의확률 [2*(단측 유의확률)]	.000[b]

a. 집단변수: 집단

b. 등률에 대해 수정된 사항이 없습니다.

다음 표에서 집단별 평균과 표준편차는 산출되지 않으므로 별도의 평균과 표준편차를 분석하여 연구보고서를 작성한다(분석 → 평균비교 → 집단별 평균분석 → 종속변수에 '간호수행능력', 독립변수에 '집단'을 이동 → 옵션에서 셀통계량에 평균과 표준편차 이동 → 계속 → 확인).

기술통계량

	N	평균	표준편차	최소값	최대값
간호수행능력	28	34.5000	4.94788	24.00	40.00
집단	28	1.50	.509	1	2

3. 연구보고서 작성

표준화 환자를 활용한 건강사정 실습교육의 효과를 알아보기 위해 만-위트니 유 검정(Mann-Whitney U test)을 실시한 결과는 〈표 5-3〉과 같다. 표준화 환자를 활용한 건강사정 실습교육을 받은 실험군의 간호수행능력 점수는 37.93으로 전통적 실습교육을 받은 대조군의 31.07보다 유의하게 높게 나타났다(U=9.500, p<.001).

● 〈표 5-3〉 실험군과 대조군의 간호수행능력 비교

변수	실험군(n=14)	대조군(n=14)	U	Z	*p*
	M±SD	M±SD			
간호수행능력	37.93±1.82	31.07±4.71	9.500	−4.109	<.001

연습문제

예제 5-3-1 다음 연구에 대해 읽고 빈칸에 해당내용을 작성하고, 통계분석한 후 결과표와 해석을 기술하시오(예제 5-3-1.sav).

연구목적		표준화 환자를 활용한 건강사정 실습교육이 학습만족도에 미치는 효과를 확인한다.
연구설명		표준화 환자를 활용한 건강사정 실습교육을 받은 실험군 12명과 전통적 실습교육을 받은 대조군 12명의 학습만족도에 차이가 있는지 검정한다.
가설설정	귀무가설	
	대립가설	
변수	독립변수	
	종속변수	
척도	독립변수	
	종속변수	

연구보고서 작성

〈표〉 제목: (N=)

변수	실험군(n=)	대조군(n=)	U	Z	*p*
	M±SD	M±SD			

〈해석〉

예제 5-3-2 다음 연구에 대해 읽고 빈칸에 해당내용을 작성하고, 통계분석한 후 결과표와 해석을 기술하시오(예제 5-3-2.sav).

연구목적		원예활동이 노인의 자아존중감 향상에 어떠한 영향을 미치는가?
연구설명		시설 노인을 대상으로 원예활동을 적용한 실험군 10명과 적용하지 않은 대조군 10명의 사전 · 사후의 자아존중감에 차이가 있는지 검정한다.
가설설정	귀무가설	
	대립가설	
변수	독립변수	
	종속변수	
척도	독립변수	
	종속변수	

종속변수

〈표〉 제목: (N=)

변수	사전	사후	U	Z	*p*
	M±SD	M±SD			
실험군(n=)					
대조군(n=)					

〈해석〉

대응표본 t-검정(two dependent t-test: paired t-test)

대응표본 t-검정은 언제 이용하나요?

• 논문예시1: 말기암 환자에게 적용한 발반사 마사지의 통증감소 효과

> -연구목적: 발반사 마사지가 말기암 환자의 통증에 미치는 효과를 검증한다.
> -통계방법: 말기암 환자에게 발반사 마사지를 제공한 실험군에게 통증이 감소되었는지를 알아보기 위해 대응표본 t-검정을 이용한다.

• 논문예시2: 규칙적인 운동이 노인의 혈중지질에 미치는 영향

> -연구목적: 규칙적인 운동이 노인의 혈중지질에 어떠한 영향을 미치는가?
> -통계방법: 노인들에게 주 2~3회 운동프로그램을 6개월 실시한 실험군에게 LDL, HDL, TG 등 혈청지질의 변화를 알아보기 위해 대응표본 t-검정을 이용한다.

1. 주요개념

대응표본 t-검정(two dependent t-test: paired t-test)은 두 집단이 독립적이지 않을 경우 두 집단의 종속변수에 대한 차이를 검정하는 분석방법이다. 즉, 동일한 표본에서 두 번 측정한 후 짝을 이룬 자료의 평균 차이를 검정하는 통계방법이다. 대응표본 t-검정을 적용하려면 먼저 다음의 기본가정이 충족되어야 모수통계로 분석할 수 있다.

데이터의 기본가정

- 종속변수는 정규분포를 따라야 한다(표본크기 30 이상).
- 정규성 검정(Kolmogorov-Smirnov)에서 정규성을 만족한다(표본크기 30 미만인 경우).
- 종속변수는 양적변수(등간, 비율)이어야 한다.

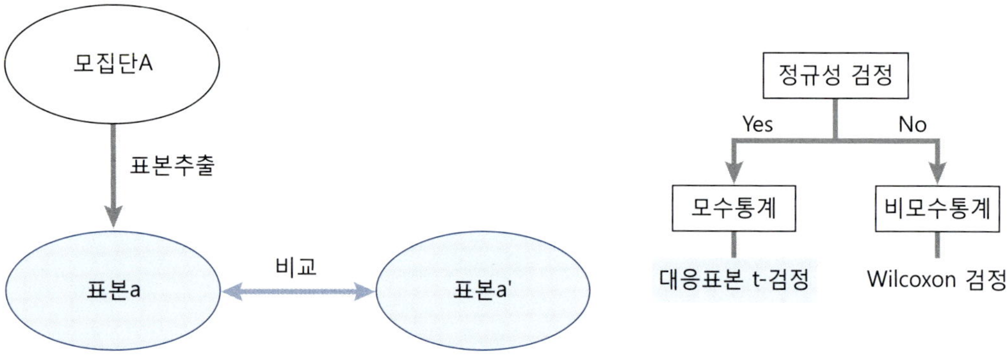

예를 들면, 동일한 한 집단을 대상으로 교육프로그램 제공 전과 제공 후에 평균차이를 검정할 때 대응표본 t-검정을 사용한다. 간호대학생의 기본심폐소생술 교육 전과 후에 기본심폐소생술의 수기점수의 차이를 비교할 때 분석하는 방법이다. 기본심폐소생술의 사전수기점수 μ_A, 사후수기점수 μ_B, 유의수준을 .05로 가정할 때 귀무가설과 대립가설은 다음과 같다.

H_0: $\mu_A = \mu_B$ 기본심폐소생술의 교육 전 수기와 교육 후 수기에 차이가 없다.
H_1: $\mu_A \neq \mu_B$ 기본심폐소생술의 교육 전 수기와 교육 후 수기에 차이가 있다.

한 집단을 교육 전과 교육 후의 기본심폐소생술 수기 평균값이 **유의한 차이가 있으면** 귀무가설을 기각하고 **대립가설을 채택**하게 되고, **유의한 차이가 없으면** 대립가설을 기각하고 **귀무가설을 채택**하게 된다.

2. SPSS 실습

데이터 파일 '5장 대응t-검정.sav'를 불러온다.

대응표본 t-검정: 간호대학생의 기본심폐소생술 교육 전 · 후 수기점수의 차이를 알아본다.

1 분석(A)

→ 평균 비교(M)

→ 대응표본 T 검정(P) 선택

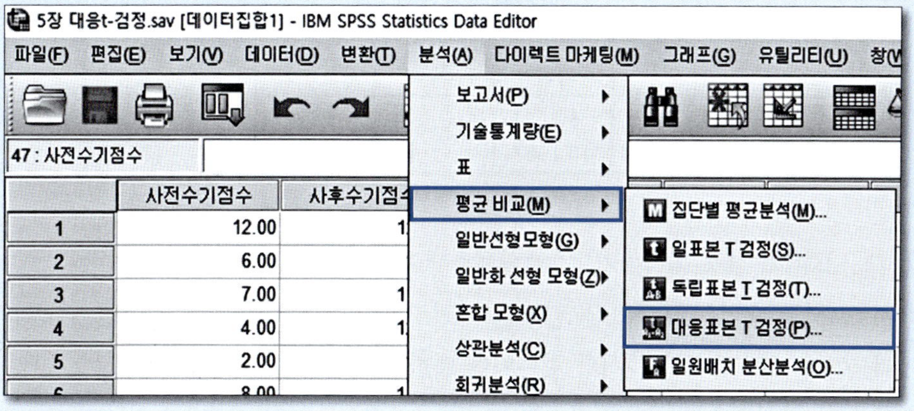

2 변수 클릭

→ 대응 변수(V)에 '사전수기점수', '사후수기점수'를 이동

→ 확인

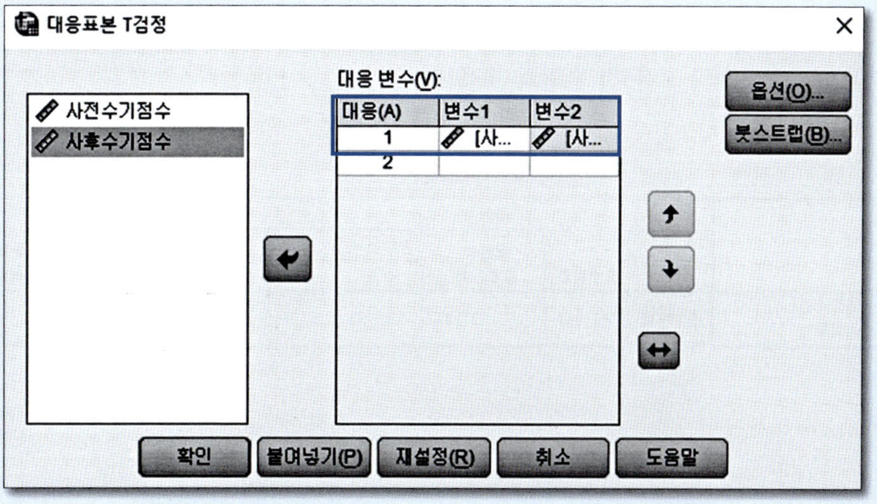

3. 결과해석

첫째. 가정 확인하기: 정규분포를 검정한다.
N수가 46개로 30 케이스 이상이므로 정규분포를 따른다고 본다.

둘째. 가정 확인하기: 종속변수가 등간, 비율척도이다.
기본심폐소생술 수기점수는 양적변수로 비율척도이므로 조건을 만족한다.

대응표본 통계량

		평균	N	표준편차	평균의 표준오차
대응 1	사전수기점수	4.9783	46	2.99992	.44231
	사후수기점수	10.1957	46	1.20406	.17753

셋째. 대응표본 t-검정 해석하기: 기본심폐소생술 수기의 전후 차이를 비교한다.

기본심폐소생술 수기의 대응표본 검정은 사전평균 4.98, 사후평균 10.20로 평균차이가 −5.22이다. 이에 대해 유의한 차이가 있는지에 대한 검정은 t값 −13.896(사전점수에서 사후점수를 뺀 평균 차이점수를 사용하여 계산되는데, 사전점수보다 사후점수가 높은 경우 t값은 음수로 산출), 유의확률 p=.000으로 유의수준 .05보다 작으므로 사전, 사후의 기본심폐소생술 수기점수는 유의한 차이가 있다. 따라서 귀무가설을 기각하고 대립가설을 채택하게 된다. 즉 기본심폐소생술 수기는 교육 전보다 교육 후에 유의하게 높다고 할 수 있다.

H_0: 기본심폐소생술의 교육 전 수기와 교육 후 수기에 차이가 없다.
H_1: 기본심폐소생술의 교육 전 수기와 교육 후 수기에 차이가 있다.

대응표본 검정

		대응차					t	자유도	유의확률 (양쪽)
					차이의 95% 신뢰구간				
		평균	표준편차	평균의 표준오차	하한	상한			
대응 1	사전수기점수 - 사후수기점수	-5.21739	2.54657	.37547	-5.97363	-4.46115	-13.896	45	.000

그 외 다음의 결과표는 대응표본 상관계수가 .549, 유의수준 .000으로 사전수기과 사후수기가 유의한 상관관계가 있으나 연구의 목적이 사전과 사후의 차이를 검정하는 것이기 때문에 연구결과에는 서술하지 않아도 된다.

대응표본 상관계수

		N	상관계수	유의확률
대응 1	사전수기점수 & 사후수기점수	46	.549	.000

TIP

대응표본 t-검정 해석 순서를 기억해요!!

1. 기본가정 확인하기
   - 종속변수의 정규성 분포: 표본수>30 만족, 표본수<30 정규성 검정 필요
   - 종속변수는 등간척도 이상

2. 대응표본 t-검정 결과 해석하기
   첫째. 전과 후의 평균의 차이 검정은 t값과 유의확률 읽기
   둘째. t값의 유의확률이 p>.05이면 귀무가설을 수용하고,
   p<.05이면 귀무가설을 기각하고 대립가설 수용
   셋째. 귀무가설을 수용하면 두 집단 간에 차이가 없다고 해석
   대립가설을 수용하면 두 집단 간에 차이가 있다고 해석

4. 연구보고서 작성

간호대학생의 기본심폐소생술 교육 전과 교육 후의 수기점수의 차이를 비교하기 위해 대응표본 t-검정(two dependent t-test: paired t-test)을 실시한 결과는 〈표 5-4〉와 같다. 기본심폐소생술 사전 수기점수는 평균 4.98, 사후 수기점수는 평균 10.20이었으며, 기본심폐소생술 교육 전보다 교육 후의 수기점수가 유의하게 높게 나타났다(t=−13.896, p<.001).

● 〈표 5-4〉 간호대학생의 기본심폐소생술 수기 교육 전·후 비교

(N=46)

변수	사전	사후	t	*p*
	M±SD	M±SD		
기본심폐소생술 수기	4.98±3.00	10.20±1.20	−13.896	<.001

연습문제

예제 5-4-1 다음 연구에 대해 읽고 빈칸에 해당내용을 작성하고, 통계분석한 후 결과표와 해석을 기술하시오(예제 5-4-1.sav).

연구목적		간호대학생의 기본심폐소생술 교육 전 · 후 지식의 차이를 파악한다.
연구설명		간호대학생을 대상으로 기본심폐소생술 교육 전과 교육 후의 심폐소생술 지식의 평균값에 차이가 있는지 검정한다.
가설설정	귀무가설	
	대립가설	
변수	독립변수	
	종속변수	
척도	독립변수	
	종속변수	

연구보고서 작성

〈표〉 제목: (N=)

변수	사전	사후	t	*p*
	M±SD	M±SD		

〈해석〉

예제 5-4-2 다음 연구에 대해 읽고 빈칸에 해당내용을 작성하고, 통계분석한 후 결과표와 해석을 기술하시오(예제 5-4-2.sav).

<table>
<tr><td colspan="2">연구목적</td><td>비만관리프로그램이 비만 아동의 식습관에 미치는 효과를 확인한다.</td></tr>
<tr><td colspan="2">연구설명</td><td>비만 아동을 대상으로 비만 관리프로그램 시행 전과 시행 후의 식습관에 변화가 있는지 평균값의 차이를 검정한다.</td></tr>
<tr><td rowspan="2">가설 설정</td><td>귀무가설</td><td></td></tr>
<tr><td>대립가설</td><td></td></tr>
<tr><td rowspan="2">변수</td><td>독립변수</td><td></td></tr>
<tr><td>종속변수</td><td></td></tr>
<tr><td rowspan="2">척도</td><td>독립변수</td><td></td></tr>
<tr><td>종속변수</td><td></td></tr>
<tr><td colspan="3">연구보고서 작성</td></tr>
</table>

〈표〉 제목: (N=)

변수	사전	사후	t	*p*
	M±SD	M±SD		

〈해석〉

비모수 대응 표본 평균 검정

윌콕슨 부호 순위 검정(Wilcoxon signed rank test)은 모수검정인 대응표본 t-검정(two dependent t-test: paired t-test)에 해당되는 비모수 검정이며, 대응 2-표본 검정이라고도 한다. 짝을 이룬 자료에서 데이터는 연속형이며, 정규성을 가정할 수 없거나 표본의 수가 30 미만인 경우에 사용하는 통계기법이다.

윌콕슨 부호 순위 검정(Wilcoxon signed rank test)은 언제 이용하나요?

• 논문예시1: 천식아동간호 시뮬레이션 학습의 효과

> –연구목적: 천식아동간호 시뮬레이션 학습 후 수행자신감에 미치는 효과를 확인한다.
> –통계방법: 간호대학생 17명을 대상으로 천식아동간호 시뮬레이션 학습 전과 학습 후의 수행자신감을 비교하기 위하여 윌콕슨 부호 순위 검정을 이용한다.

• 논문예시2: 초등학생의 성교육 프로그램이 성 지식에 미치는 영향

> –연구목적: 초등학생의 성교육 프로그램이 성 지식에 미치는 영향을 알아본다.
> –통계방법: 초등학생 20명을 대상으로 성교육 프로그램 전과 후에 성 지식의 차이를 비교하기 위하여 윌콕슨 부호 순위 검정을 이용한다.

1. SPSS 실습

데이트 파일 '**5장 윌콕슨부호검정.sav**'를 불러온다.

윌콕슨 부호 순위 검정(Wilcoxon signed rank test): 시뮬레이션기반 전문심장소생술 교육 전과 교육 후의 수행능력 차이를 비교한다.

1 분석(A)

→ 비모수 검정(N)

→ 레거시 대화 상자(L) → 대응 2-표본(L)

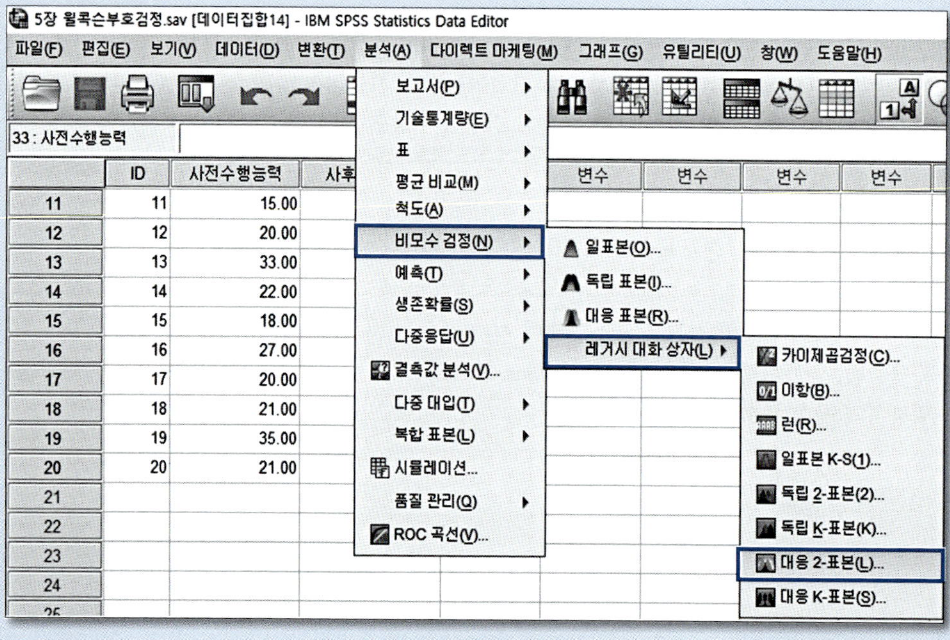

2 변수 이동

→ 검정 쌍(T)의 변수1에 사전수행능력, 변수2에 사후수행능력을 이동

→ 검정 유형에서 Wilcoxon 체크

→ 옵션(O) 클릭 → 기술통계 체크

→ 계속 → 확인

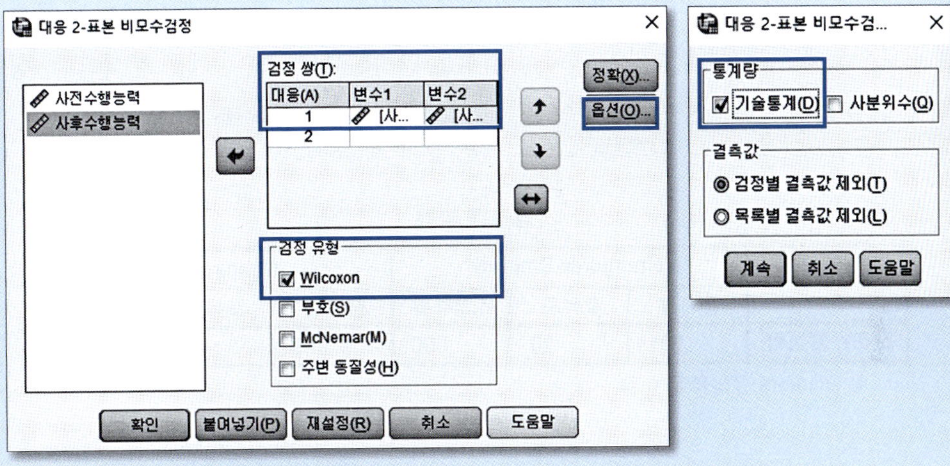

2. 결과해석

첫째. 가정 확인하기: 정규분포를 가정할 수 없다.

집단별 N수가 각 17개로 30 케이스 미만이고, Kolmogorov-Smirnov, Shapiro-Wilk 정규성 검정 시 모든 조건들이 $p<.05$로 정규분포를 만족하지 않는다. 정규성을 만족하지 못하였으므로 비모수통계로 분석한다. 만약 정규성 검정을 만족한다면 모수통계로 분석한다. 정규성을 만족하려면 K-S 또는 S-W 둘 중에 한 개라도 유의수준이 $p>.05$로 나타나야 한다.

정규성 검정

	Kolmogorov-Smirnov[a]			Shapiro-Wilk		
	통계량	자유도	유의확률	통계량	자유도	유의확률
사전수행능력	.281	20	.000	.865	20	.010

a. Lilliefors 유의확률 수정

둘째. 윌콕슨 부호순위 검정 해석하기: 교육 전 · 후의 전문심장소생술 수행능력 차이를 검정한다.

다음 순위표에서 평균순위는 순위합을 N수로 나눈 값이다. 음의 순위는 사전보다 사후가 더 작게 나타난 경우를 말하며, 양의 순위는 사전보다 사후가 더 크게 나타난 경우를 말한다. 동률은 사전과 사후가 같은 경우이다. Z값은 정규분포 곡선에 적용하였을 때 정규분포 곡선상에 위치한 값을 말하며, 음(−)의 값은 사전이 사후보다 점수가 낮은 것을 의미한다.

사전과 사후의 수행능력의 차이를 보면 음의 평균순위가 .00, 양의 평균순위가 10.50이다. 이것의 평균순위 차이에 대한 검정통계량은 Z값이 −3.924이고, 근사 유의확률 .000으로 유의수준 .05보다 작으므로 귀무가설을 기각하고 대립가설을 채택한다. 즉, 시뮬레이션기반 전문심장소생술 교육 전보다 교육 후에 수행능력이 유의하게 증가되었다고 할 수 있다.

H_0: 전문심장소생술 교육 전과 교육 후의 수행능력은 차이가 없다.

H_1: 전문심장소생술 교육 전과 교육 후의 수행능력은 차이가 있다.

Wilcoxon 부호순위 검정

순위

		N	평균순위	순위합
사후수행능력 - 사전수행능력	음의 순위	0[a]	.00	.00
	양의 순위	20[b]	10.50	210.00
	동률	0[c]		
	합계	20		

a. 사후수행능력 < 사전수행능력

b. 사후수행능력 > 사전수행능력

c. 사후수행능력 = 사전수행능력

검정 통계량[a]

	사후수행능력 - 사전수행능력
Z	-3.924[b]
근사 유의확률(양측)	.000

a. Wilcoxon 부호순위 검정

b. 음의 순위를 기준으로.

전문심장소생술 사전 수행능력은 평균 24.70, 사후 수행능력은 90.25로 연구보고서 작성 시 기술하여 준다.

기술통계량

	N	평균	표준편차	최소값	최대값
사전수행능력	20	24.7000	8.07270	14.00	42.00
사후수행능력	20	90.2500	4.16596	87.00	101.00

3. 연구보고서 작성

시뮬레이션기반 전문심장소생술 교육의 효과를 알아보기 위해 윌콕슨 부호순위 검정(Wilcoxon signed rank test)을 실시한 결과는 〈표 5-5〉와 같다. 시뮬레이션기반 전문심장소생술 교육 후 수행능력 점수가 90.25로 교육 전 24.70보다 유의하게 높았다(Z=−3.924, p<.001).

● 〈표 5-5〉 시뮬레이션기반 전문심장소생술 교육 전과 후의 수행능력 비교 (N=20)

변수	사전	사후	Z	p
	M±SD	M±SD		
전문심장소생술 수행능력	24.70±8.07	90.25±4.17	−3.924	<.001

연습문제

예제 5-5-1 다음 연구에 대해 읽고 빈칸에 해당내용을 작성하고, 통계분석한 후 결과표와 해석을 기술하시오(예제 5-5-1.sav).

연구목적		독거 여성노인의 요실금 예방 운동프로그램 전과 후의 우울 정도를 비교한다.
연구설명		독거 여성노인 17명을 대상으로 요실금 예방 운동프로그램을 수행 전과 후에 우울의 차이를 알아본다.
가설 설정	귀무가설	
	대립가설	
변수	독립변수	
	종속변수	
척도	독립변수	
	종속변수	

연구보고서 작성

〈표〉 제목: (N=)

변수	사전 M±SD	사후 M±SD	Z	p

〈해석〉

예제 5-5-2 다음 연구에 대해 읽고 빈칸에 해당내용을 작성하고, 통계분석한 후 결과표와 해석을 기술하시오(예제 5-5-2.sav).

<table>
<tr><td colspan="2">연구목적</td><td>집단미술요법이 비행청소년의 자아탄력성에 미치는 효과를 확인한다.</td></tr>
<tr><td colspan="2">연구설명</td><td>비행청소년 20명을 대상으로 집단미술요법 제공 전과 제공 후에 자아탄력성의 차이를 알아본다.</td></tr>
<tr><td rowspan="2">가설 설정</td><td>귀무가설</td><td></td></tr>
<tr><td>대립가설</td><td></td></tr>
<tr><td rowspan="2">변수</td><td>독립변수</td><td></td></tr>
<tr><td>종속변수</td><td></td></tr>
<tr><td rowspan="2">척도</td><td>독립변수</td><td></td></tr>
<tr><td>종속변수</td><td></td></tr>
<tr><td colspan="3">연구보고서 작성</td></tr>
</table>

〈표〉 제목: (N=)

변수	사전	사후	Z	*p*
	M±SD	M±SD		

〈해석〉

제**6**장

분산분석 (ANOVA)

학습목표

1. 주요개념을 이해한다.
2. 분산분석의 개념과 목적을 알아본다.
3. 일원분산분석의 SPSS 실습 및 결과를 해석한다.
4. 이원분산분석의 SPSS 실습 및 결과를 해석한다.
5. 사후분석을 알아본다.
6. 연구보고서를 작성한다.
7. 분산분석 예제를 실습한다.

주요용어

동질성 검정, 사후분석, 주효과, 상호작용효과, 내재설계

분산분석(Analysis of Variance, ANOVA)이란?

집단 간 평균차이 검정방법 중 5장에서는 집단이 2개일 때 t-검정(t-test)에 대해 설명하였다. 이 장에서는 3개 이상의 집단에 대해 평균의 차이를 검정하는 방법으로 분산분석(ANOVA) 방법이 있다.

독립변수인 집단을 구분하는 변수가 하나이면 일원분산분석(One-way ANOVA), 독립변수 두 개이면 이원분산분석(Two-way ANOVA), 독립변수가 3개 이상이면 다원분산분석(Multiway ANOVA), 시차를 두고 3번 이상 반복측정 검사를 하는 경우는 반복측정 분산분석(Repeated measures ANOVA)이라고 한다. 이 외 종속변수가 두 개 이상 사용될 때는 다변량 분산(multivariate analysis of variances, MANOVA), 종속변수에 영향을 미치는 외생변수(잠재변수)를 통제한 후 실시하는 공분산분석(Analysis of Covariance, ANCOVA)이 있다.

이 장에서는 분산분석 중 주로 사용하는 일원분산분석, 이원분산분석을 다루고자 한다.

다음은 분산분석 시 독립변수와 종속변수에 따른 통계방법을 선택하도록 정리하였다.

독립변수(요인)	종속변수	모수 분석	비모수 분석
1개 (세 집단 이상)	1개	일원 분산분석 (One-way ANOVA)	Kruskal Wallis, median
1개 (세 집단 이상: 시간)		반복측정 분산분석 (Repeat measure ANOVA)	Friedman
2개 (두 집단 이상)		이원 분산분석 (Two-way ANOVA)	
3개 이상 (두 집단 이상)		다원 분산분석 (Multiway ANOVA)	
1개 이상 (두 집단 이상)	2개 이상	다변량 분산분석 (MANOVA)	

일원분산분석(One-way ANOVA)

일원분산분석은 언제 이용하나요?

• 논문예시1: 전신마취 수술환자의 스트레스에 대한 연구

–연구목적: 마취회복과정 인지 정도에 따라 스트레스에 차이가 있는가?
–통계방법: 마취회복과정 인지 정도(독립변수, 3그룹: 잘 알고 있음, 대략 알고 있음, 잘 모름)가 스트레스(종속변수)에 미치는 영향을 알아보기 위해 일원분산분석을 이용한다.

• 논문예시2: 한국노인의 건강상태에 대한 조사연구

–연구목적: 한국노인의 경제수준에 따라 건강상태에 차이가 있는가?
–통계방법: 한국노인의 경제수준(독립변수, 4그룹: 50만원 미만, 100만원 미만, 200만원 미만, 200만원 이상)이 건강상태(종속변수)에 미치는 영향을 알아보기 위하여 일원분산분석을 이용한다.

1. 주요개념

일원분산분석(One-way ANOVA)은 세 개 이상의 집단으로 구성된 하나의 독립변수에 따라 종속변수의 평균 차이를 검정하는 분석방법으로 분산의 원인이 독립변수의 집단 간 차이에 의한 것인지를 분석하는 방법이다.

예를 들면 교육수준에 따른 월급액의 차이, 교수법에 따른 학업성취도 차이, 결혼기간에 따른 건강증진행위 차이 등을 예측해 볼 수 있다. 여기에서 독립변수는 교육수준, 교수법, 결혼기간이며, 종속변수는 월급액, 학업성취도, 건강증진행위가 된다.

먼저 연구의 가설 검정을 위해 귀무가설과 대립가설을 설정해 보자.

귀무가설(H_0): $\mu_1=\mu_2=\mu_3$ 결혼이주여성의 결혼기간에 따라 건강증진행위에 차이가 없다.

대립가설(H_1): $\mu_1=\mu_2\neq\mu_3$ 또는 $\mu_1\neq\mu_2=\mu_3$ 또는 $\mu_1\neq\mu_3$ 결혼이주여성의 결혼기간에 따라 건강증진행위의 차이가 있다.

이때의 요인변수는 결혼기간으로 세 개의 그룹을 가지는 명목변수이며, 종속변수는 건강증진행위의 연속변수이다.

변수	정의(Definition)	척도(Measure)
결혼기간	1 = 25개월 이하	명목, 서열척도(질적 변수)
	2 = 26~60개월	
	3 = 61개월 이상	
건강증진행위	건강 책임, 신체활동, 영양 등 총 52개문항 4점 척도로 구성되며, 점수가 높을수록 건강증진행위가 높음을 의미	등간, 비율(양적 변수)

2. 일원분산분석의 검정방법

첫째. 기본가정

분산분석은 종속변수가 등간 또는 비율척도이고, 독립변수가 명목척도 또는 서열척도일 때 사용하며 다음과 같은 조건을 충족하여야 한다.

데이터의 기본가정

- 독립성: 각 집단과 집단 간은 서로 독립이어야 한다.
- 정규성: 표본의 평균이 정규분포를 따라야 한다.
- 등분산성: 집단 간 평균의 분산이 동일하여야 한다.

둘째. 일원분산분석 해석

일원분산분석의 결과해석은 먼저 각 집단 간 평균차이를 검정하고, 독립변수가 종속변수에 유의한 영향을 주는 결과로 나타나면 구체적으로 어느 집단과의 차이가 나는지 비교하는 사후검정을 실시한다.

◎ 검정통계량

분산분석의 검정통계량은 F-통계량이다. F-통계량을 이용하여 표본 전체의 분산을 집단 내 분산과 집단 간 분산으로 분류하여 평균차이를 검정한다. 즉, 변동을 제곱합으로 나타내고 이 제곱합을 실험에 관련된 요인별로 분류하여 오차에 비해 큰 영향을 주는 요인이 무엇인지 찾아내는 방법이다.

● 〈분산분석표: ANOVA table〉

분산의 요인 (Source)	제곱합 (SS)	자유도 (df)	평균제곱 (MS)	F
집단 간	SSb=Σn(전체M-집단M)^2	집단수-1	MSb=SSb/df	MSb/MSw
집단 내	SSw=Σn(소집단M-개인M)^2	표본수-집단수	MSw=SSw/df	
총계	SSt=SSb+SSw	전체표본수-1		

- 제곱합(SS: Sum of Square)-평균에서 떨어진 값의 제곱을 모두 합한 것
- 집단 간(between-group variation: SSb)
  : 각 집단이 전체평균에서 얼마나 떨어져 있는지를 검증하는 것
- 집단 내(within-group variation: SSw)
  : 각 소집단 안에서 발생하는 변량의 합 Σ(SS w1+SS w2+SS w3+.....)
- 총계(total variation: SSt)-Σ(전체평균-개별점수)^2

다음 그림을 통해 집단간, 집단내 분산에 대한 이해를 돕고자 한다.

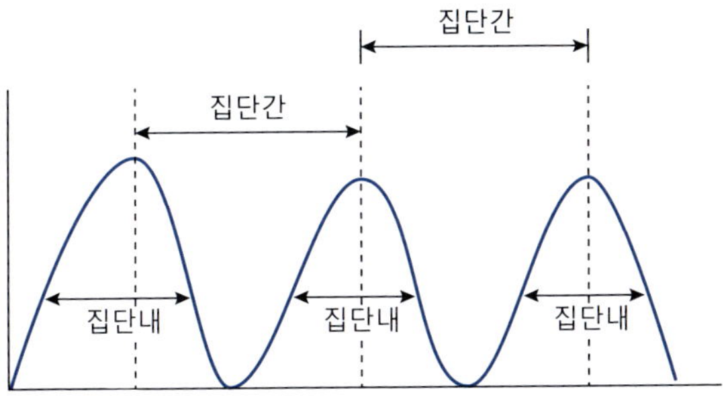

가설검정 시 집단간 분산(Between group variance)이 집단내 분산(Within group variance)보다 크면 평균의 차이가 있다. 집단간과 집단내 분산이 비슷하다면 평균의 차이가 없음을 의미한다.

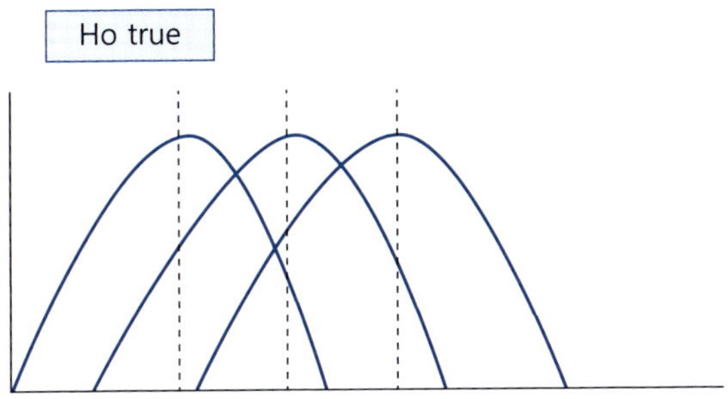

귀무가설이 참이면 집단간에 서로 넓게 overlap되고, 집단내 분산>집단간 분산이 되어 집단간에 차이가 없게 된다(귀무가설 채택).

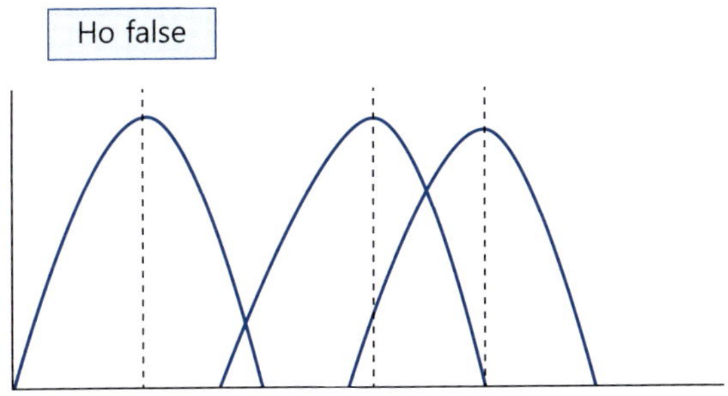

귀무가설이 거짓이면 집단간에 overlap되는 것이 적고 집단간 거리가 크게 되어 차이가 있게 된다(귀무가설 기각).

◎ 가설검정

귀무가설: 집단간 평균의 차이가 없다(독립변수는 종속변수에 영향을 주지 않는다의 의미).

대립가설: 집단간 평균의 차이가 있다(독립변수는 종속변수에 영향을 준다의 의미).

가설검정 결과가 유의수준($p<0.05$) 이하일 때 대립가설을 채택하고, 독립변수는 종속변수에 영향을 준다는 것을 알 수 있다. 이런 경우 어느 집단과 어느 집단간의 차이를 알 수 없으므로 사후분석을 통해 집단간의 차이를 검정할 수 있다.

◎ 사후분석(Post hoc)

가설검정에서 유의수준($p<.05$) 이하로 나타나면 귀무가설을 기각하고 대립가설을 채택한다. 다시 말해 독립변수가 종속변수에 영향을 준다는 것은 검정되었다. 하지만 집단 간의 차이를 알 수 없으므로 이때 사후분석을 실시한다. 분산분석 후 검정이라고 하여 사후검정(Post-Hoc Test), 또는 여러 개의 평균을 동시에 비교하여 다중비교라고도 한다.

사후검정 방법으로는 LSD, Bonferroni, Sidak, Tukey, Fisher, Duncan, Dunnett, Scheffe 등 여러 가지 방법이 있다. 그 중에서도 가장 자주 사용되는 것은 Tukey, Duncan, Scheffe의 방법이다. 큰 차이점보다 연구분야별 선호도에 따라 사용한다.

Tukey, Duncan은 셀의 크기가 일정할 때 사용하는 방법으로 Tukey는 자연과학, 공학 등에서 주로 이용하며, Duncan은 사회과학, 심리학, 교육학에서 주로 사용하고 있다. Scheffe는 집단의 크기가 다를 때 주로 사용하며, 주로 사회과학 분야에서 많이 이용한다.

3. SPSS 실습

데이터 파일 '**6장 일원분산분석.sav**'를 불러온다.

결혼이주여성의 건강증진행위는 결혼기간에 따라 차이가 있는지 알아본다.

1 분석(A)

→ 평균 비교(M)

→ 일원배치 분산분석(O) 선택

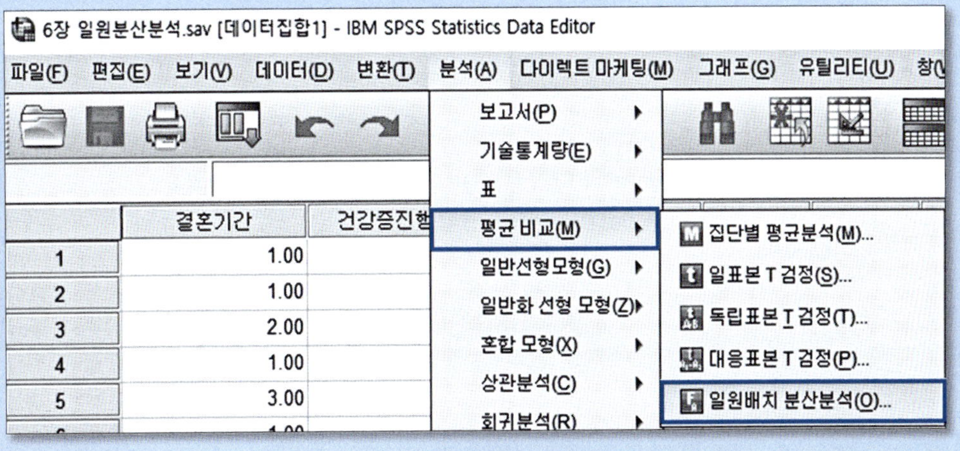

2 변수 이동

→ '건강증진행위' 선택 → 종속변수(E)로 이동

→ '결혼기간' 선택 → 요인(F)으로 이동 → 확인

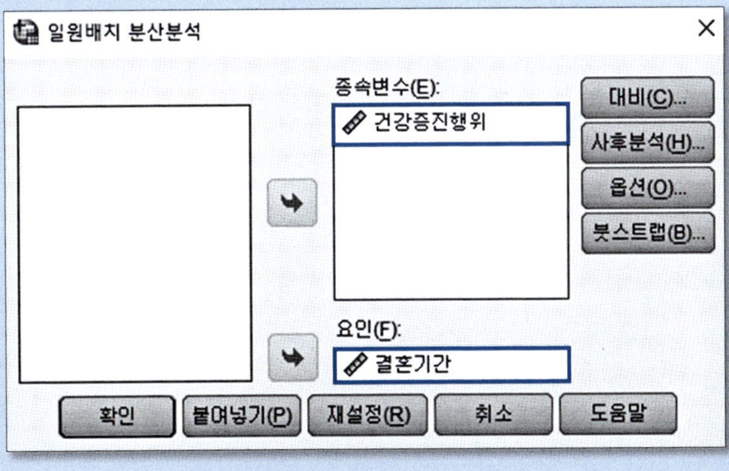

3 사후분석

→ 등분산 가정을 하는 경우: Scheffe, Tukey 체크

→ 등분산 가정을 하지 않은 경우: Dunnett의 T3 체크

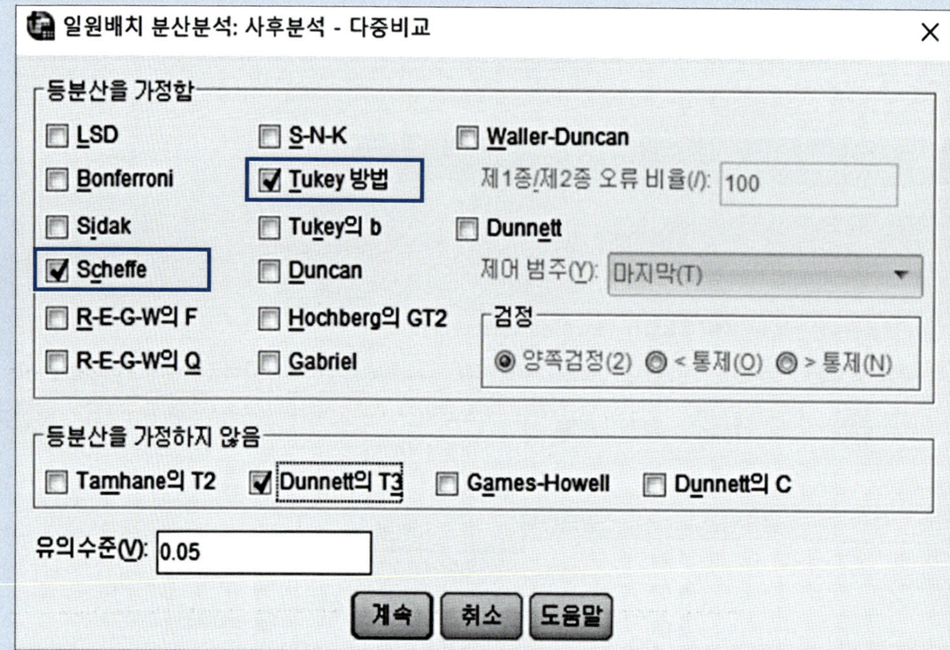

4 옵션(O)

→ 통계 → 기술통계(D), 분산 동질성 검정(H) 체크

→ 계속 → 확인

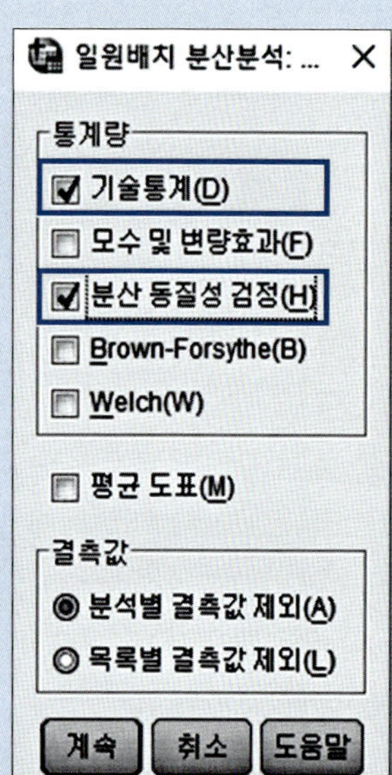

4. 결과해석

첫째. 기본가정 확인하기: 정규분포를 확인한다.

표본수가 73개로 정규분포를 따른다고 본다. 결혼기간에 따라 건강증진행위에 대한 기술통계를 확인한다.

기술통계

건강증진행위

	N	평균	표준편차	표준오차	평균에 대한 95% 신뢰구간		최소값	최대값
					하한값	상한값		
24개월이하	24	59.2917	9.37378	1.91341	55.3335	63.2499	45.00	77.00
25~60개월	28	68.7143	11.32306	2.13986	64.3237	73.1049	51.00	96.00
61개월이상	21	77.1905	16.21610	3.53864	69.8090	84.5720	50.00	119.00
합계	73	68.0548	14.11745	1.65232	64.7609	71.3486	45.00	119.00

둘째. 기본가정 확인하기: 분산의 동질성을 검정한다.

Levene 통계량은 유의확률 .275로 $p>.05$이므로 등분산 가정을 충족하고 있다.

분산의 동질성 검정

건강증진행위

Levene 통계량	df1	df2	유의확률
1.317	2	70	.275

셋째. 일원분산분석 검정 해석하기

결혼기간이 건강증진행위에 차이가 있는지 일원분산분석을 검정한다. 검정통계량 F값이 11.755, 유의확률 $p<.001$으로 .05보다 작으므로 귀무가설을 기각하고 대립가설을 채택한다. 즉 결혼이주여성의 건강증진행위는 결혼기간에 따라 유의한 차이가 있다.

일원배치 분산분석

건강증진행위

	제곱합	df	평균 제곱	F	유의확률
집단-간	3607.870	2	1803.935	11.755	.000
집단-내	10741.911	70	153.456		
합계	14349.781	72			

넷째. 사후분석 실시하기

결혼기간에서 집단 간 유의한 차이가 있어서 이를 확인하기 위해 사후검정을 실시한다. 사후분석 방법은 분산의 동질성이 검정되고($p>.05$), 결혼기간의 세 집단 간 표본수가 다르므로 Scheffe를 이용하여 검정한다. 다중비교한 결과표를 보면 24개월 이하의 집단과 평균차이가 25~60개월은 유의확률 .029, 61개월 이상 유의확률 .000으로 유의수준 .05보다 작으므로 대립가설을 채택한다. 즉 결혼이주여성의 결혼기간이 24개월 이하의 집단과 25~60개월, 61개월 이상 집단과는 건강증진행위에 차이가 있는 것으로 나타났다.

다중 비교

종속 변수: 건강증진행위

	(I) 결혼기간	(J) 결혼기간	평균차(I-J)	표준오차	유의확률	95% 신뢰구간	
						하한값	상한값
Tukey HSD	24개월이하	25~60개월	-9.42262*	3.44595	.021	-17.6742	-1.1711
		61개월이상	-17.89881*	3.70154	.000	-26.7624	-9.0352
	25~60개월	24개월이하	9.42262*	3.44595	.021	1.1711	17.6742
		61개월이상	-8.47619	3.57603	.053	-17.0392	.0868
	61개월이상	24개월이하	17.89881*	3.70154	.000	9.0352	26.7624
		25~60개월	8.47619	3.57603	.053	-.0868	17.0392
Scheffe	24개월이하	25~60개월	-9.42262*	3.44595	.029	-18.0412	-.8041
		61개월이상	-17.89881*	3.70154	.000	-27.1566	-8.6410
	25~60개월	24개월이하	9.42262*	3.44595	.029	.8041	18.0412
		61개월이상	-8.47619	3.57603	.067	-17.4201	.4677
	61개월이상	24개월이하	17.89881*	3.70154	.000	8.6410	27.1566
		25~60개월	8.47619	3.57603	.067	-.4677	17.4201

*. 평균차는 0.05 수준에서 유의합니다.

건강증진행위

	결혼기간	N	유의수준 = 0.05에 대한 부집단	
			1	2
Tukey HSD[a,b]	24개월이하	24	59.2917	
	25~60개월	28		68.7143
	61개월이상	21		77.1905
	유의확률		1.000	.053
Scheffe[a,b]	24개월이하	24	59.2917	
	25~60개월	28		68.7143
	61개월이상	21		77.1905
	유의확률		1.000	.067

동일 집단군에 있는 집단에 대한 평균이 표시됩니다.

a. 조화평균 표본 크기 24.000을(를) 사용합니다.

b. 집단 크기가 동일하지 않습니다. 집단 크기의 조화평균이 사용됩니다. I 유형 오차 수준은 보장되지 않습니다.

TIP

일원분산분석의 해석 순서를 기억해요!!

1. 기본가정 확인하기
   - 표본수>30, 정규분포
   - 독립변수 1개(3개 그룹 이상)
   - 독립변수 명목, 서열척도, 종속변수는 등간, 비율척도

2. 가설검정
   - 집단간 분산에서 F값이 유의확률 $p<.05$이면 대립가설 채택

3. 사후분석
   - 세 집단 간 차이가 있으면 어느 집단과 차이가 있는지 검정
   - 등분산 가정이 성립되면 Scheffe, Tukey 등을 이용하고, 등분산 가정이 성립되지 않으면 Dunnett의 T3 등 이용

5. 연구보고서 작성

결혼이주여성의 건강증진행위는 결혼기간에 따라 차이가 있는지 알아보기 위해 일원분산분석을 실시한 결과는 〈표 6-1〉과 같다. 건강증진행위가 결혼기간에 따라 유의한 차이가 있어서(F=11.76, p<.001) 사후검정을 실시한 결과 24개월 이하의 집단(M=59.29)이 25~ 60개월(M=68.71), 61개월 이상(M=77.19)보다 건강증진행위가 유의하게 낮은 것으로 나타났다.

● 〈표 6-1〉 결혼이주여성의 결혼기간에 따른 건강증진행위 정도

(N=73)

변수		건강증진행위 M±SD	F	p	Scheffe
결혼기간	24개월 이하(n=24)①	59.29±9.37	11.76	<.001	①<②③
	25~60개월(n=28)②	68.71±11.3			
	61개월 이상(n=21)③	77.19±16.2			

연습문제

예제 6-1-1 다음 연구에 대해 읽고 빈칸에 해당내용을 작성하고, 통계분석한 후 결과표와 해석을 기술하시오(예제 6-1-1.sav).

연구문제		학력에 따른 웰다잉 인식에 차이가 있는가?
연구설명		중장년층을 대상으로 학력(4그룹)에 따른 웰다잉 인식 정도의 차이가 있는지 검정한다. 학력에 따라 차이가 있다면 어느 그룹에서 차이가 있는지 사후분석을 통해 검정한다.
가설설정	귀무가설	
	대립가설	
척도	독립변수	
	종속변수	
연구보고서 작성		

〈표〉 제목: (N=)

변수		웰다잉 인식 M±SD	F	p	Scheffe
학력					

〈해석〉

예제 6-1-2 다음 연구에 대해 읽고 빈칸에 해당내용을 작성하고, 통계분석한 후 결과표와 해석을 기술하시오(예제 6-1-2.sav).

연구설명		당뇨교육 횟수에 따라 당뇨자가관리에 차이가 있는가?
연구문제		노인 94명을 대상으로 당뇨교육 횟수(3그룹)에 따라 당뇨자가관리에 차이가 있는지 검정한다. 당뇨교육 횟수에 따라 차이가 있다면 어느 그룹에서 차이가 있는지 사후분석을 통해 검정한다.
가설설정	귀무가설	
	대립가설	
변수	독립변수	
	종속변수	

연구보고서 작성

〈표〉 제목: (N=)

변수	당뇨자가관리 M±SD	F	p	Scheffe
당뇨교육 횟수				

〈해석〉

〈해석〉

비모수 Kruskal Wallis Test

세 개 이상의 그룹 간 차이를 알아보는 방법은 정규분포를 하는 경우에 일원분산분석(ANOVA) 방법이 있지만 표본의 수가 30개 미만이고 정규분포를 가정할 수 없는 경우에 비모수분석인 Kruskal–Wallis 검정을 사용한다.

• 논문예시1: 발반사 마사지가 위암 환자의 스트레스에 미치는 영향

> –연구목적: 발반사 마사지를 받은 실험군과 이완 발마사지를 받은 대조군 A, 마사지를 받지 않은 대조군 B 간에 스트레스에 차이가 있는가?
> –통계방법: 세 그룹(실험군 12명, 대조군 A 10명, 대조군 B 11명) 간에 스트레스 차이를 검정하기 위해 Kruskal–Wallis 분석법을 이용한다.

• 논문예시2: 한국여성의 우울증상 조사 연구

> –연구목적: 연령에 따라 우울증상에 차이가 있는가?
> –통계방법: 여성의 연령(30대 이하 20명, 40대 22명, 50대 24명, 60대 이상 20명)에 따라 우울의 차이를 검정하기 위해 Kruskal–Wallis 분석법을 이용한다.

1. 주요개념

표본수가 30 케이스 미만으로 정규성 가정을 만족하지 않는다면 독립적인 세 집단의 차이를 검정하기 위해 Kruskal Wallis 분석법을 사용한다. Kruskal Wallis 검정은 모든 값에 대해 순위를 매기고 집단별로 순위의 합을 구하여 H라는 검정통계량을 계산하게 된다.

예를 들면 말기암 환자의 통증완화 중재요법으로 미술요법군(12명), 음악요법군(11명), 원예요법군(9명)으로 나누어 4주간 요법을 실시한 후 통증완화에 대한 중재요법의 차이를 검정하고자 한다.

먼저 연구의 가설 검정을 위해 귀무가설과 대립가설을 설정해 보자.

귀무가설(H_0): $\mu_1=\mu_2=\mu_3$ 통증완화 중재요법에 따라 통증에 차이가 없다.

대립가설(H_1): $\mu_1=\mu_2\neq\mu_3$ 또는 $\mu_1\neq\mu_2=\mu_3$ 또는 $\mu_1\neq\mu_3$ 통증완화 중재요법에 따라 통증에 차이가 있다.

이때의 독립변수는 세 개의 통증완화 중재요법으로 명목변수이며, 종속변수는 통증점수로 연속변수이다.

2. SPSS 실습

데이터 파일 '6장 크루스칼 왈리스.sav'를 불러온다.

말기암 환자의 통증완화를 위해 미술요법(12명), 음악요법(11명), 원예요법(9명)의 중재요법 중에서 어느 것이 더 효과적인지 검정한다.

1 분석(A)

→ 비모수 검정(N) → 레거시 대화 상자(L)

→ 독립 K-표본(K) 선택

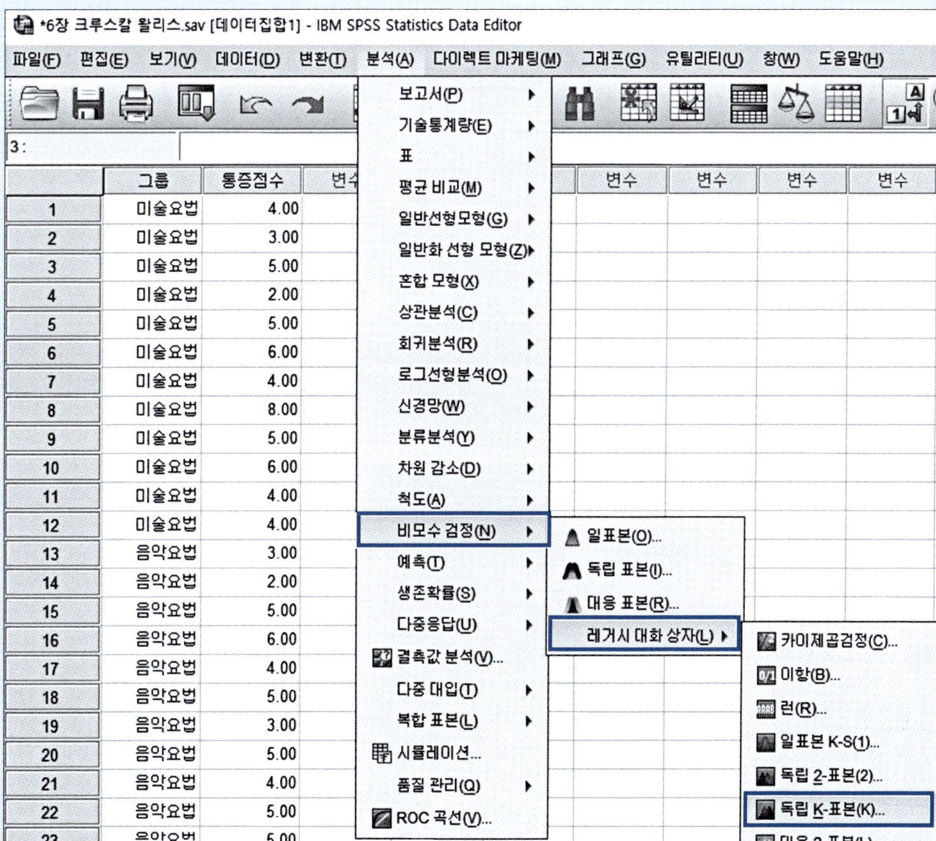

2 변수 이동

→ 그룹: 집단변수(G)로 이동

→ 통증점수: 검정변수(T)로 이동

→ 범위지정(D) 클릭

→ 집단변수의 범위(R)에서 최소값(N) → '1' 최대값(X) → '3'을 입력

→ 검정 유형 → Kruskal-Wallis의 H(K) 체크

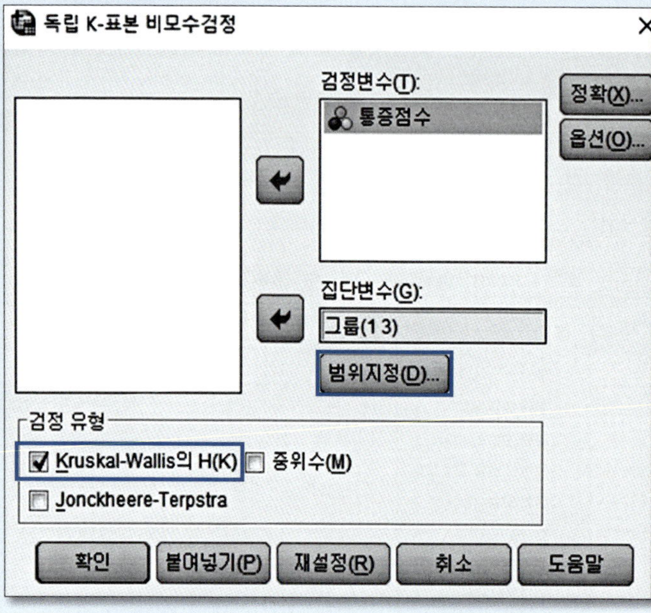

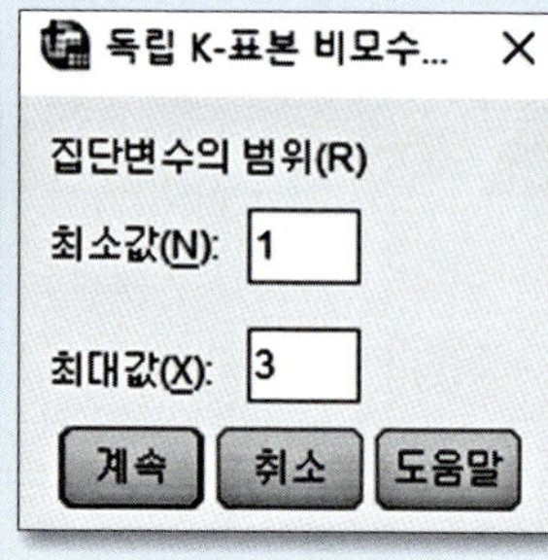

3 옵션(O)

→ 기술통계(D)를 체크 후 계속

→ 확인

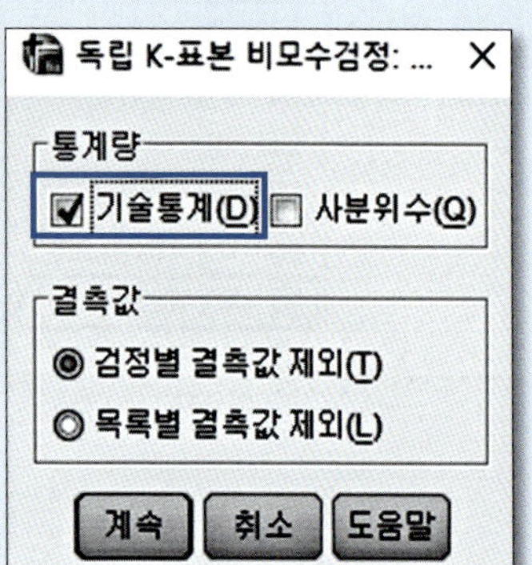

3. 결과해석

첫째. 기본가정 확인하기: 비정규성

전체 표본수는 32개 이지만 각 그룹의 표본수는 12개, 11개, 9개로 30개 미만으로 정규분포를 가정하지 않는다. 세 그룹의 통증에 대한 평균순위값을 확인한다.

기술통계량

	N	평균	표준편차	최소값	최대값
통증점수	32	3.9063	1.59352	1.00	8.00
그룹	32	1.9063	.81752	1.00	3.00

순위

	그룹	N	평균순위
통증점수	미술요법	12	20.54
	음악요법	11	19.14
	원예요법	9	7.89
	합계	32	

둘째. Kruskal-Wallis 검정 해석하기

세 그룹 중재가 통증완화에 미치는지 검정한 결과 검정통계량 카이제곱값이 11.114, 유의확률 p=.004로 유의수준 .05보다 작으므로 귀무가설을 기각하고 대립가설을 채택한다. 따라서 미술요법, 음악요법, 원예요법의 세 가지 중재에 따라 통증완화에는 유의한 차이가 있다고 할 수 있다.

검정 통계량[a,b]

	통증점수
카이제곱	11.114
자유도	2
근사 유의확률	.004

a. Kruskal Wallis 검정

b. 집단변수: 그룹

셋째. 사후 검정하기

그룹 간에 유의한 차이가 있으므로 어느 그룹과 어느 그룹이 차이가 있는지 확인한다. 중재요법의 차이를 알아보기 위해 다음과 같이 SPSS를 실행한다.

1 SPSS 실행

→ 변환(T) → 순위변수 생성(K) 선택

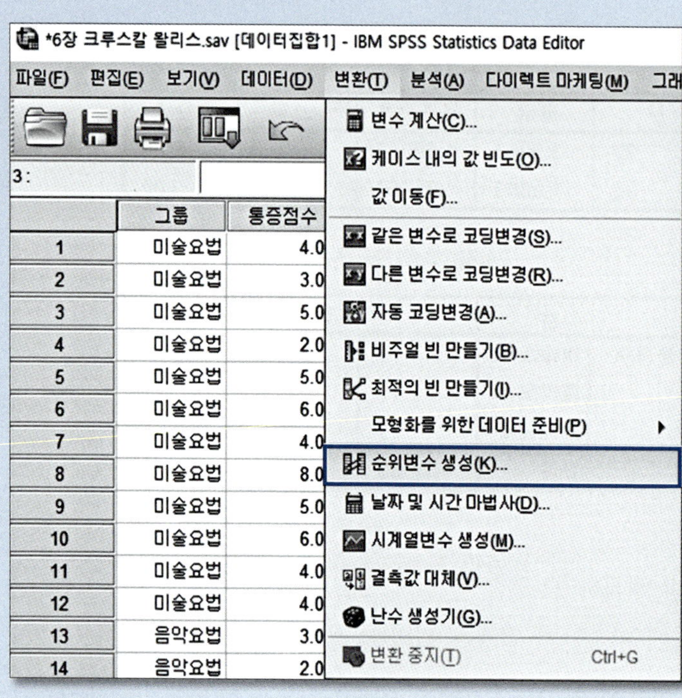

2 변수 이동

→ '통증점수'를 변수(V)로 이동

→ 순위 유형(K): 순위(R) 체크 → 계속

→ 동률(T): 평균(M) 체크 → 계속

→ 순위 1을 할당할 값: 가장 작은 값(S) 체크 → 확인

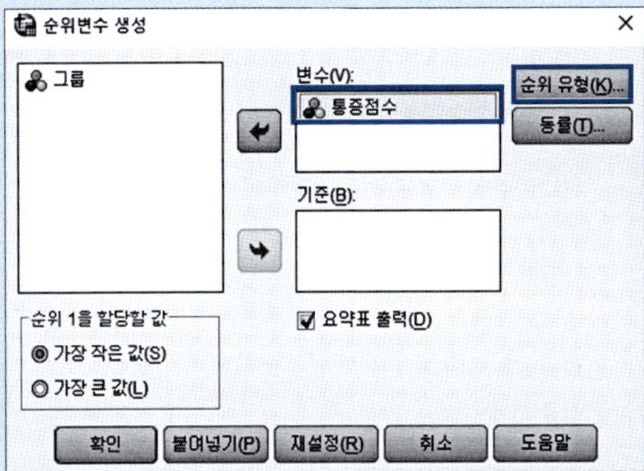

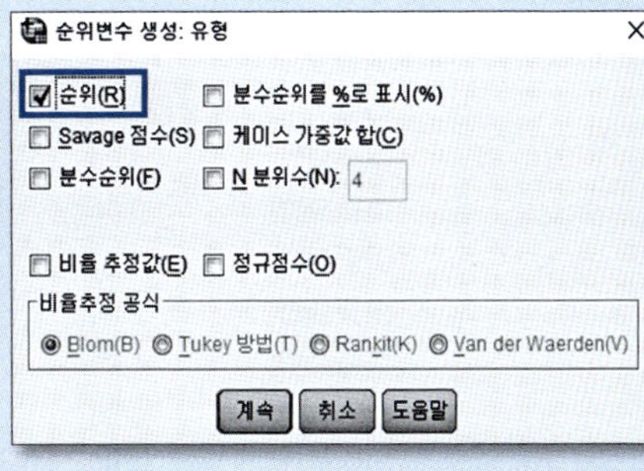

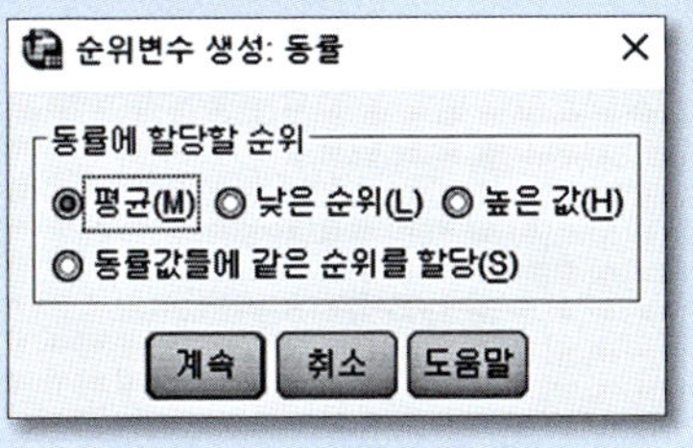

3 변수 생성

확인 클릭 후 → 데이터 보기(D) 화면에서 'R통증점' 변수 생성

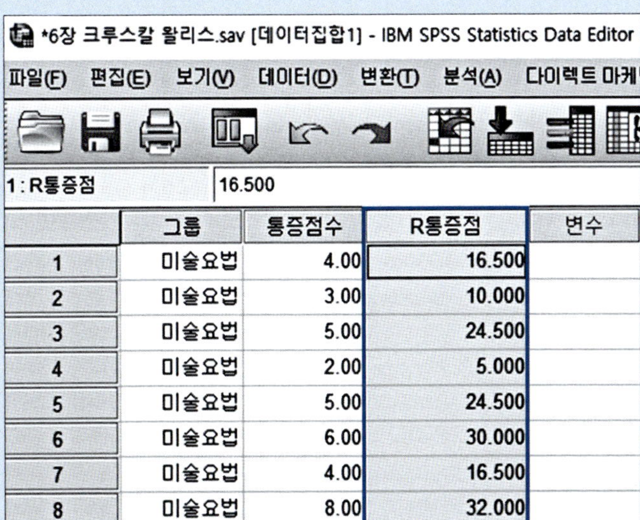

4 분석(A)

→ 비모수 검정(N) → 독립 표본(I) 선택

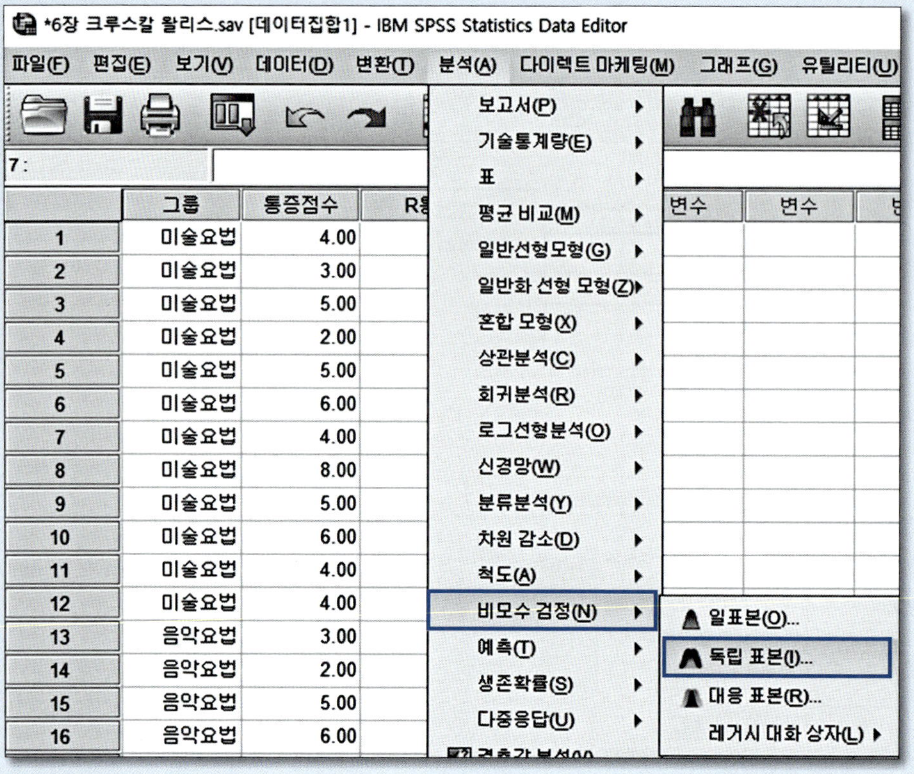

5 실행

목표 선택 → 분석 사용자 정의(C) 클릭

필드 선택 → 그룹선택: 집단(G)로 이동 → Rank of 통증점수 선택: 검정 필드(T)로 이동

설정 선택 → 크루스칼-왈리스 1원 ANOVA(K 표본)(W) 클릭 → 실행(R)

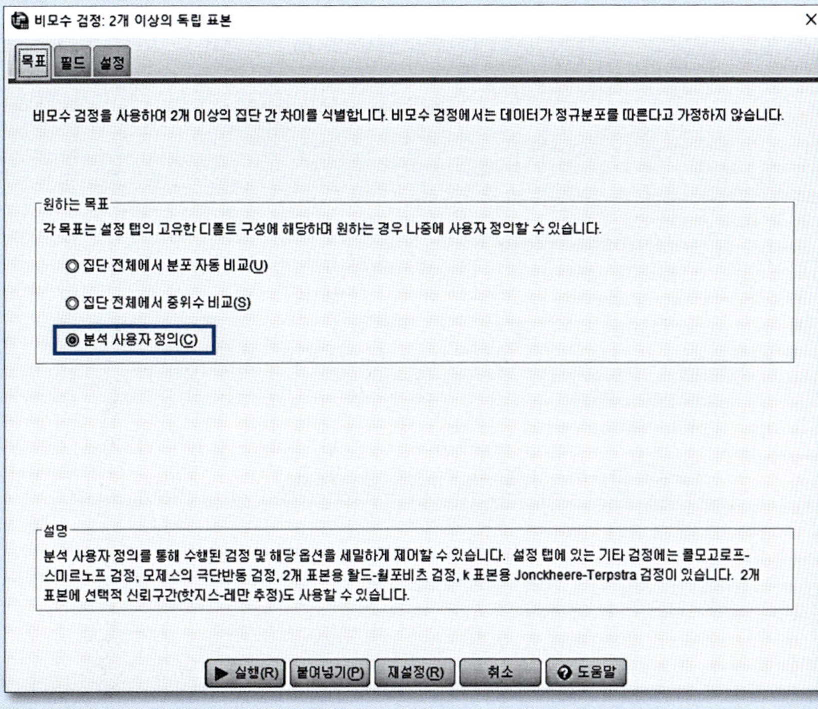

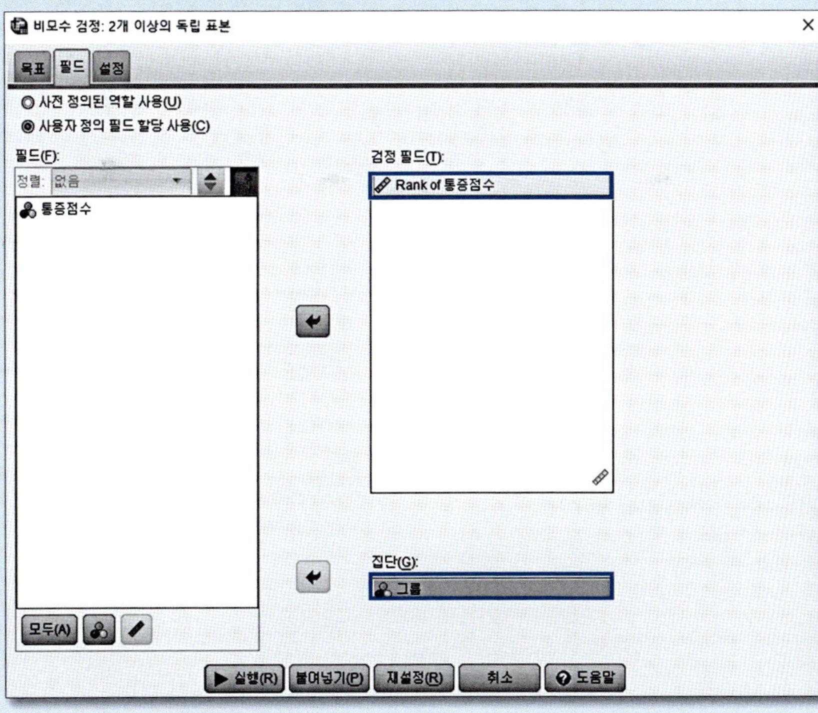

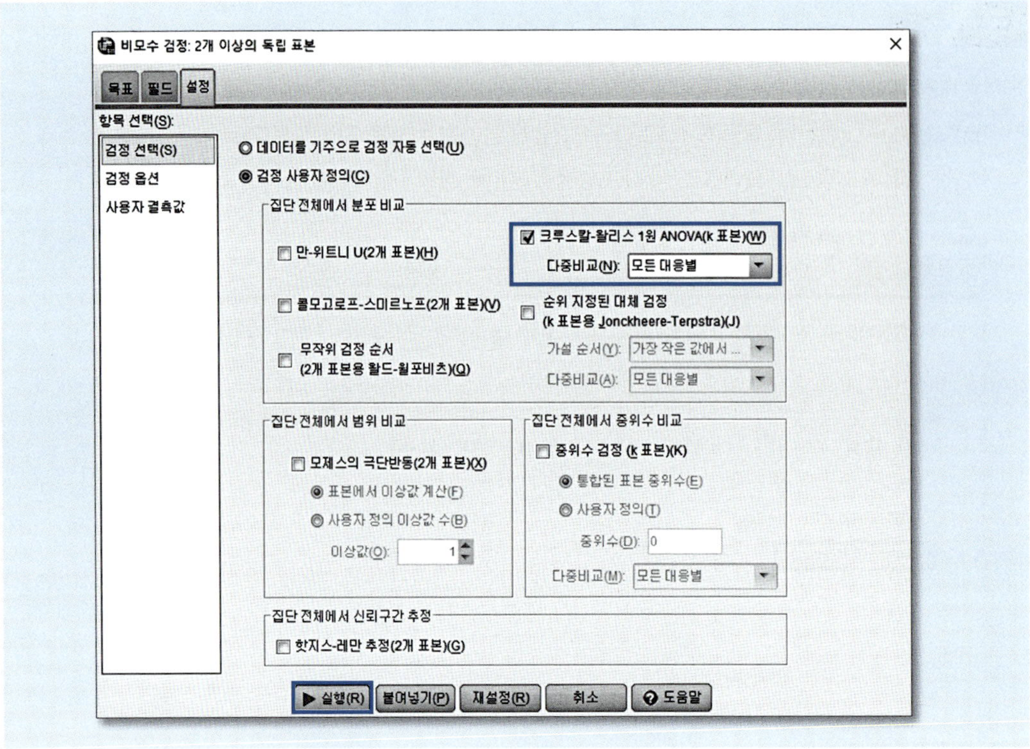
비모수 검정: 2개 이상의 독립 표본
목표
필드
설정
항목 선택(S):
검정 선택(S)
검정 옵션
사용자 결측값
데이터를 기주으로 검정 자동 선택(U)
검정 사용자 정의(C)
집단 전체에서 분포 비교
만-위트니 U(2개 표본)(H)
크루스칼-왈리스 1원 ANOVA(k 표본)(W)
다중비교(N): 모든 대응별
콜모고로프-스미르노프(2개 표본)(V)
순위 지정된 대체 검정
(k 표본용 Jonckheere-Terpstra)(J)
무작위 검정 순서
(2개 표본용 왈드-월포비츠)(O)
가설 순서(Y): 가장 작은 값에서 ...
다중비교(A): 모든 대응별
집단 전체에서 범위 비교
모제스의 극단반동(2개 표본)(X)
표본에서 이상값 계산(F)
사용자 정의 이상값 수(B)
이상값(O): 1
집단 전체에서 중위수 비교
중위수 검정 (k 표본)(K)
통합된 표본 중위수(E)
사용자 정의(T)
중위수(D): 0
다중비교(M): 모든 대응별
집단 전체에서 신뢰구간 추정
핫지스-레만 추정(2개 표본)(G)
실행(R)
붙여넣기(P)
재설정(R)
취소
도움말

6 출력

출력 결과: 가설검정 요약표 → 더블 클릭: 모형뷰어 생성

가설검정 요약

	널 가설	검정	유의수준	의사결정
1	Rank of 통증점수의 분포가 그룹의 범주에서 같습니다.	독립표본 Kruskal-Wallis 검정	.004	널 가설을 거부합니다.

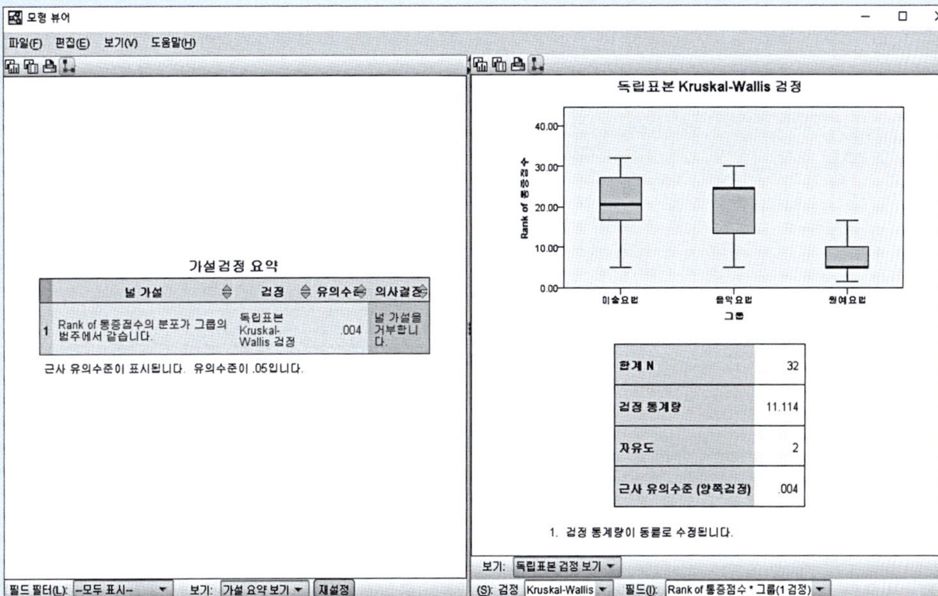

7 비교결과 생성

보기 클릭: 대응별 비교 선택 → 그룹 간 비교결과 생성

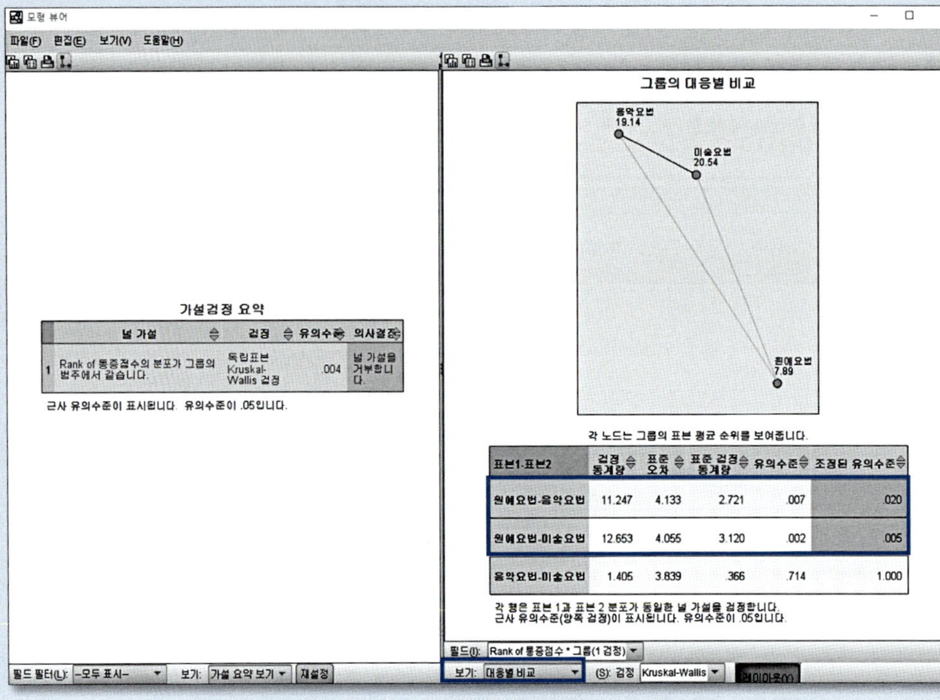

4. 연구 보고서

말기암 환자의 통증완화를 검정하기 위해 4주간 중재요법을 실시한 결과 미술요법군(M=4.67), 음악요법군(M=4.27), 원예요법군(M=2.44) 간에는 통계적으로 유의한 차이가 있었다(χ^2=11.11, p=.004). 중재요법 간의 차이를 사후분석한 결과 통증완화 중재요법은 원예요법이 미술요법, 음악요법보다 유의하게 통증완화에 차이가 있는 것으로 나타났다.

● 〈표 6-2〉 말기암 환자의 통증완화 중재요법의 효과 (N=32)

변수	미술요법① (n=12)	음악요법② (n=11)	원예요법③ (n=9)	χ^2	p	Post hoc
	M±SD	M±SD	M±SD			
통증점수	4.67±1.56	4.27±1.19	2.44±1.30	11.11	.004	③<① ③<②

TIP

비모수 Kruskal-Wallis 검정 순서를 기억해요!!

1. 기본가정 확인하기
   - 표본수<30, 비정규분포
   - 독립변수 1개(3개 그룹 이상)
   - 독립변수 명목, 서열척도, 종속변수는 등간, 비율척도
2. 가설검정
   - 검정통계량 카이제곱값의 유의확률 p<.05이면 대립가설 채택
3. 사후분석
   - 세 집단 간 차이가 있으면 어느 집단과 차이가 있는지 비교 검정

연습문제

예제 6-2-1 다음 연구에 대해 읽고 빈칸에 해당내용을 작성하고, 통계분석한 후 결과표와 해석을 기술하시오(예제 6-2-1.sav).

연구문제		학과별 BMI의 차이가 있는가?
연구설명		세 개의 학과로 구성된 학생들의 BMI의 차이가 있는지 알아보기 위한 연구이다. 세 그룹에 차이가 있다면 사후분석으로 검정한다.
가설 설정	귀무가설	
	대립가설	
변수	독립변수	
	종속변수	

연구보고서 작성

〈표〉 제목:

(N=)

변수	M±SD	M±SD	M±SD	χ^2	p	post hoc

〈해석〉

〈해석〉

이원분산분석(Two-way ANOVA)

두 개의 독립변수가 종속변수에 어떠한 영향을 미치고 있는가를 분석하는 방법이다. 즉, 두 개의 독립변수가 동시에 작용하여 종속변수에 미치는 영향을 검정하게 되는데 두 독립변수가 상호작용으로 일으키는 효과를 분석하는 것이 중요하다.

이원분산분석은 언제 이용하나요?

- 논문예시1: 간호대학생의 나이와 동료관계가 임상실습만족도에 미치는 영향

> –연구목적: 간호대학생의 나이차이와 동료관계는 임상실습만족도에 차이를 주는가?
> –통계방법: 간호대학생의 나이차이와 동료관계(2개의 독립변수)는 임상실습만족도(종속변수)에 미치는 두 독립변수의 영향력과 두 독립변수의 상호작용이 종속변수에 영향을 미치는지를 알아보기 위해 이원분산분석을 이용한다.

- 논문예시2: 간호사의 근무경력, 근무부서와 표준주의지침 수행도에 미치는 영향

> –연구목적: 간호사의 근무경력, 근무부서는 표준주의지침 수행과 관계가 있는가?
> –통계방법: 간호사의 근무경력, 근무부서(2개의 독립변수)는 표준주의지침 수행도에 두 독립변수의 영향력과 두 독립변수의 상호작용이 종속변수에 영향을 미치는지를 알아보기 위해 이원분산분석을 이용한다.

1. 주요개념

일원분산분석이 독립변수가 하나이고 양적인 종속변수가 하나일 때 집단 간 차이를 검증하기 위한 분석법이라면, 이원분산분석은 두 개 이상의 독립변수와 양적인 종속변수 한 개의 집단 간 차이를 검정하는 분석법으로, 기본원리는 일원분산분석과 동일하다. 그러나 이원분산분석법은 독립변수와 종속변수의 각각의 실행이 아니라 두 독립변수 간 상호작용효과(interaction effect)의 통계적 유의미성을 검정하기 위한 분석법으로 투입되는 두 독립변수가 서로 독립적으로 종속변수와 관계를 맺고 있는지, 또 두 독립변수의 상호작용으로 인한 상승효과가 있는지를 검정하는 기법이다. 각각의 독립변수가 종속변수에 미치는 영향을 '주효과'라고 하며, 2개의 독립변수가 동시에 작용하여 종속변수에 미치는 영향을 상호작용효과라고 한다.

가설검정은 다음과 같이 3가지가 된다.

귀무가설은

H_0=간호대학생의 나이차이에 따라 임상실습만족도는 차이가 없다.
간호대학생의 동료관계에 따라 임상실습만족도는 차이가 없다.
간호대학생의 나이차이와 동료관계의 상호작용은 임상실습만족도에 영향을 미치지 않는다.

대립가설은

H_1=간호대학생의 나이차이에 따라 임상실습만족도는 차이가 있다.
간호대학생의 동료관계에 따라 임상실습만족도는 차이가 있다.
간호대학생의 나이차이와 동료관계의 상호작용은 임상실습만족도에 영향을 미친다.

이때의 독립변수는 나이차이와 동료관계로 나이차이는 2개의 값, 동료관계는 3개의 값을 가지는 명목척도이며, 종속변수는 임상실습만족도로 연속변수이다.

변수	정의(Definition)	척도(Measure)
나이차이	1 = 동년배 2 = 동년배 이상	명목척도(1,2)
동료관계	1 = 좋음 2 = 보통 3 = 나쁨	명목척도(1,2,3)
임상실습만족도	임상실습 교과목, 실습내용, 실습지도, 실습환경, 실습시간 등 31개 문항(5점 척도)으로 점수가 높을수록 임상실습 만족도가 높음을 의미한다.	등간척도(양적 변수)

2. 이원분산분석의 검정방법

첫째. 기본가정 검정

이원분산분석의 기본가정은 일원분산분석의 기본과 같이 동일하다. 그러나 이원분산분석일 경우 두 독립변수 간 상호작용의 효과의 통계적 유의미성을 검정하기 위해 투입되는 각각의 독립변수가 종속변수에 미치는 영향인 '주효과'와 2개의 독립변수의 '상호작용효과'를 보아야 한다.

- 주효과 검정: 독립변수들이 각각 독립적으로 종속변수에 미치는 영향
- 상호작용효과 검정: 독립변수들이 서로 연관되어 종속변수에 미치는 영향

데이터의 기본가정

- 독립성: 각 집단과 집단 간은 서로 독립이어야 한다.
- 정규성: 표본의 평균이 정규분포를 따라야 한다.
- 등분산성: 집단 간 평균의 분산이 동일하여야 한다.

이원분산분석

- 주효과: 독립변수들이 각각 독립적으로 종속변수에 미치는 효과
- 상호작용효과: 종속변수에 대한 독립변수들의 결합효과
- 내재설계: 한 독립변수 수준에서 본 다른 독립변수의 영향

둘째. 이원분산분석 해석

이원분산분석의 결과해석은 일원분산분석과 같이 먼저 각 집단 간 평균차이를 검정하고, 가설검증은 독립변수의 주효과, 상호작용효과 순으로 본다. 주효과에서 유의한 차이가 있더라도 상호작용효과는 나타나지 않을 수 있다. 이때 두 변수 간 상호작용보다 변수의 각 수준에서 다른 변수의 효과를 알아보기 위해 내재설계를 하는데, 내재설계는 두 변수의 상호작용효과를 한 독립변수의 각 수준에서 다른 독립변수의 영향이 있는가를 검정하는 것이다. 즉 나이차이에 내재된 동료관계가 임상실습 만족도에 차이가 없다는 귀무가설, 나이차이에 내재된 동료관계가 임상실습 만족도에 차이가 있는지의 연구가설을 검정한다. 내재설계는 연구자의 연구목적에 따라 이용될 수 있다.

◎ 검정통계량

주효과 분석은 이미 일원분산분석에서 분석하여 보았으며, 상호작용효과 분석은 종속변수에 대한 독립변수의 결합효과를 보기 위함이다. 두 독립변수가 상호작용하여 종속변수에 영향을 미치는 것을 의미하며, 상호작용에 대한 효과를 프로파일 도표를 보면 더 쉽게 이해가 된다. 요인에 따라 상호작용효과가 나타나면 서로 교차하고, 상호작용효과가 없으면 평행선으로 나타난다.

◎ 가설 검정

[주효과 검정]

귀무가설

H_0=간호대학생의 나이차이에 따라 임상실습만족도는 차이가 없다.

간호대학생의 동료관계에 따라 임상실습만족도는 차이가 없다.

대립가설

H_1=간호대학생의 나이차이에 따라 임상실습만족도는 차이가 있다.

간호대학생의 동료관계에 따라 임상실습만족도는 차이가 있다.

[상호작용효과 검정]

귀무가설

H_0=간호대학생의 나이차이와 동료관계의 상호작용은 임상실습만족도에 영향을 미치지 않는다.

대립가설

H_1=간호대학생의 나이차이와 동료관계의 상호작용은 임상실습만족도에 영향을 미친다.

◎ 이원분산분석의 내재설계

내재설계는 두 독립변수 간에 상호작용효과가 없을 때 실시하며, 두 변수의 상호작용효과를 어떤 변수의 각 수준에서 다른 변수의 효과가 있는지 분석하기 위한 설계이다. 어떤 변수의 각 수준에서 다른 변수의 효과를 분석하기 위한 설계로 독립변수들의 상호작용에 관심을 두는 것이 아니라 한 독립변수의 각 수준에서 다른 독립변수의 영향이 있는가를 검정하는 것이다. 즉 나이차이에 내재된 동료관계가 임상실습만족도에 차이가 없다는 귀무가설, 나이차이에 내재된 동료관계가 임상실습 만족도에 차이가 있는지의 연구가설을 검정한다. 내재설계는 연구자의 연구목적에 따라 이용될 수 있다.

3. SPSS 실습

데이터 파일 '**9장 이원분산분석.sav**'를 불러온다.

간호대학생의 임상실습만족도는 나이차이와 동료관계 그리고 이들의 상호작용이 영향을 미치는지 알아본다.

1 분석(A)

→ 일반선형모형(G)

→ 일변량(U) 선택

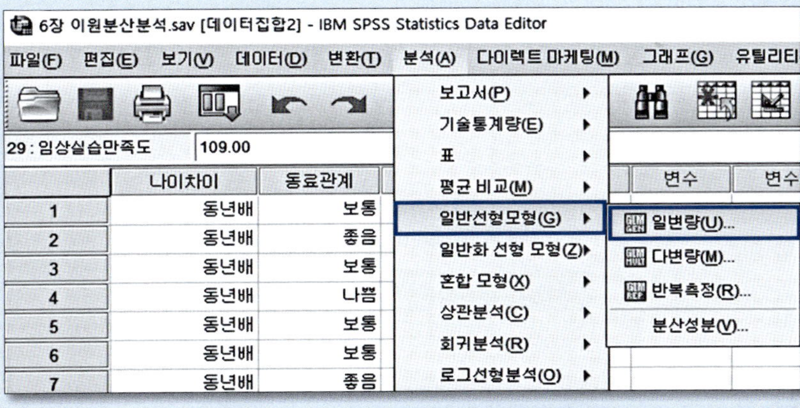

2 변수 이동

→ '임상실습만족도' 선택 → 종속변수(D)로 이동

→ '나이차이', '동료관계' 선택 → 모수요인(F)으로 이동 → 확인

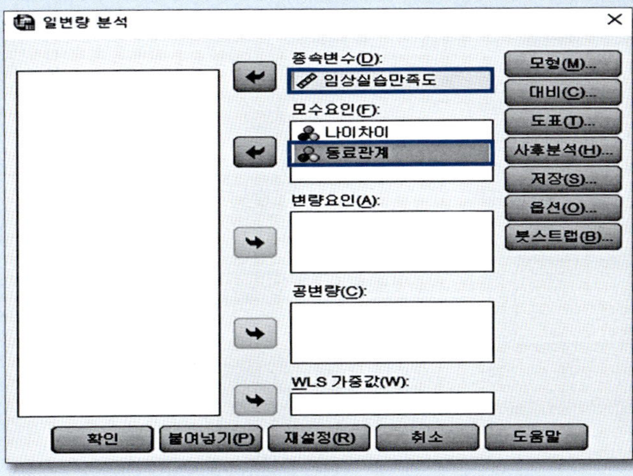

3 모형(M)

→ 모형설정 → 완전요인모형(A) 체크 → 계속(기본설정)

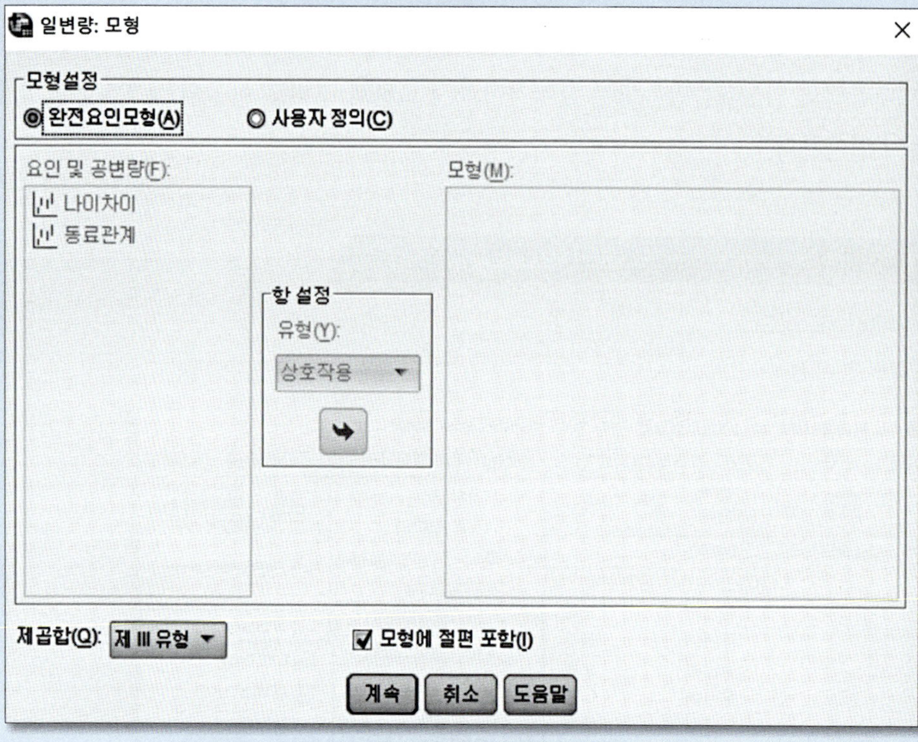

4 도표(T)

→ 요인(F)에서 나이차이 → 수평축 변수(H), 동료관계 → 선구분 변수(S)로 이동

→ 추가(A) 클릭: 도표(T)창에 [나이차이*동료관계] 생성

→ 계속

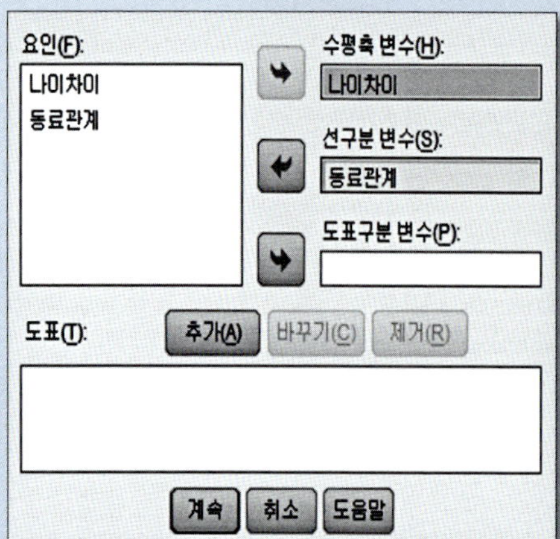

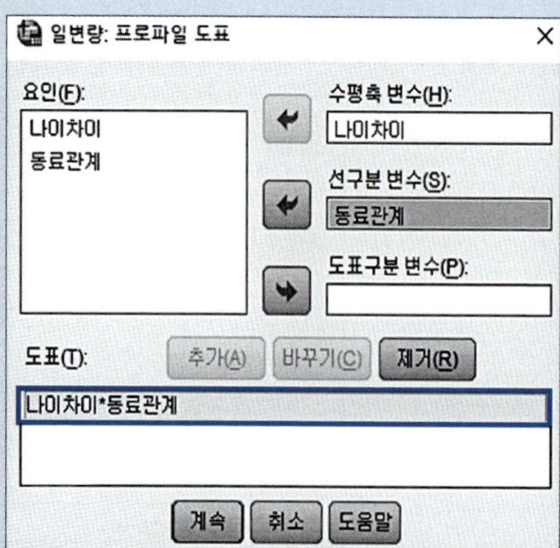

5 옵션(O)

→ 요인 및 요인상호작용(F): '나이차이', '동료관계', '나이차이*동료관계' → 평균 출력 기준(M)으로 이동 → 표시에 기술통계량(D), 동질성 검정(H) 체크 → 계속 → 확인

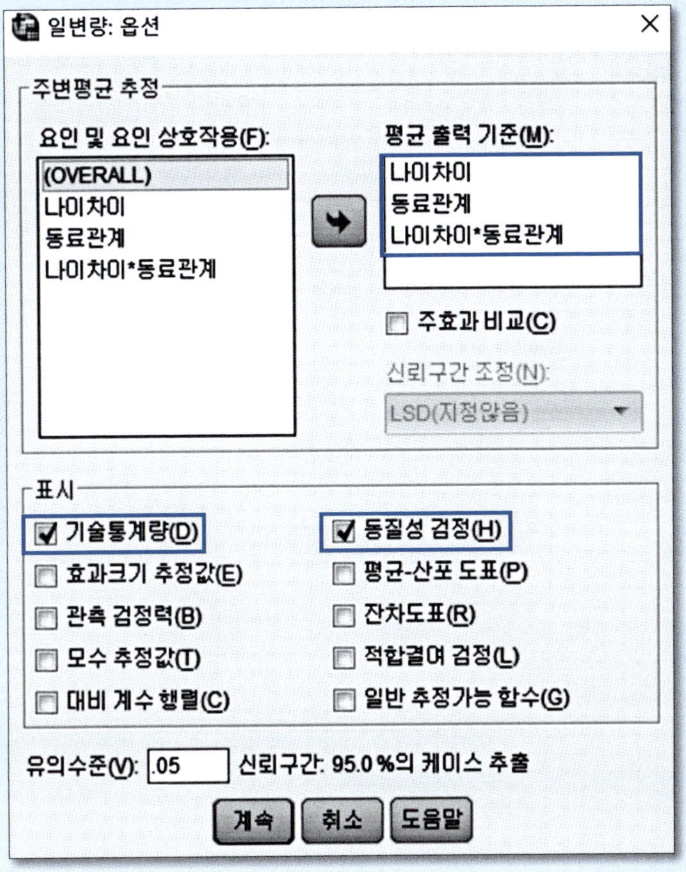

6 사후분석

사후분석은 주효과분석에서 집단 간 차이가 있으면 시행한다.

→ 요인(F): '나이차이', '동료관계' → 사후검정변수(P)로 이동

→ Scheffe(C) 체크 → 계속

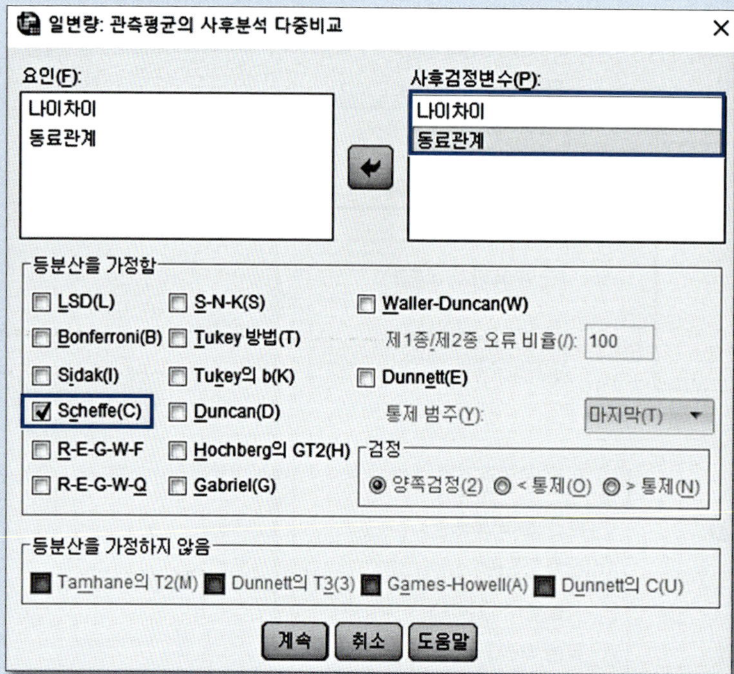

4. 결과해석

첫째. 기본가정 확인하기: 정규분포

표본수는 180개로 정규분포하며, 독립변수인 나이차이와 동료관계에 따라 종속변수인 임상실습 만족도에 대한 각 집단의 표본 수, 평균, 표준편차를 확인한다.

기술통계량

종속 변수: 임상실습만족도

나이차이	동료관계	평균	표준편차	N
동년배	좋음	111.1930	11.75105	57
	보통	105.5429	11.83550	35
	나쁨	102.8261	14.91994	23
	합계	107.8000	12.84059	115
동년배 이상	좋음	103.2727	10.44342	22
	보통	102.6250	11.41247	24
	나쁨	90.1579	14.00898	19
	합계	99.2000	13.12107	65
합계	좋음	108.9873	11.88567	79
	보통	104.3559	11.65564	59
	나쁨	97.0952	15.69497	42
	합계	104.6944	13.55440	180

둘째. 기본가정 확인하기: 분산의 동질성을 검정한다.

Levene 통계량은 유의확률 .437로 $p>.05$이므로 등분산 가정을 충족하고 있다.

오차 분산의 동일성에 대한 Levene의 검정[a]

종속 변수: 임상실습만족도

F	df1	df2	유의확률
.972	5	174	.437

여러 집단에서 종속변수의 오차 분산이 동일한 영가설을 검정합니다.

a. Design: 절편 + 나이차이 + 동료관계 + 나이차이 * 동료관계

셋째. 이원분산분석 검정 해석하기

나이차이와 동료관계에 따른 임상실습만족도 점수의 이원분산분석을 검정한다. 개체-간 효과검정을 위해 가장 먼저 수정모델의 유의확률을 확인한다. 유의확률이 .000이므로 대

립가설을 채택한다. 두 번째는 상호작용효과 부분을 확인한다. 유의확률이 .149로 유의수준 .05보다 크므로 귀무가설을 채택한다. 즉, 나이차이와 동료관계의 상호작용효과는 유의하지 않기 때문에 임상실습만족도에 영향을 주지 않는다. 프로파일 그림에서도 세 직선이 평행선으로 나타나서 상호작용이 없음을 알수 있다. 이때 나이차이와 동료관계는 각각 독립적 분석을 실시한다.

1) 나이차이의 유의확률은 $p<.001$로 유의수준 .05보다 작으므로 나이차이는 임상실습만족도에 차이가 있다.
2) 동료관계의 유의확률은 $p<.001$로 유의수준 .05보다 작으므로 동료관계에 따라 임상실습만족도에 차이가 있다.

개체-간 효과 검정

종속 변수: 임상실습만족도

소스	제 III 유형 제곱합	자유도	평균 제곱	F	유의확률
수정 모형	6674.812[a]	5	1334.962	8.862	.000
절편	1652457.004	1	1652457.004	10969.567	.000
나이차이	2409.222	1	2409.222	15.993	.000
동료관계	2945.329	2	1472.664	9.776	.000
나이차이 * 동료관계	579.077	2	289.538	1.922	.149
오차	26211.382	174	150.640		
합계	2005853.000	180			
수정 합계	32886.194	179			

a. R 제곱 = .203 (수정된 R 제곱 = .180)

프로파일 도표

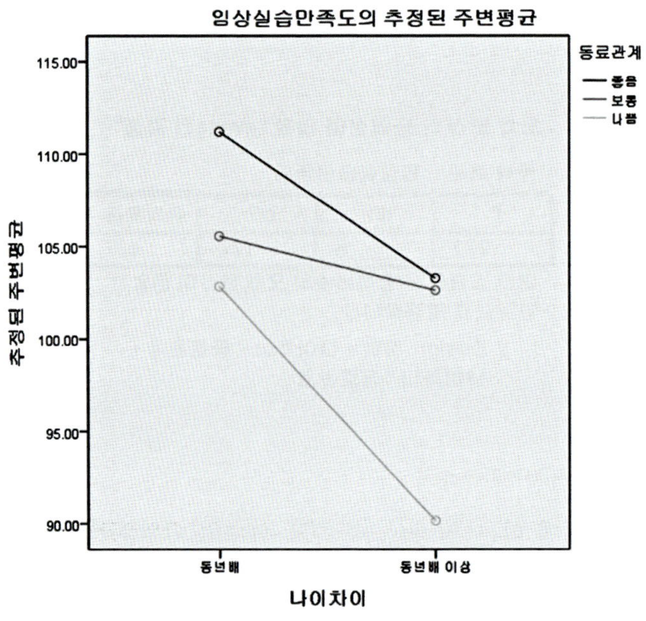

넷째. 사후분석 실행하기

주효과 검정에서 집단간 차이가 있으므로 Scheffe로 사후분석을 실시한 결과 동료관계에서 세 그룹 간의 차이를 비교해 보면 동료관계가 좋은 그룹이 나쁜 그룹보다($p<.001$), 보통 그룹이 나쁜 그룹보다($p=.015$) 임상실습만족도가 유의하게 더 높은 것으로 나타났다.

사후검정

동료관계

다중 비교

종속 변수: 임상실습만족도

Scheffe

(I) 동료관계	(J) 동료관계	평균차(I-J)	표준오차	유의확률	95% 신뢰구간	
					하한값	상한값
좋음	보통	4.6314	2.11189	.093	-.5828	9.8456
	나쁨	11.8921*	2.34382	.000	6.1053	17.6789
보통	좋음	-4.6314	2.11189	.093	-9.8456	.5828
	나쁨	7.2607*	2.47788	.015	1.1429	13.3785
나쁨	좋음	-11.8921*	2.34382	.000	-17.6789	-6.1053
	보통	-7.2607*	2.47788	.015	-13.3785	-1.1429

관측평균을 기준으로 합니다.
오류 조건은 평균 제곱(오류) = 150.640입니다.
*. 평균차는 .05 수준에서 유의합니다.

다섯째. 이원분산분석 내재설계 실행하기

나이차이와 동료관계에서 상호작용효과가 유의하지 않으므로 동년배 나이에서 동료관계에 따라 임상실습만족도의 차이, 동년배 이상 나이에서 동료관계에 따라 임상실습만족도의 차이가 있는지를 검정한다.

SPSS 메뉴에서 파일(F) → 새 파일(N) → 명령문(S) 편집기를 선택한다.

명령어를 'MANOVA'로 선택하고, 'BY' 독립변수와 그 수준을 입력하고, 내재설계는 WITHIN을 이용한다. 다음의 명령문을 입력 후 실행(R)에서 모두(A)를 누른다.

명령문 입력내용

```
MANOVA 임상실습만족도 BY 나이차이(1,2) 동료관계(1,3)
/DESIGN=
나이차이
동료관계 WITHIN 나이차이(1)
동료관계 WITHIN 나이차이(2)
```

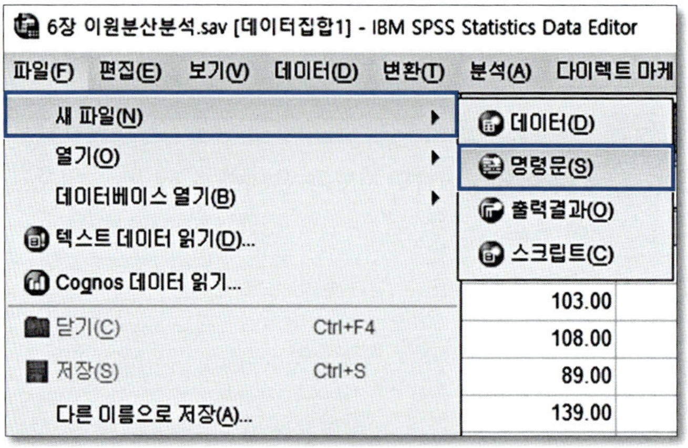

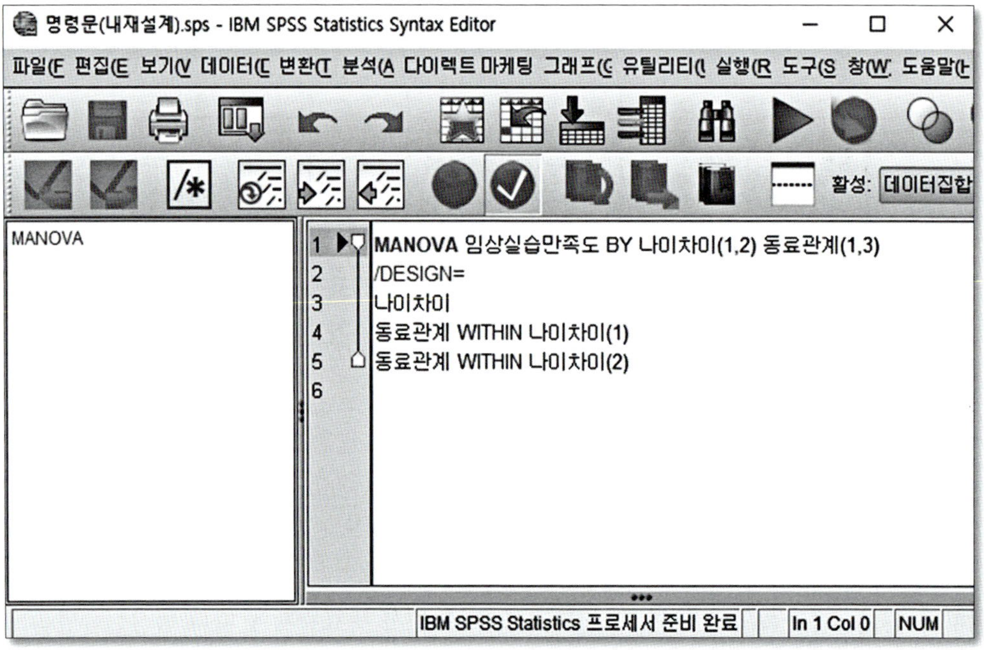

〈내재설계 분석결과〉

```
******************Analysis of Variance******************

 180 cases accepted.
   0 cases rejected because of out-of-range factor values.
   0 cases rejected because of missing data.
   6 non-empty cells.

   1 design will be processed.

- - - - - - - - - - - - - - - - - - - - - - - - - - - - - - - - - - - -
```

```
* * * * * * * * * * * * * * * * * *A n a l y s i s   o f   V a r i a n c e -- Design  1 * * * * * * * * * * * * * * * * * *

Tests of Significance for 임상실습만족도 using UNIQUE sums of squares
Source of Variation          SS      DF        MS         F  Sig of F

WITHIN+RESIDUAL        26211.38     174     150.64
나이차이                2409.22       1    2409.22     15.99      .000
동료관계 WITHIN 나이    1403.53       2     701.77      4.66      .011
차이(1)
동료관계 WITHIN 나이    2199.89       2    1099.94      7.30      .001
차이(2)

(Model)                 6674.81       5    1334.96      8.86      .000
(Total)                32886.19     179     183.72

R-Squared =              .203
Adjusted R-Squared =     .180

- - - - - - - - - - - - - - - - - - - - - - - - - - - - - - - - - - - - - - - - - - - - - - - - - - -
```

TIP

이원분산분석 해석 순서를 기억해요!!

1. 기본가정 확인하기
   - 표본수>30, 비정규분포
   - 독립변수 2개, 종속변수 1개
   - 독립변수 명목, 서열척도, 종속변수는 등간, 비율척도

2. 가설검정
   - 주효과: 각 독립변수(2개)에 대한 종속변수에 차이 검정
   - 상호작용효과: 두 개의 독립변수가 상호작용을 통해 종속변수에 미치는 효과를 검정

3. 사후검정
   - 상호작용효과가 없으면 내재설계를 통해 검정

5. 연구보고서 작성

간호대학생의 나이차이와 동료관계에 따른 임상실습만족도의 평균, 표준편차는 〈표 6-3〉과 같다. 나이차이에 따른 임상실습만족도를 분석한 결과 〈표 6-4〉 통계값이 F=15.99, p<.001로 유의한 차이가 있는 것으로 나타났으며, 동료관계에 따른 임상실습만족도를 분석한 결과 통계값이 F=9.78, p<.001로 유의한 차이가 나타났다. 나이차이와 동료관계의 상호작용효과는 임상실습만족도에 상호작용의 효과가 없는 것으로 나타났다(F=1.92 p=.149).

나이차이와 동료관계의 상호작용효과가 없어서 내재설계를 실시한 결과 〈표 6-5〉 동년배 나이집단에서 동료관계에 따라 임상실습만족도가 유의한 차이가 있는 것으로 나타났으며(F=4.68, p=.011), 동년배 이상 나이집단에서 동료관계에 따라 임상실습만족도가 유의한 차이가 있는 것으로 나타났다(F=7.30, p<.001).

● 〈표 6-3〉 나이차이와 동료관계에 따른 임상실습만족도정도

(N=180)

나이차이	동료관계	평균	표준편차	빈도
동년배	좋음	111.19	11.75	57
	보통	105.54	11.84	35
	나쁨	102.83	14.92	23
동년배 나이 이상	좋음	103.27	10.44	22
	보통	102.63	11.41	24
	나쁨	90.16	14.01	19

● 〈표 6-4〉 나이차이와 동료관계에 따른 임상실습만족도에 미치는 영향

(N=180)

분산원	제곱합	자유도	제곱평균	F	p
나이차이	2409.22	1	2409.22	15.99	<.001
동료관계	2945.33	2	1472.66	9.78	<.001
나이차이*동료관계	579.08	2	289.538	1.92	.149
오류	26211.38	174	150.64		
합계	32886.19	179			

● 〈표 6-5〉 나이차이에 내재된 동료관계가 임상실습만족도에 주는 영향

(N=180)

분산원	제곱합	자유도	제곱평균	F	p
나이차이	2409.22	1	2409.22	15.99	<.001
동료관계 in 동년배 나이	1403.53	2	701.77	4.68	.011
동료관계 in 동년배 이상 나이	2199.89	2	1099.94	7.30	.001
집단내	26211.38	174	150.64		
합계	32886.19	179	183.72		

연습문제

예제 6-3-1 다음 연구에 대해 읽고 빈칸에 해당내용을 작성하고, 통계분석한 후 결과표와 해석을 기술하시오(예제 6-3-1.sav).

연구문제		간호사의 근무경력, 근무부서는 표준주의지침 수행에 미치는 영향은 어떠한가?
연구설명		간호사의 근무경력, 근무부서에 따라 표준주의지침 수행의 차이가 있는가? 또한 근무경력과 근무부서 간 상호작용이 표준주의 지침수행에 영향을 미치는지를 알아보기 위한 연구이다.
가설 설정	귀무가설	
	대립가설	
변수	독립변수	
	종속변수	

연구보고서 작성

〈표〉 제목: (N=)

분산원	제곱합	자유도	제곱평균	F	*P*

〈해석〉

예제 6-3-2 다음 연구에 대해 읽고 빈칸에 해당내용을 작성하고, 통계분석한 후 결과표와 해석을 기술하시오(예제 6-3-2.sav).

<table>
<tr><td colspan="2">연구문제</td><td>청소년의 우울과 대인관계가 스마트폰 사용시간에 영향을 미치는가?</td></tr>
<tr><td colspan="2">연구설명</td><td>청소년의 우울(낮은 우울군, 높은 우울군)과 대인관계(좋음, 보통, 낮음)에 따라 스마트폰 사용시간에 차이가 있는가? 또한 우울과 대인관계 간에 상호작용이 스마트폰 사용시간에 영향을 미치는지를 알아보기 위한 연구이다.</td></tr>
<tr><td rowspan="2">가설 설정</td><td>귀무가설</td><td></td></tr>
<tr><td>대립가설</td><td></td></tr>
<tr><td rowspan="2">변수</td><td>독립변수</td><td></td></tr>
<tr><td>종속변수</td><td></td></tr>
<tr><td colspan="3">연구보고서 작성</td></tr>
</table>

〈표〉 제목:

(N=)

분산원	제곱합	자유도	제곱평균	F	*P*

〈해석〉

제7장

교차분석
(χ^2-test)

학습목표

1. 주요개념을 이해한다.
2. 교차분석의 기본가정을 설명한다.
3. χ^2-test의 SPSS 실습 및 결과를 해석한다.
4. Fisher's exact test의 SPSS 실습 및 결과를 해석한다.
5. 연구보고서를 작성한다.
6. 연습문제 예제를 실습한다.

주요용어

범주형 자료, 분할표, 도수, 카이제곱 검정

교차분석(χ^2−test)이란?

두 변수들 간의 관계를 알아보는 분석방법으로 **질적변수와 질적변수와의 관계를 검정**하기 위해 사용된다. 자료의 속성은 명목척도, 서열척도로 구성된 범주형 자료로 구성되어 있다.

교차분석은 언제 이용하나요?

• 논문예시1: 인수인계 전산화에 대한 남녀 간의 의견차이 비교

–연구목적: 인수인계 전산화에 대해 남녀 간에 의견차이가 있는지 비교한다.
–통계방법: A병원의 인수인계 전산화에 대해 남자직원 200명, 여자직원 200명을 추출하여 찬·반 의견 결과에 차이가 있는지 알아보기 위해 교차분석을 이용한다. 즉, 명목척도인 성별(남, 여), 전산화(찬성, 반대)에 대한 두 변수들 간의 차이를 비교한다.

• 논문예시2: 대장용종과 대장암의 연관관계 비교

–연구목적: 대장용종과 대장암의 연관관계를 알아본다.
–통계방법: 대장암이 있는 사람 50명과 대장암이 없는 사람 50명을 대상으로 대장용종과 대장암의 연관관계를 알아보기 위해 교차분석을 이용한다. 즉, 명목척도인 대장암(유, 무), 대장용종(유, 무)에 대한 두 변수들 간의 연관성을 검정한다.

1. 주요개념

명목척도, 서열척도로 구성된 질적변수들 간의 관계를 알아보기 위해 교차분석을 실시한다. 교차분석의 분할표(contingency table)는 행과 열로 이루어져 있으며 관측치를 몇 개의 범주로 분할하여 그 해당 도수로 자료를 정리해 놓은 표를 의미한다.

질적변수, 즉 범주형 자료(categorical data)란 성별(남, 여), 종교(유, 무) 등과 같이 단순한 구분만 하며 숫자의 의미는 없는 것을 말한다. 성별은 남 1, 여 2인 경우에 1과 2는 단순한 구분을 위한 값이며, 값의 크기와 상관없다. 연령이 연속변수인 경우에는 질적변수(10대, 20대, 30대...)로 처리하여 분석한다.

분할표는 질적변수에 대한 측정치의 빈도(frequency)를 나타낸 표이며, 분할시키는 요인(factor)의 수에 따라서 일원분할표(one−way contingency table), 이원분할표(two−way contingency table) 등으로 구분한다.

● 일원분할표(one-way contingency table)

성 별		
남	**여**	**계**
36	64	100

요인의 수 1개: 성별

● 이원분할표(two-way contingency table)

		성 별		
		남	**여**	**계**
만성질환 유병	암	10	8	18
	고혈압	25	16	41
	뇌졸중	12	10	22
	당뇨병	20	25	45
	심장병	12	8	20
	계	67	59	126

요인의 수 2개:
성별, 만성질환 유병

교차분석에서 요인(factor)이 두 개인 경우에는 독립성 검정(independence test)과 동질성 검정(homogeneity test)을 시행할 수 있다. 독립성 검정은 두 요인 간에 서로 독립적인지 연관성이 있는지에 대한 검정이다. 동질성 검정은 분포의 동질성을 검정하는 방법으로 집단 간에 분포가 동질한지 차이가 있는지를 검정하는 방법이다.

데이터의 기본가정

- 질적변수(범주형 자료)
- 표본크기≥40
- 20≤표본크기≤40, 관측빈도와 기대빈도가 5보다 작은 칸이 전체 칸 수의 20% 이하

가설을 세우기 전, 자료의 수에 따른 적합한 검정방법을 다음과 같이 선택한다.

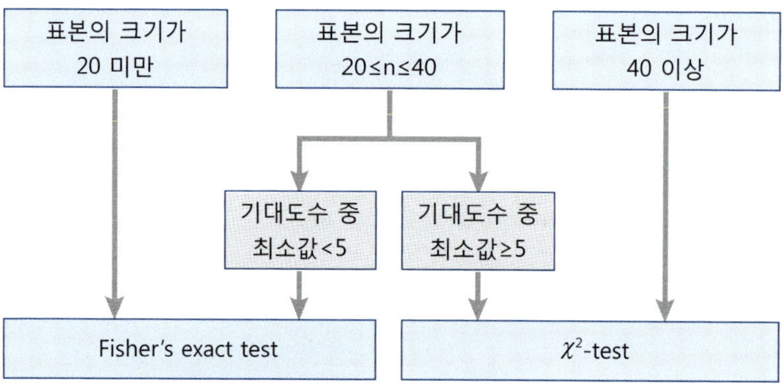

교차분석에서 요인이 두 개인 경우 다음과 같이 가설을 세울 수 있다.

독립성 검정(independence test)

: 두 개의 요인 간에 연관성이 있는지에 대한 검정이다. 연관관계가 없다는 말은 독립적임을 의미한다.

귀무가설(H_0): $\mu=\mu_0$ factor A와 factor B는 관계가 없다.
대립가설(H_1): $\mu\neq\mu_0$ factor A와 factor B는 관계가 있다.

예를 들면, 탄 음식섭취와 위암발생 간에 연관성이 있는지에 대해 가설 검정한다.

귀무가설(H_0): $\mu=\mu_0$ 탄 음식섭취 유무와 위암 발생은 관계가 없다.
대립가설(H_1): $\mu\neq\mu_0$ 탄 음식섭취 유무와 위암 발생은 관계가 있다.

변수	정의	자료속성
집단	유=1(탄 음식섭취) 무=2(비 섭취군)	질적, 명목척도
위암발생	유=1, 무=2	질적, 명목척도

동질성 검정(homogeneity test)

: 두 개의 요인에 따른 분포율이 차이가 있는가에 대한 검정이다.

귀무가설(H_0): $\mu=\mu_0$ factor에 따른 각 cell의 분포율이 같다.
대립가설(H_1): $\mu\neq\mu_0$ factor에 따른 각 cell의 분포율이 다르다.

예를 들면, 전신마취 수술환자를 대상으로 수술 전 통증관리 교육이 통증조절에 미치는 효과를 알아보고자 한다. 실험군과 대조군의 교육실시 후의 차이검정을 위하여 교육실시 전에 두 집단의 성별, 교육수준 등의 인구학적 특성이 동일한 분포로 이루어져 있는지 검정한다.

실험군과 대조군에 따라 처치 전 성별이 동질한지 검정하기 위한 가설이다.

귀무가설(H_0): $\mu=\mu_0$ 실험군과 대조군의 성별은 동일하다.
대립가설(H_1): $\mu\neq\mu_0$ 실험군과 대조군의 성별은 동일하지 않다.

변수	정의	자료속성
집단	실험군=1, 대조군=2	질적, 명목척도
성별	남=1, 여=2	질적, 명목척도
교육수준	무학=1, 중졸 이하=2 고졸=3, 대졸 이상=4	질적, 명목척도

2. SPSS 실습

데이터 파일 '7장 교차분석.sav'를 불러온다.

대장암과 대장용종의 연관관계를 알아보기 위해 대장암이 있는 사람 50명과 대장암이 없는 사람 50명을 대상으로 조사하였다. 대장암과 대장용종 과거력 사이에 연관관계가 있는지 알아보고자 한다.

귀무가설(H_0): $\mu = \mu_0$ 대장암과 대장용종 과거력은 관계가 없다.
대립가설(H_1): $\mu \neq \mu_0$ 대장암과 대장용종 과거력은 관계가 있다.

1 분석(A)

→ 기술통계량(E)
→ 교차분석(C) 선택

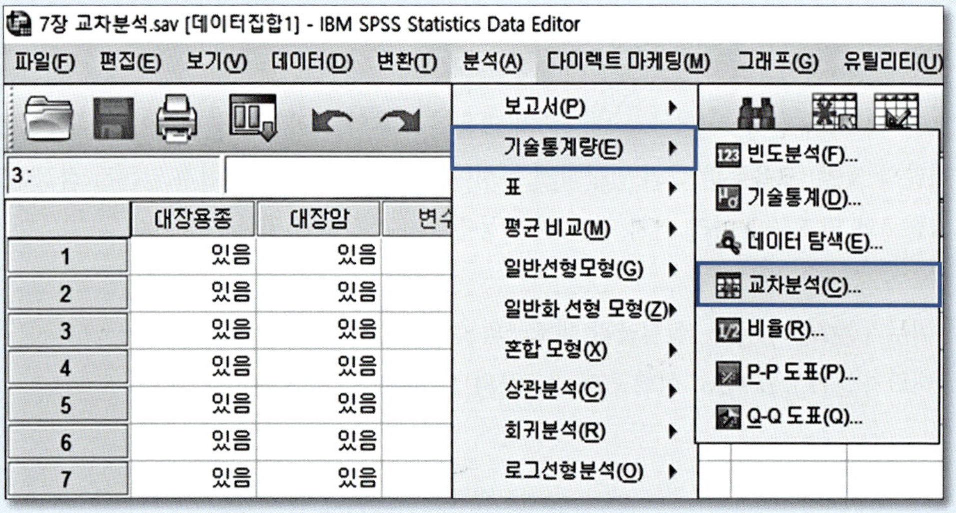

2 변수 이동

→ '대장용종' → 행(W), '대장암' → 열(C)로 이동

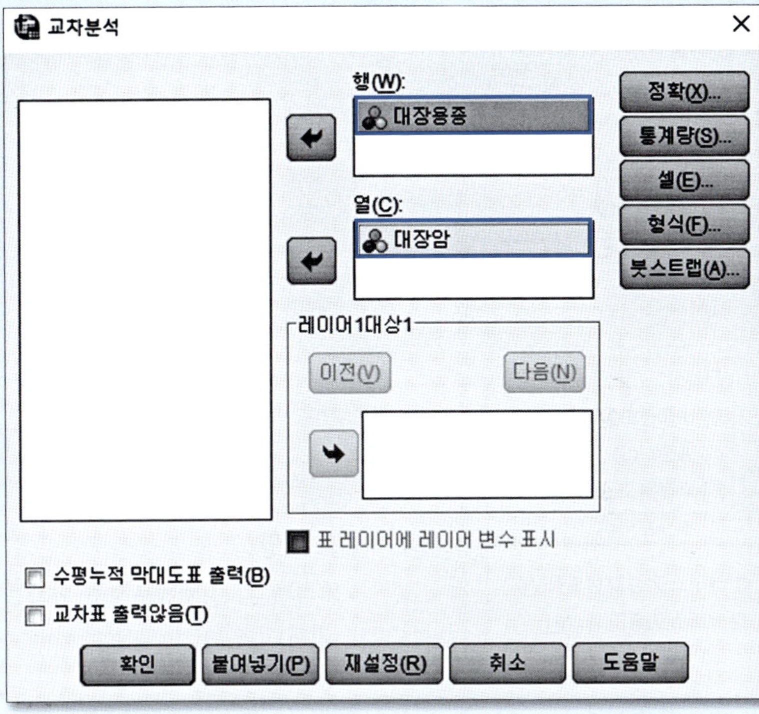

3 통계량(S)

→ 카이제곱(H) → 계속

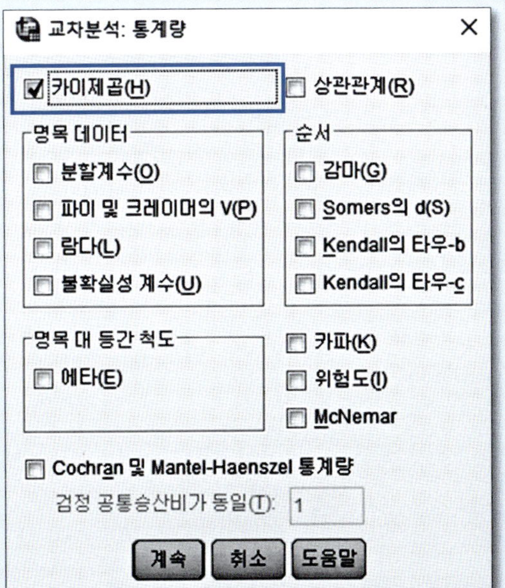

4 셀(E)

→ 빈도 → 관측빈도(O) 체크

→ 퍼센트 → 전체(T) 체크

→ 계속 → 확인

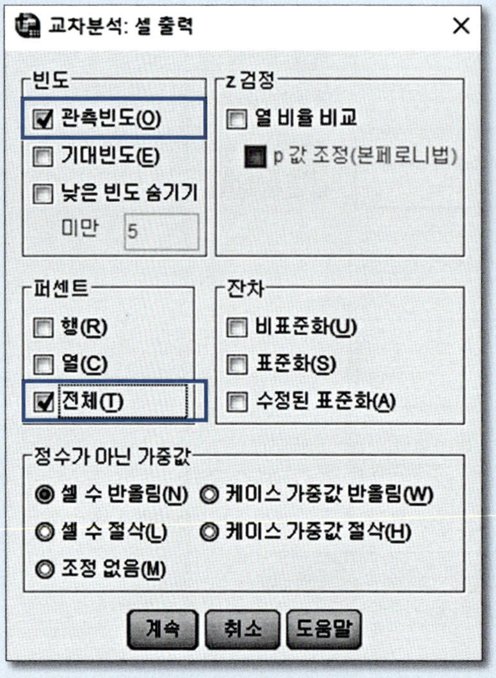

빈도 설명

- 관측빈도: 실제표본에서 관찰된 빈도(도수)
- 기대빈도: 확률상 예측된 빈도(도수)

3. 결과해석

첫째. 케이스 처리 요약에서 유효도수, 결측도수, 백분율을 확인한다.

표본수는 100 케이스이며 결측수는 없다.

케이스 처리 요약

	케이스					
	유효		결측		전체	
	N	퍼센트	N	퍼센트	N	퍼센트
대장용종 * 대장암	100	100.0%	0	.0%	100	100.0%

둘째. 대장용종*대장암 교차표에서 관측빈도와 백분율을 확인한다.

대장용종이 없는 사람에게 대장암 발생은 14명(14%)이고, 대장용종이 있는 사람에게 대장암 발생은 27명(27%)으로 나타났다.

대장용종 * 대장암 교차표

			대장암		전체
			없음	있음	
대장용종	없음	빈도	55	14	69
		전체 %	55.0%	14.0%	69.0%
	있음	빈도	4	27	31
		전체 %	4.0%	27.0%	31.0%
전체		빈도	59	41	100
		전체 %	59.0%	41.0%	100.0%

셋째. 카이제곱 검정에서 카이제곱 통계량을 이용하여 가설을 검정한다.

표본수는 40 케이스 이상인 100개이므로 Pearson 카이제곱을 읽는다. 통계량은 Pearson 카이제곱 값이 39.466, 유의확률(Sig.) .000으로 대립가설을 채택한다. 따라서 대장암과 대장용종 과거력은 관계가 있음을 알 수 있다.

카이제곱 검정

	값	자유도	점근 유의확률 (양측검정)	정확한 유의확률 (양측검정)	정확한 유의확률 (단측검정)
Pearson 카이제곱	39.466[a]	1	.000		
연속수정[b]	36.752	1	.000		
우도비	41.924	1	.000		
Fisher의 정확한 검정				.000	.000
선형 대 선형결합	39.071	1	.000		
유효 케이스 수	100				

a. 0 셀 (0.0%)은(는) 5보다 작은 기대 빈도를 가지는 셀입니다. 최소 기대빈도는 12.71입니다.

b. 2x2 표에 대해서만 계산됨

4. 연구보고서 작성

대장암과 대장용종 과거력 간의 연관관계를 알아보기 위해 카이제곱검정을 실시한 결과는 〈표 7-1〉과 같다. 대장암 발생과 대장용종 과거력은 통계적으로 유의한 관계가 있는 것으로 나타났다(χ^2=39.47, p<.001). 대장용종이 없는 사람의 대장암 발생수는 14명(14%)이고, 대장용종이 있는 사람의 대장암 발생수는 27명(27%)으로 나타나서 대장용종이 있는 사람이 없는 사람보다 대장암 발생이 높다는 것을 의미한다.

● 〈표 7-1〉 대장암과 대장용종 과거력 간의 연관관계

(N=100)

		대장암		χ^2	p
		무 n(%)	유 n(%)		
대장용종	무	55(55)	14(14)	39.47	<.001
	유	4(4)	27(27)		

연습문제

예제 7-1-1 다음 연구에 대해 읽고 빈칸에 해당내용을 작성하고, 통계분석한 후 결과표와 해석을 기술하시오(예제 7-1-1.sav).

<table>
<tr><td colspan="2">연구문제</td><td>혈액투석 환자의 혈액투석 횟수가 소양증과 관계가 있는가?</td></tr>
<tr><td colspan="2">연구설명</td><td>혈액투석 환자 130명을 대상으로 혈액투석 횟수 주 2회, 주 3회로 나누어 실시하였을 때 소양증 유무와 관계가 있는지를 검정한다.</td></tr>
<tr><td colspan="2">요인1</td><td></td></tr>
<tr><td colspan="2">요인2</td><td></td></tr>
<tr><td rowspan="2">가설 설정</td><td>귀무가설</td><td></td></tr>
<tr><td>대립가설</td><td></td></tr>
<tr><td colspan="3">연구보고서 작성</td></tr>
<tr><td colspan="3">〈표〉 제목: (N=)</td></tr>
</table>

〈해석〉

예제 7-1-2 다음 연구에 대해 읽고 빈칸에 해당내용을 작성하고, 통계분석한 후 결과표와 해석을 기술하시오(예제 7-1-2.sav).

연구문제		타임아웃 프로토콜을 적용한 실험군과 적용하지 않은 대조군의 처치 전 타임아웃 인지 정도가 동질한가?
연구설명		수술실 의료진 110명을 대상으로 타임아웃 프로토콜을 적용한 실험군과 적용하지 않은 대조군의 처치 전 타임아웃 인지 정도가 동질한지를 검정한다.
설문문항		귀하는 타임아웃에 대해 알고 있습니까? (타임아웃 인지도) ① 매우 잘 알고 있다 ② 약간 알고 있다 ③ 모른다 ④ 전혀 모른다
요인1		
요인2		
가설설정	귀무가설	
	대립가설	
연구보고서 작성		

〈표〉 제목: (N=)

〈해석〉

Fisher's exact 검정

1. 주요개념

표본크기나 셀의 기대빈도가 매우 작을 경우에 Fisher's exact 검정을 이용한다. 즉, 표본의 크기가 20 미만일 경우에 χ^2−test보다 Fisher's exact 검정을 사용하는 것이 검정력이 높으며, 2×2 table에서만 사용 가능하다.

데이터의 기본가정

- 표본크기<20
- 20≤표본크기≤40, 기대빈도≤5
- 2×2 table

예를 들면, 운동유무와 혈당조절 목표달성과의 연관성을 알아보고자 할 때 귀무가설과 대립가설은 다음과 같다.

귀무가설(H_0): $\mu_A = \mu_B$ 운동유무와 혈당조절 목표달성 간에는 관계가 없다.
대립가설(H_1): $\mu_A \neq \mu_B$ 운동유무와 혈당조절 목표달성 간에는 관계가 있다.

		혈당조절 목표달성		계
		유	무	
운동	유	9	1	10
	무	4	4	8
계		13	5	18

운동과 혈당조절 목표달성은 2×2 table이며, 표본크기가 20 미만이고, 기대빈도수가 5 이하가 되는 칸이 3칸(75%)이나 있어서 Pearson 카이제곱값으로 검정할 수 없다. 따라서 Fisher의 정확한 검정에 의한 유의확률 값으로 검정한다.

2. SPSS 실습

데이터 파일 '7장 피셔분석.sav'를 불러온다.

운동유무와 혈당조절 목표달성과의 연관성을 알아본다.

1 분석(A)

→ 기술통계량(E)

→ 교차분석(C) 선택

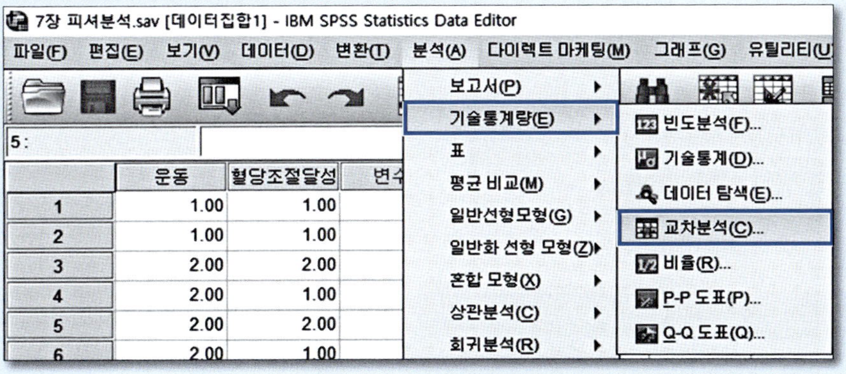

2 변수 이동

→ '운동' → 행(W)으로 이동

→ '혈당조절달성' → 열(C)로 이동

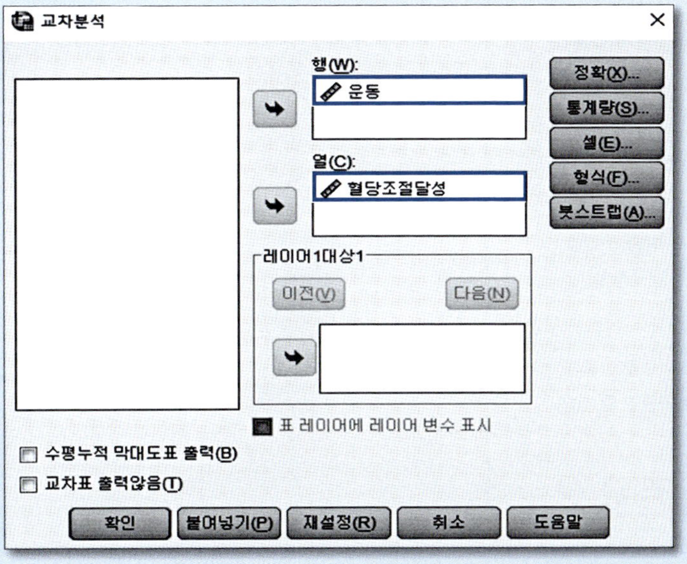

3 통계량(S)

→ 카이제곱(H) 체크 → 계속

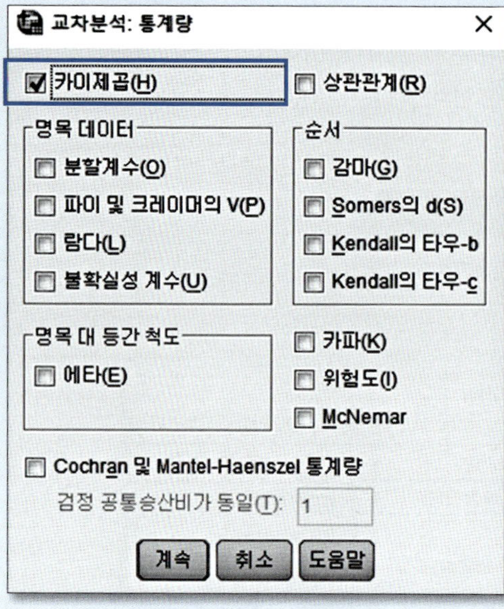

4 셀(E)

→ 빈도 → 관측빈도(O) 체크

→ 퍼센트 → 전체(T) 체크

→ 계속 → 확인

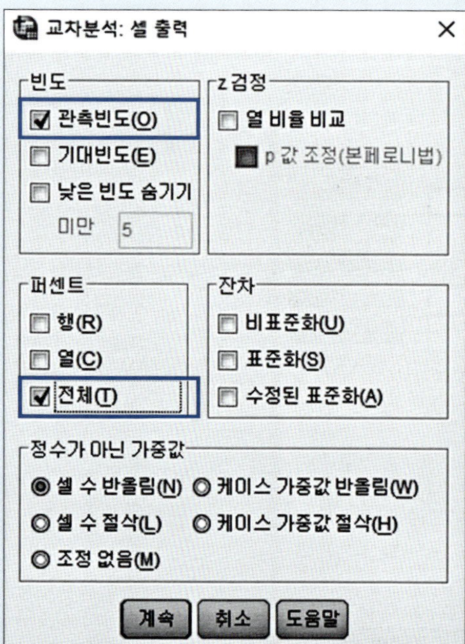

3. 결과해석

첫째. 케이스처리 요약에서 유효도수, 결측도수, 백분율을 확인한다.

표본수는 18 케이스이며 결측수는 없다.

케이스 처리 요약

	케이스					
	유효		결측		전체	
	N	퍼센트	N	퍼센트	N	퍼센트
운동 * 혈당조절달성	18	100.0%	0	0.0%	18	100.0%

둘째. 운동*혈당조절달성 교차표에서 관측도수와 백분율을 확인한다.

운동을 수행한 사람이 혈당조절목표를 달성한 사람은 9명(50.0%)이고, 운동을 수행하지 않은 사람이 혈당조절목표를 달성한 사람은 4명(22.2%)으로 나타났다.

운동 * 혈당조절달성 교차표

			혈당조절달성		전체
			유	무	
운동	유	빈도	9	1	10
		전체 %	50.0%	5.6%	55.6%
	무	빈도	4	4	8
		전체 %	22.2%	22.2%	44.4%
전체		빈도	13	5	18
		전체 %	72.2%	27.8%	100.0%

셋째. 카이제곱 검정 중 Fisher의 정확한 검정을 이용하여 가설을 검정한다.

표본크기가 20 미만이므로 Fisher의 정확한 검정을 읽는다. 유의확률(Sig.) .118이므로 귀무가설을 채택한다. 따라서 운동과 혈당조절 목표달성과는 관계가 없다는 것을 알 수 있다.

카이제곱 검정

	값	자유도	점근 유의확률 (양측검정)	정확한 유의확률 (양측검정)	정확한 유의확률 (단측검정)
Pearson 카이제곱	3.545[a]	1	.060		
연속수정[b]	1.831	1	.176		
우도비	3.678	1	.055		
Fisher의 정확한 검정				.118	.088
선형 대 선형결합	3.348	1	.067		
유효 케이스 수	18				

a. 2 셀 (50.0%)은(는) 5보다 작은 기대 빈도를 가지는 셀입니다. 최소 기대빈도는 2.22입니다.

b. 2x2 표에 대해서만 계산됨

TIP

교차분석의 적용조건을 기억해요!!

1. 변수는 모두 질적자료(명목, 서열)

2. 두 요인들 간의 가설검정
   - 변수들 간의 관련성 검정
   - 변수들 간의 동질성 검정

3. 카이제곱 검정
   - $n \geq 40$, 또는 $20 \leq n \leq 40$, 기대빈도≥ 5

4. Fisher's exact 검정
   - $n < 20$, 또는 $20 \leq n \leq 40$, 기대빈도≤ 5
   - 2×2 table만 가능

4. 연구보고서 작성

운동과 혈당조절 목표달성의 연관관계를 알아보기 위해 Fisher의 정확한 검정을 실시한 결과는 〈표 7-2〉와 같다. 운동과 혈당조절 목표달성은 통계적으로 유의한 관계가 없는 것으로 나타났다(p=.118).

● 〈표 7-2〉 운동과 혈당조절 목표달성의 연관관계

(N=18)

		혈당조절 목표달성		p
		유 n(%)	무 n(%)	
운동	유	9(50.0)	1(5.6)	.118
	무	4(22.2)	4(22.2)	

연습문제

예제 7-2-1 다음 연구에 대해 읽고 빈칸에 해당내용을 작성하고, 통계분석한 후 결과표와 해석을 기술하시오(예제 7-2-1.sav).

연구문제		자궁경부암의 정보접촉에 따라 인유두종 바이러스 백신접종과 관계가 있는가?
연구설명		여대생 32명을 대상으로 자궁경부암의 정보 유무에 따라 인유두종 바이러스 백신접종 유무와 관련이 있는지를 검정한다.
요인1		
요인2		
가설 설정	귀무가설	
	대립가설	
연구보고서 작성		
〈표〉 제목: (N=)		

〈해석〉

제8장

상관분석
(Correlation Analysis)

학습목표

1. 주요개념을 이해한다.
2. 상관관계의 기본가정을 설명한다.
3. 상관분석의 SPSS 실습 및 결과를 해석한다.
4. 연구보고서를 작성한다.
5. 상관분석 예제를 실습한다.

주요용어

상관계수(r), 정적상관, 부적상관, 결정계수(r^2)

상관분석(Correlation)이란?

두 변수 간에 상관관계가 존재하는지를 파악하고 관계의 정도를 검정하는 분석방법이다. 두 변수 간의 관련성은 단순 상관관계로 분석하며, 부분 또는 편상관관계는 어떤 변수를 통제한 상태에서 두 변수의 관계를 알아보는 것이다. 상관분석에 가장 많이 이용되는 **피어슨 상관관계(Pearson's correlation)**는 연속변수(양적변수)로 측정된 변수들 간의 상호 연관성이 있는지 검정하고자 할 때 사용되며, **스피어만 상관관계(Spearman correlation)**는 불연속변수(질적변수)의 자료인 경우에 분석한다.

상관분석은 언제 이용하나요?

• 논문예시1: 간호사의 직무 스트레스와 직무만족과의 관계연구

-연구목적: 간호사의 직무 스트레스는 직무만족과 어떠한 관계가 있는가?
-통계방법: 연속변수인 직무 스트레스와 직무만족의 두 변수 간의 관계를 알아보기 위해 피어슨 상관관계로 분석한다.

• 논문예시2: 한국인의 대장암 사망률과 영양섭취 간의 상관관계 연구

-연구목적: 대장암 사망률과 영양 섭취량을 상관분석하여 대장암의 위험 영향요인을 파악한다.
-통계방법: 5년, 10년, 15년, 20년 전에 섭취한 식품들, 즉 영양식품과 대장암 사망률 간의 관련성을 검정하기 위해 스피어만 상관관계로 분석한다.

TIP

변수들 간의 관계검정과 차이검정을 알아보는 방법을 기억해요!!

〈관계검정〉
1. 교차분석은 질적변수들 간의 관계를 검정하는 방법
2. 상관분석은 연속변수들 간의 관계를 검정하는 방법
3. 회귀분석은 연속변수들 간의 인과관계를 검정하는 방법

〈차이검정〉
1. t-검정은 두 집단의 평균차이
2. ANOVA는 세 집단의 평균차이

1. 주요개념

상관분석은 변수들 간의 상호의존적 관계를 분석하는 방법으로 둘 또는 그 이상의 변수들 간의 관련성이 있느냐 없느냐를 확인한다. 다시 말해 **두 변수 간에 선형관계**가 있는지, 방향이 **양(+)의 관계 혹은 음(-)의 관계**인지, 그리고 그 **관계의 강도**를 파악하는 것이다. 그런데 상관관계 분석 시 주의할 점은 변수들 간의 인과관계로 해석하지 않도록 해야 한다. 어떤 원인으로 인해 특정 결과가 발생했을 것이라고 보는 것은 아니며, 이들 두 사건들 간의 상호의존성을 평가하는 것이다. 상관분석을 적용하려면 먼저 다음의 기본가정이 충족되어야 한다.

데이터의 기본가정

- 두 변수 간에 선형적인 관계를 가져야 한다(산점도).
- 두 변수의 자료는 등간척도 이상이어야 한다(피어슨 상관관계).
- 두 변수는 분산이 동일하여야 한다.

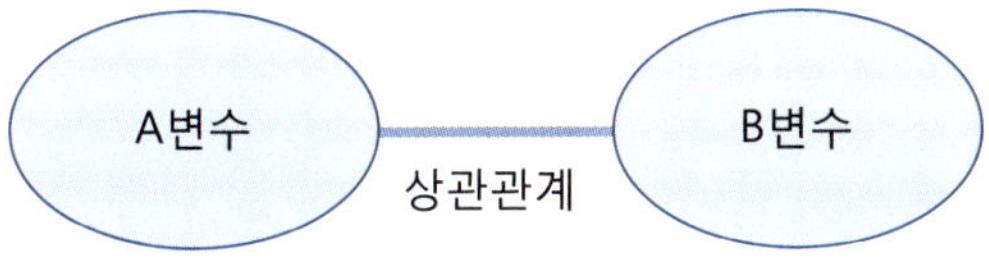

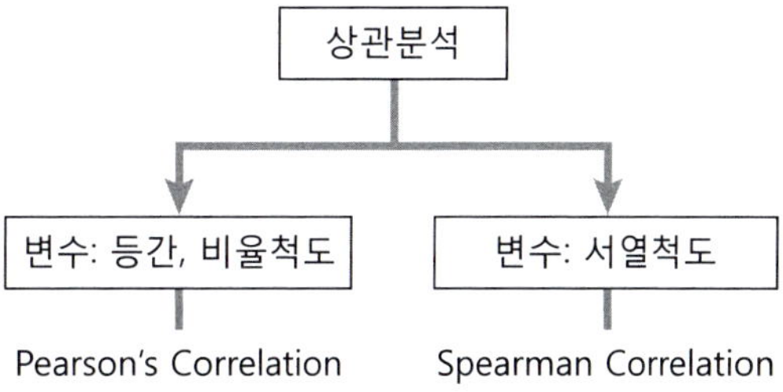

예를 들면, 대학생을 대상으로 자기통제력과 스마트폰 중독과의 관련성을 알아보기 위해 분석한다. 두 변수 간의 상관계수 r값이 유의수준 .05로 가정할 때 귀무가설과 대립가설은 다음과 같다.

귀무가설(H_0): r=0 두 변수는 상관관계가 없다.
대립가설(H_1): r≠0 두 변수는 상관관계가 있다.

두 변수 간에 상관계수(r)가 **유의한 차이가 있으면** 귀무가설을 기각하고 **대립가설을 채택**하게 되고, **유의한 차이가 없으면** 대립가설을 기각하고 **귀무가설을 채택**하게 된다.

두 변수 간의 관계의 정도는 '자기통제력이 증가하면 스마트폰 중독은 감소한다.'라는 음의 관계(부적 상관)로 해석할 수 있다.

다음 그림을 보면, 상관분석은 한 변수가 변할 때 다른 변수가 어떻게 변하는지 알 수 있으며, 이들 변수들 간의 관련성은 산점도(scatter plot)로 확인할 수 있다. 상관계수 r의 절대값이 클수록(1에 가까울수록) 두 변수의 값들이 직선 가까이에 위치하며 선형적인 상관성이 커진다. r이 0일 때 두 변수 간에 선형적인 상관성이 없음을 의미한다.

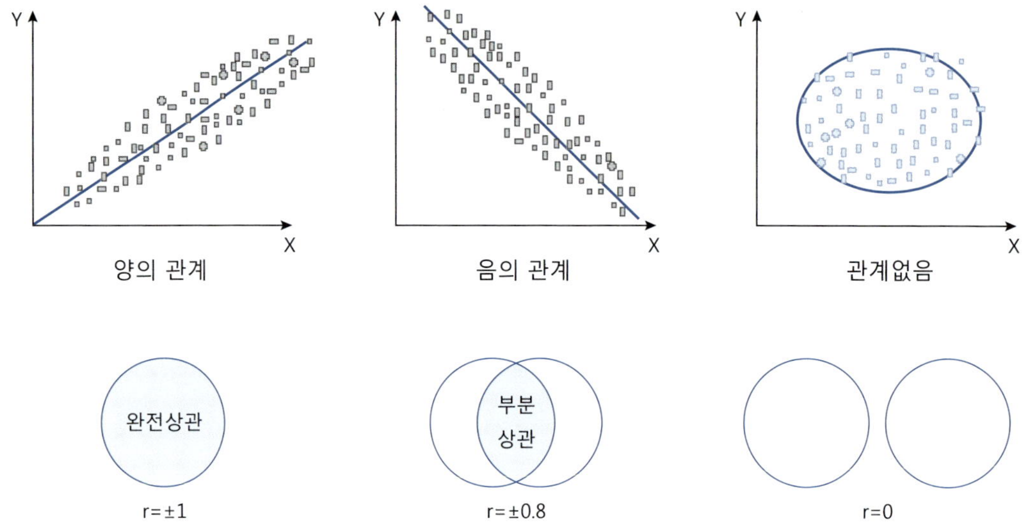

상관계수

상관계수(correlation coefficient: r)는 상관관계의 정도를 알려준다. 즉, 두 변수들 간에 선형관계를 나타내는 척도로서 변수들 간의 강도와 방향을 나타내어 준다. 강도는 상관계수인 r값이 ±1에 가까우면 두 변수가 강한 관계성을 가지고 있다는 의미이다. 방향은 한 쪽이 증가할 때 다른 쪽도 증가하면 양의 관계(r=+1.0, 완전한 정적상관)이고, 한쪽이 증가할 때 다른 쪽이 감소하면 음의 관계(r=−1.0, 완전한 부적상관)를 의미한다. 상관계수의 범위는 −1.0에서 +1.0까지이다(−1.0≤r≤+1.0).

결정계수(coefficient of determination)는 상관계수(r)를 제곱한 값(r^2)이며 전체 제곱합 중에서 회귀방정식으로 설명이 가능한 제곱합이 몇 %나 되느냐를 의미한다. 그러므로 결정계수는 회귀직선의 기여율을 나타내고, 상관계수는 두 변수 간의 선형관계가 어느 정도인지를 알아보는 것이다. 결정계수의 값은 두 변수가 공유하는 분산의 비율이며 설명 변량의 비율을 말한다. 즉, 콜레스테롤과 혈압 간의 r값이 0.752이면 r^2은 0.566으로 두 변수 변량(variance)의 56.6%가 겹쳐지는 부분으로 설명된다. 즉, 콜레스테롤 수치에 따라 혈압수치의 변화량이 56.6%를 설명하고 있다는 의미이다.

TIP

상관관계를 해석할 때 상관계수(r)의 의미를 기억해요!!

1. ±0.9 이상 : 아주 높은 상관관계
2. ±0.7~0.9 미만: 높은 상관관계
3. ±0.4~0.7 미만: 다소 높은 상관관계
4. ±0.2~0.4 미만: 낮은 상관관계
5. ±0.2 미만 : 아주 낮은 상관관계

상관분석의 종류는 단순(이변량) 상관분석과 편상관분석(partial correlation)이 있다. **단순 상관분석**은 주로 **피어슨 상관계수**를 많이 이용하는데, 등간척도(양적자료) 이상의 경우에 분석하며, 스피어만 상관계수는 서열척도(둘 중 하나가 질적자료)의 경우에 사용한다. **편상관분석**은 실제로는 관련성이 없는데 제3의 혼란변수로 인해 관련성이 있다고 나타날 수 있다. 이런 경우에 혼란변수를 통계학적으로 조절하여 분석할 수 있다. 아래 그림에서 A와 B가 연관이 있는지 알아보고자 할 때 제3의 혼란변수 C를 제외한 A와 B의 상관관계를 보는 것이 편상관관계이다. 예를 들면, 혈압과 혈당과의 상관관계를 알아볼 때 연령을 통제변수로 하여 분석할 수 있다.

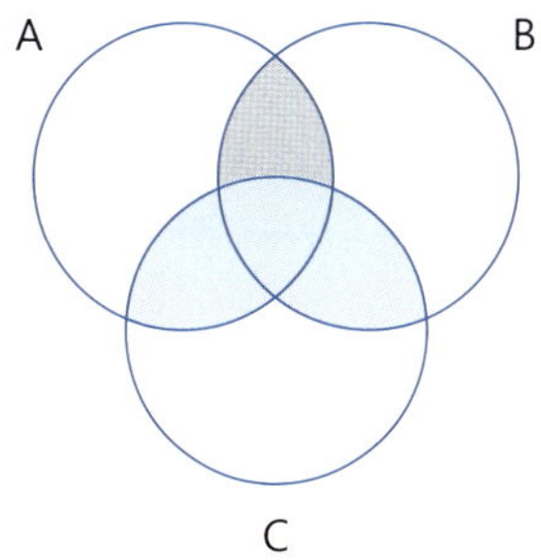

2. SPSS 실습

데이터 파일 '8장 피어슨 상관분석.sav'를 불러온다.

피어슨 상관관계 검정: 스트레스와 스마트폰 중독 간의 상관관계를 알아본다.

1 분석(A)

→ 상관분석(C)

→ 이변량 상관계수(B) 선택

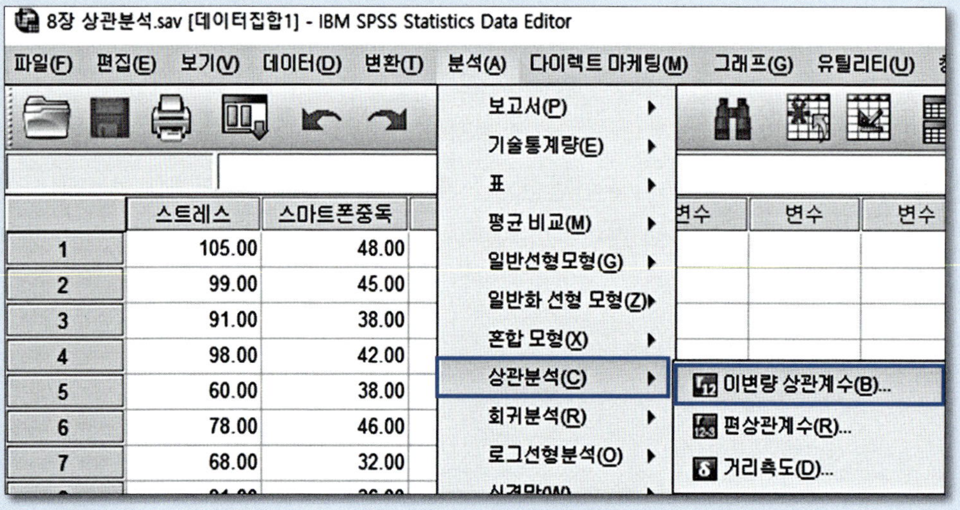

2 변수 이동

→ 변수(V)에 '스트레스', '스마트폰 중독' 이동

→ 상관계수에 Pearson 체크

→ 유의성 검정 → 양쪽(T) 체크

→ 옵션(O) 클릭 → 통계량에 평균과 표준편차(M) 체크 → 계속 → 확인

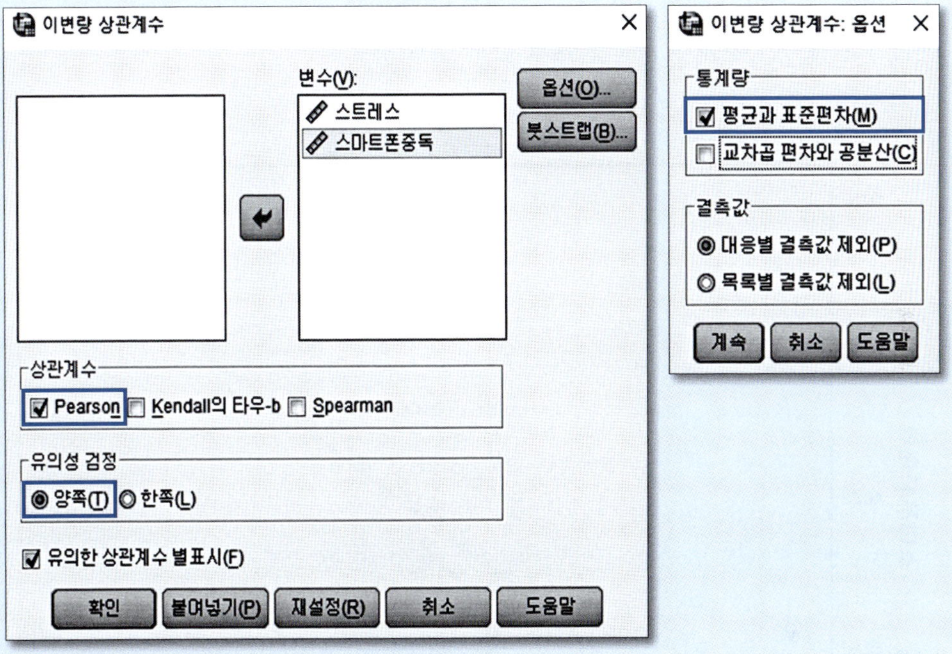

상관계수 설명

- Pearson: 변수 모두 양적변수일 경우 두 변수 간의 관계 검정
- Kendall의 타우-b, Spearman: 표본수가 30개 미만, 또는 변수가 서열척도인 경우 변수간의 순위로 관계 검정

3. 결과해석

첫째. 가정 확인하기: 변수들 간의 선형성을 확인한다.

산점도(scatter plot)를 이용하여 그래프로 관련성을 확인한다.

[그래프(G) → 레거시 대화상자(L) → 산점도/점도표(S) 클릭 → 단순산점도 클릭 → 정의 → X축에 스트레스, Y축에 스마트폰 중독 이동 → 확인]

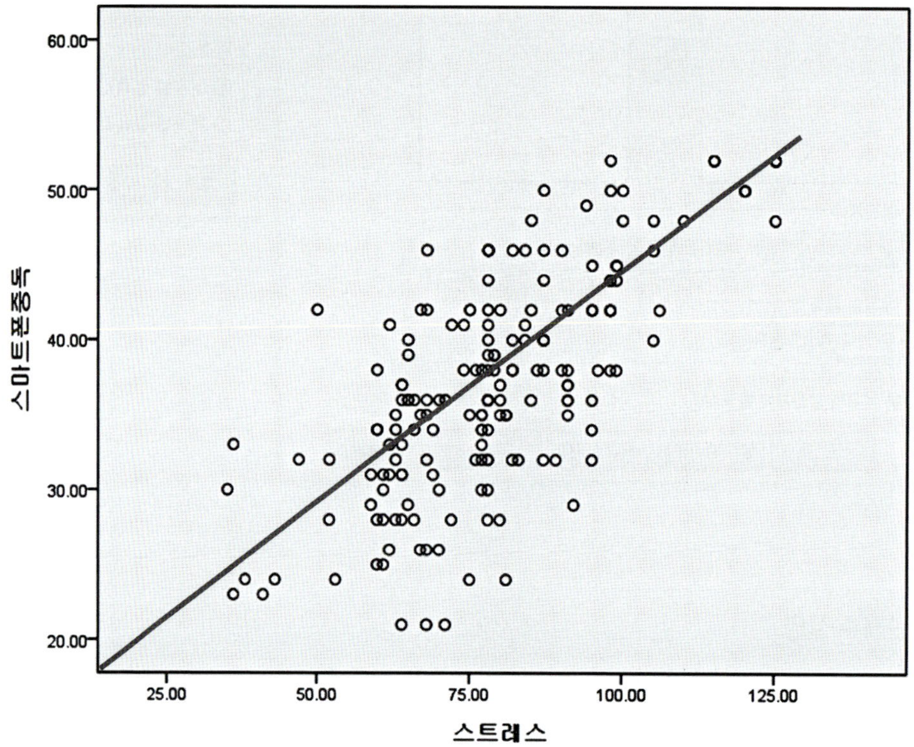

둘째. 가정 확인하기: 독립변수, 종속변수는 등간척도 이상이다.

스트레스, 스마트폰 중독 모두 등간척도인 양적변수이므로 조건을 만족한다.

셋째. 상관관계 해석하기: 변수들 간의 상관계수 r값을 검정한다.

스트레스가 평균 78.60, 스마트폰 중독이 평균 37.01, 표본 수는 180이다. Pearson 상관계수 값에 [*]는 상관계수가 의미 있는 경우에 표시되며, 두 변수 간의 r값은 .691, 유의확률은 .000이다. 따라서 두 변수들 간의 상관관계는 유의수준 .05보다 작으므로 귀무가설을 기각하고 대립가설을 채택해야 한다. 따라서 스트레스와 스마트폰 중독 간의 상관관계는 정적

상관으로 스트레스가 높을수록 스마트폰 중독이 높다고 할 수 있다.

H_0: 스트레스와 스마트폰 중독 간에 관계가 없다.

H_1: 스트레스와 스마트폰 중독 간에 관계가 있다.

기술통계량

	평균	표준편차	N
스트레스	78.6000	17.28551	180
스마트폰중독	37.0111	7.30653	180

상관계수

		스트레스	스마트폰중독
스트레스	Pearson 상관계수	1	.691**
	유의확률 (양쪽)		.000
	N	180	180
스마트폰중독	Pearson 상관계수	.691**	1
	유의확률 (양쪽)	.000	
	N	180	180

**. 상관계수는 0.01 수준(양쪽)에서 유의합니다.

TIP

상관관계 분석순서를 기억해요!!

1. 자료의 특성 파악하기: 명목, 서열, 등간, 비율척도
2. 산점도(단순, 행렬)의 그래프에서 선형적 관계 확인하기
3. 상관관계 분석하기
4. 결과 해석하기: 유의도 값을 보고 상관관계가 있는 변수 선택
5. 결론 내리기

4. 연구보고서 작성

대학생의 스트레스와 스마트폰 중독 간에는 유의한 정적 상관관계가 있는 것으로 나타나서(r=.691, p<.001) 스트레스가 높을수록 스마트폰 중독이 높다는 것을 알 수 있다.

● 〈표 8-1〉 스트레스와 스마트폰 중독과의 관계

(N=180)

변수	스트레스	스마트폰 중독
스트레스	1	.691 (p<.001)
스마트폰 중독		1

연습문제

예제 8-1-1 다음 연구에 대해 읽고 빈칸에 해당내용을 작성하고, 통계분석한 후 결과표와 해석을 기술하시오(예제 8-1-1.sav).

연구문제		초등학생의 흡연에 대한 지식, 자기표현 간에 관계가 있는가?
연구설명		초등학생을 대상으로 흡연에 대한 지식, 자기표현 간에 상관관계가 있는지 알아본다. 지식, 자기표현은 연속변수이다.
가설설정	귀무가설	
	대립가설	
변수	독립변수	
	종속변수	
척도	독립변수	
	종속변수	

연구보고서 작성

〈표〉 제목: (N=)

변수		
	1	
		1

〈해석〉

예제 8-1-2 다음 연구에 대해 읽고 빈칸에 해당내용을 작성하고, 통계분석한 후 결과표와 해석을 기술하시오(예제 8-1-2.sav).

연구문제		호스피스 환자의 통증, 우울, 피로, 수면 간에 관계가 있는가?
연구설명		호스피스 환자를 대상으로 통증, 우울, 피로, 수면 간에 상관관계가 있는지 알아본다. 통증, 우울, 피로는 연속변수이고, 수면은 불연속변수이다.
가설설정	귀무가설	
	대립가설	
변수	독립변수	
	종속변수	
척도	독립변수	
	종속변수	

연구보고서 작성

〈표〉 제목:

(N=)

변수					
	1				
		1			
			1		
				1	

〈해석〉

제9장

신뢰도 (Reliability)

학습목표

1. 주요개념을 이해한다.
2. 신뢰도 분석의 SPSS 실습 및 결과를 해석한다.
3. 연구보고서를 작성한다.
4. 신뢰도 분석의 예제를 실습한다.

주요용어

내적 일관성, Cronbach's alpha(α)

신뢰도(Reliability) 분석이란?

질문지에 의해 수집된 자료가 오차 없이 신뢰할 만한 자료인지를 검정해야 할 때 신뢰도를 제시하게 된다. 신뢰도란 요인분석을 통해 타당도가 검정된 설문문항이 얼마나 일관성 있게 측정되었는지 검정하는 통계기법이다. 즉, 타당도가 검정된 측정도구를 이용하여 응답자들이 시간이나 상황에 따라 영향을 받지 않고 유사한 결과는 나타낼 때 일관성이 있다고 볼 수 있다.

신뢰도 분석은 언제 이용하나요?

• 논문예시1: 실버타운 거주 노인의 건강증진행위에 대한 연구

-연구목적: 건강증진행위는 기존에 개발된 측정도구를 사용하여 신뢰도를 검정한다.
-통계방법: 연구대상자가 응답한 건강증진행위 측정도구의 신뢰도는 Cronbach's α값으로 분석한다. 결과해석은 Cronbach's α값이 .91로 나타나서 신뢰도가 확보되었다.

• 논문예시2: 간호대학생의 회복탄력성이 우울감에 미치는 영향

-연구목적: 회복탄력성과 우울은 기존에 개발된 측정도구를 사용하여 신뢰도를 검정한다.
-통계방법: 연구대상자가 응답한 회복탄력성과 우울 측정도구의 신뢰도는 Cronbach's α값으로 분석한다. 결과해석은 우울의 신뢰도가 .722이었고, 회복탄력성의 경우 신뢰도가 낮아서 200명의 자료를 바탕으로 탐색적, 확인적 요인분석을 통해 문항분석을 실시하여 재구성한 결과 원 척도의 일부문항이 제거되어 53문항에서 32문항으로 조정되었다. 전체 32문항에 대한 Cronbach's α값은 .869로 나타나서 신뢰도가 확보되었다.

1. 주요개념

신뢰도 분석은 설문조사에 답한 응답자가 설문항목에 대해 정확하고 일관되게 작성하였는지 **측정문항들의 내적 일관성(internal consistency)**을 알아보는 방법이다. 즉 문항들 간의 일관성이 있어서 하나의 개념을 어느 정도 잘 표현하는지 검증할 수 있으며, 이것은 **Cronbach's alpha(α) 계수**로 측정된다. Cronbach's α 계수는 0~1의 값을 가지며, 1에 가까울수록 높은 신뢰성을 가진다고 할 수 있다. 보통 **.6 이상**이면 신뢰성이 어느 정도 있는 것으로 간주한다. .6보다 작으면 내적 일관성이 결여된 것으로 받아들여지는데, 이때 신뢰도가 낮은 문항을 찾아내어 제거함으로써 Cronbach's α 계수를 높일 수 있다.

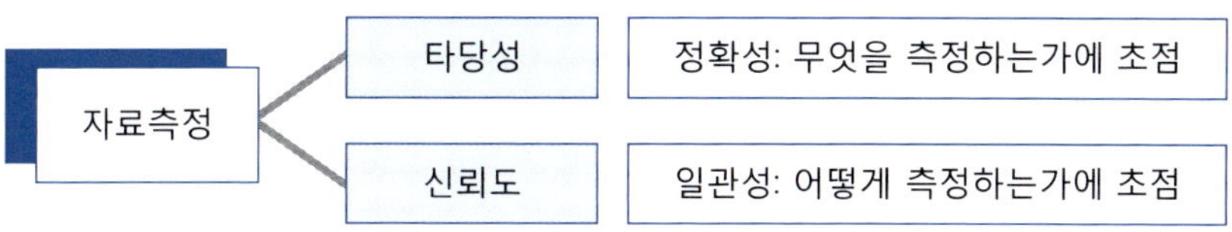

예를 들면, 자기효능감 13문항의 측정도구에 대해 신뢰도를 구하고자 한다. 신뢰도 분석 결과 전체 항목들의 신뢰도 Cronbach's α값은 .75이었다. 판정기준을 .6으로 한 경우 13개의 항목들은 자기효능감이라는 같은 개념을 평가하는 데 신뢰성이 있다고 판단한다. 이때 어떤 변수를 제거하거나 삽입하면 α값이 변동된다. 어떤 변수를 제거했을 때 α값이 상승된다면 그 항목은 제외하는 것이 신뢰성을 높일 수 있다. 한편, 어떤 항목을 제거하면 α값이 .79로 증가되지만 .75는 .6 이상이고 신뢰성이 있다고 판단되므로 연구자가 그대로 항목을 제거하지 않고 유지할 수도 있다.

TIP

신뢰도의 판단 기준을 기억해요!!

Alpha .5 이하: 신뢰도를 허용할 수 없다.
Alpha .6 이상: 신뢰도가 있다.
Alpha .7 이상: 신뢰도가 약간 높다.
Alpha .8 이상: 신뢰도가 높다.
Alpha .9 이상: 신뢰도가 매우 높다.

TIP

신뢰도 계수를 높이는 방법을 기억해요!!

1. 측정 항목 중 애매모호한 문구는 모호성 제거하기
2. 응답자의 일관성 있는 답변을 하도록 설문조사하기
3. 신뢰도가 검증된 기존 측정도구 활용하기
4. 유사한 속성을 지닌 측정항목 수 증가하기
5. 역점수로 코딩된 경우 리코딩(recoding)한 후 신뢰도 구하기
6. 측정항목 중 낮은 신뢰도가 나오는 항목은 제외하고 신뢰도 구하기

2. SPSS 실습

데이터 파일 '9장 신뢰도.sav'를 불러온다.

신뢰도 검정: 암 예방행위 측정도구의 Cronbach's α값을 구한다.

1 분석(A)

→ 척도(A) → 신뢰도분석(R) 선택

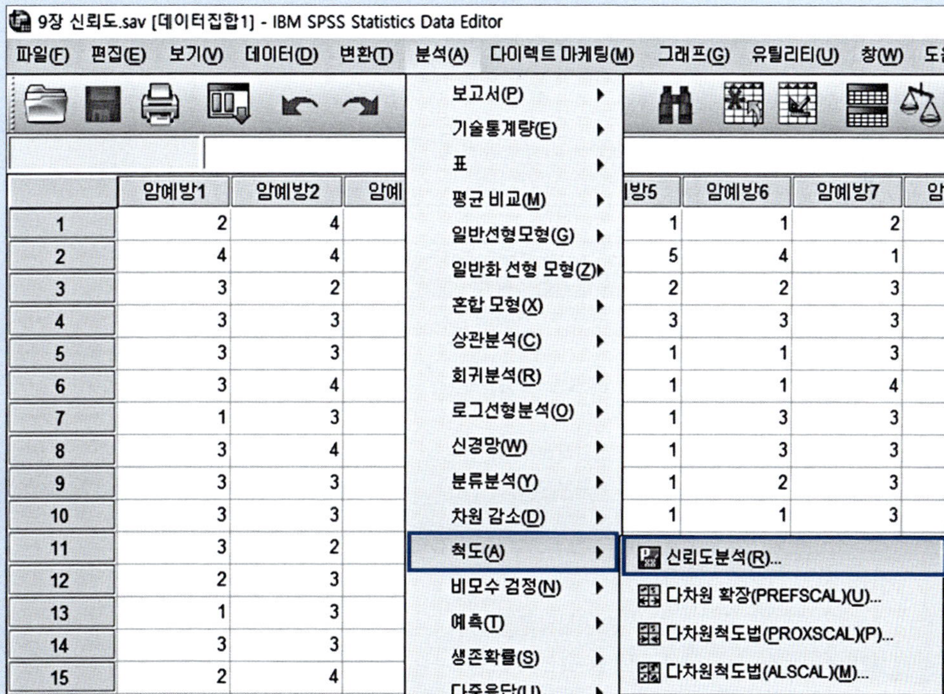

2 변수 이동

→ 항목(I)에 문항 이동

→ 모형(M)은 알파(Cronbach α) 선택

→ 통계량(S) → 항목제거시 척도(A) 체크 → 계속 → 확인

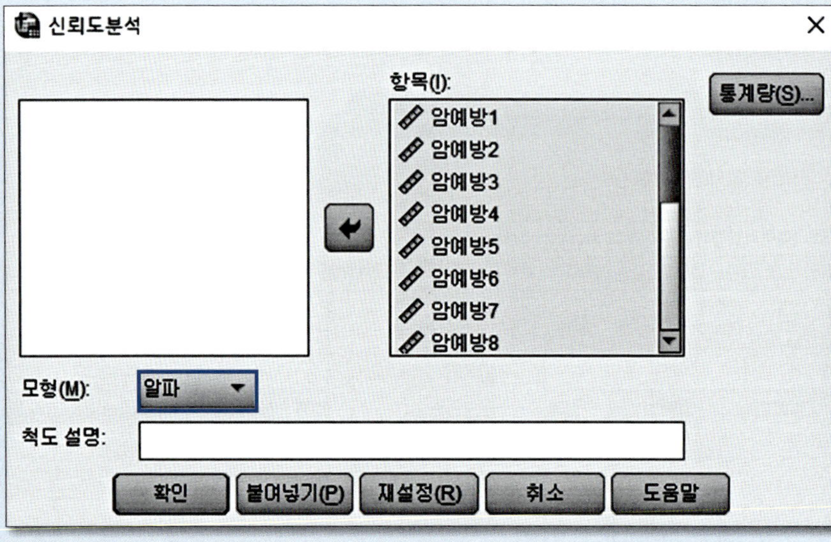

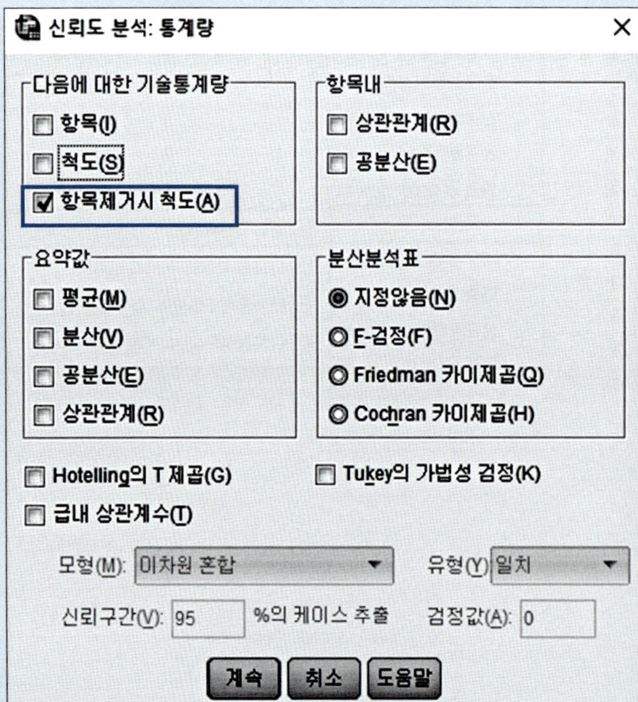

3. 결과해석

첫째. 신뢰도 해석하기: 전체 항목의 Cronbach's α값 확인하기

신뢰도 통계량은 **항목 전체의 신뢰도**를 보여준다. 암 예방행위 20개 항목 전체 Cronbach's α 계수는 .795라는 의미이다. .6보다 높고 1에 가까우니 높은 신뢰도를 가지고 있다고 말할 수 있다.

신뢰도 통계량

Cronbach의 알파	항목 수
.795	20

둘째. 신뢰도 높이기: 각 항목의 Cronbach's α값 확인하기

항목 총계 통계량을 보면 각각의 항목을 지칭하며 '수정된 항목-전체 상관관계'는 신뢰도가 낮은 항목을 알려주는 지표이다. 보통 .3 미만이면 신뢰도를 저해하는 항목이라고 하여 제거한다. '**항목이 삭제된 경우 Cronbach 알파**'는 어느 하나의 항목이 삭제되었을 때 전체의 신뢰도 계수가 어떻게 변하는지 알려준다. 전체 항목의 신뢰도를 알려주는 신뢰도 통계량 값보다 높게 나타나면 그 항목은 제거대상이 된다. 암예방3 항목의 경우 전체 값 .795보다 높아서 이 항목을 제거하고 다시 신뢰도 분석을 실시하면 .840이 나타난다는 의미이다. 하지만 전체 신뢰도 계수가 .795로 신뢰성이 확보되므로 항목을 제거하지 않고 그대로 유지한다.

항목 총계 통계량

	항목이 삭제된 경우 척도 평균	항목이 삭제된 경우 척도 분산	수정된 항목-전체 상관관계	항목이 삭제된 경우 Cronbach 알파
암예방1	52.83	102.952	.431	.783
암예방2	52.51	102.425	.442	.782
암예방3	52.05	95.421	.170	.840
암예방4	52.44	102.762	.466	.782
암예방5	53.92	108.434	.203	.794
암예방6	53.51	104.872	.379	.786
암예방7	52.55	103.112	.528	.780
암예방8	51.70	101.293	.561	.777
암예방9	51.87	101.135	.581	.776
암예방10	51.92	102.990	.449	.782
암예방11	52.97	101.688	.402	.784
암예방12	53.88	106.928	.240	.793
암예방13	52.43	101.299	.496	.779
암예방14	53.33	103.723	.424	.784
암예방15	52.00	102.375	.457	.782
암예방16	52.65	103.501	.448	.783
암예방17	52.13	103.297	.407	.784
암예방18	52.48	101.546	.372	.786
암예방19	53.51	105.183	.338	.788
암예방20	51.49	106.296	.272	.791

4. 연구보고서 작성

논문에서 연구도구를 설명할 때 다음과 같이 기술한다.

암 예방행위 측정도구: 암 예방행위는 Kim과 Lee(2006)의 연구에서 사용한 일반적 암 예방행위 측정도구를 사용하였다. 총 20문항으로 구성되어 있으며, 각 문항은 5점 척도로 최저 5점에서 최고 100점까지 가능하며 점수가 높을수록 암 예방행위 정도가 높음을 의미한다. Kim과 Lee(2006)의 연구에서의 신뢰도는 Cronbach's α값이 .730이었고, 본 연구에서의 신뢰도는 Cronbach's α값이 .795이었다.

연습문제

예제 9-1-1 다음 연구도구에 대해 해당하는 통계분석을 실행한 후 연구결과를 해석하시오(예제 9-1-1.sav).

신뢰도 분석	스마트폰 중독 측정도구의 신뢰도 Cronbach's α 계수를 검정한다.
연구도구	대학생의 스마트폰 중독을 알아보기 위해 한국정보화진흥원(2013)에서 신뢰도와 타당도가 검정된 성인용 스마트폰 중독 자가진단척도를 사용하였다. 총 15문항으로 "매우 그렇다"에서 "전혀 그렇지 않다"까지 Likert식 4점 척도이며, 점수가 높을수록 스마트폰 중독이 높은 것을 의미한다. 부정문항은 역 채점하여 처리하였다. 스마트폰 중독척도의 개발 당시 신뢰도는 Cronbach's α값이 .814였다.

연구결과 해석

〈신뢰도 통계량: Cronbach's α〉

〈항목 총계 통계량: 항목이 삭제된 경우 Cronbach 알파〉

예제 9-1-2 다음 연구도구에 대해 해당하는 통계분석을 실행한 후 연구결과를 해석하시오(예제 9-1-2.sav).

신뢰도 분석	당뇨자가관리 행위 측정도구의 신뢰도 Cronbach's α 계수를 검정한다.
연구도구	당뇨병에 대한 자가관리 행위는 김영옥(1996)이 개발한 자가간호행위 측정도구를 사용하였다. 문항구성은 식이실천 7문항, 약물투여 3문항, 신체적 운동 2문항, 당검사 3문항, 일반적인 건강관리 5문항의 총 20문항으로 되어 있다. 각 문항에 대한 평가는 '언제나 잘했다' 5점에서 '전혀 못했다' 1점으로 최저 20점에서 최고 100점까지이며 점수가 높을수록 대상자의 자가간호행위 수행정도가 높음을 의미한다. 당뇨자가관리 행위 척도의 개발 당시 신뢰도는 Cronbach's α값이 .842였다.

연구결과 해석

〈신뢰도 통계량: Cronbach's α〉

〈항목 총계 통계량: 항목이 삭제된 경우 Cronbach 알파〉

제10장

회귀분석
(Regression Analysis)

학습목표

1. 주요개념을 이해한다.
2. 회귀식의 평가 및 해석을 설명한다.
3. 단순회귀분석의 SPSS 실습 및 결과를 해석한다.
4. 다중회귀분석의 SPSS 실습 및 결과를 해석한다.
5. 연구보고서를 작성한다.
6. 회귀분석 예제를 실습한다.

주요용어

회귀식, 잔차의 독립성, 다중공선성, 회귀계수, 결정계수

회귀분석(Regression)이란?

변수 간의 인과관계를 분석하는 방법으로 독립변수의 변화로 종속변수의 변화를 예측하는 데 사용한다. 회귀분석은 2가지 방법이 있으며 첫째 독립변수의 변화에 따라 종속변수의 값이 어떻게 변하는지 예측하는 경우, 둘째 독립변수와 종속변수 사이에 영향관계를 설명하는 경우에 이용한다. 회귀분석의 종류에는 단순회귀분석과 다중회귀분석으로 나뉘는데 독립변수가 하나이면 **단순회귀분석**이고, 독립변수가 여러 개이면 **다중회귀분석**이라고 한다.

단순회귀분석(simple regression analysis)

단순회귀분석은 언제 이용하나요?

• 논문예시1: 부모의 의사소통이 자녀의 의사소통에 미치는 영향

-연구목적: 부모의 의사소통이 자녀의 의사소통에 영향을 미치는가?
-통계방법: 부모의 의사소통(한 개의 독립변수)이 자녀의 의사소통(종속변수)에 미치는 영향을 예측하기 위하여 단순회귀분석을 이용한다.

• 논문예시2: 청소년의 우울이 자살생각에 미치는 영향

-연구목적: 청소년의 우울이 자살생각에 미치는 영향은 어떠한가?
-통계방법: 우울(한 개의 독립변수)과 자살생각(종속변수) 간에 미치는 영향 관계를 어느 정도 설명하는지 알아보기 위하여 단순회귀분석을 이용한다.

1. 주요개념

회귀분석은 변수 간의 관계를 분석하는 통계방법으로 독립변수의 변화로 종속변수의 변화를 예측하는 데 사용한다. 원인이 되는 변수를 설명변수 또는 독립변수, 결과를 관측하는 변수를 반응변수 또는 종속변수라고 한다.

하나의 독립변수와 하나의 종속변수 사이의 선형모형을 단순회귀모형이라고 하며, 종속변수의 값이 독립변수의 값에 의해 결정되는 선형방정식이다.

예를 들면, 흡연량과 구강건강상태 간의 관계를 분석하는 경우 단순히 두 변수 사이의 관계뿐만 아니라 흡연량에 따른 구강건강상태를 예측해 볼 수 있다. 흡연량은 독립변수이고 구강건강상태는 종속변수가 되는 단순회귀분석을 이용한다. 하나의 독립변수가 종속변수를 예측하는 직선적인 비례관계이며, 변수의 수준은 독립변수와 종속변수 모두 양적변수인 등간척도, 비율척도를 사용한다.

$$\text{회귀식(회귀모형): Y(구강건강상태)} = \beta_0 + \beta_1 \text{X(흡연량)} + \varepsilon$$

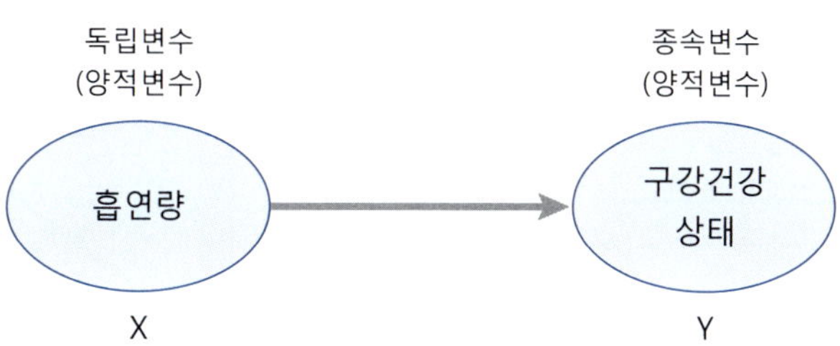

회귀식 또는 회귀모형

$Y = \beta_0 + \beta_1 X + \varepsilon$
Y: 회귀식에 의해 예측된 값
β_0: 절편(상수)
β_1: 회귀계수(기울기)
X: 독립변수
ε: 오차항

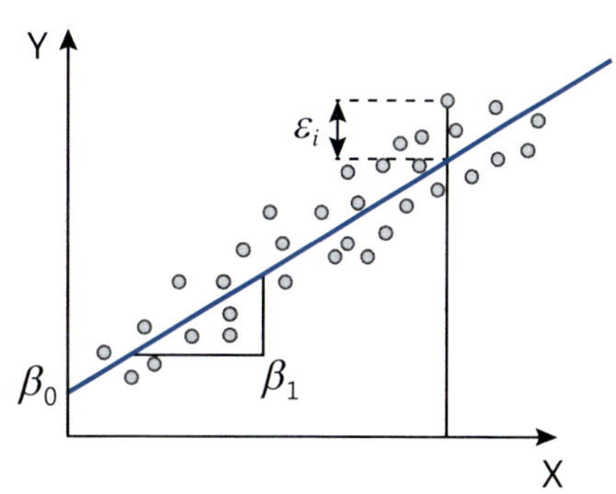

회귀식은 독립변수 X와 종속변수 Y의 관계를 표현한 것이다. 회귀분석에서는 회귀식 $Y=\beta_0+\beta_1X+\varepsilon$을 찾는 것이 중요하며, 이 식을 결정하는 요소가 바로 **오차항** ε_i이다. 모집단에서는 오차, 표본에서는 잔차라고 한다. 잔차(오차)란 일반적으로 모집단 회귀모형에서 독립변수 X로 종속변수 Y를 설명할 수 없는 부분을 의미한다. 잔차는 표본집단의 회귀모형에서 오차항을 추정한 값이다.

회귀분석에서는 회귀식에 대하여 가설검정을 한다. 즉, 표본의 회귀식으로 모집단의 회귀식을 추정하는 것이다. 이 회귀식에서 가장 중요한 요소는 바로 **기울기인** β_1**의 회귀계수**이다. 아래 그림처럼 기울기가 0, 즉 $\beta_1=0$라는 것은 독립변수로 종속변수를 예측할 수 없다는 것을 뜻하며, 다시 말하면 독립변수는 종속변수에 영향을 주지 않는다는 것을 의미한다. 기울기가 0이 아니라는 것은, 즉 $\beta_1>0$은 독립변수로 종속변수를 예측할 수 있다는 것을 뜻하며, 다시 말하면 독립변수는 종속변수에 영향을 준다는 것을 의미한다. 따라서 귀무가설 H_0는 기울기가 0이고, 대립가설은 H_1은 기울기가 0이 아니라는 것으로 가설검정이 이루어진다.

$$H_0 : \beta_1 = 0 \qquad H_1 : \beta_1 \neq 0$$

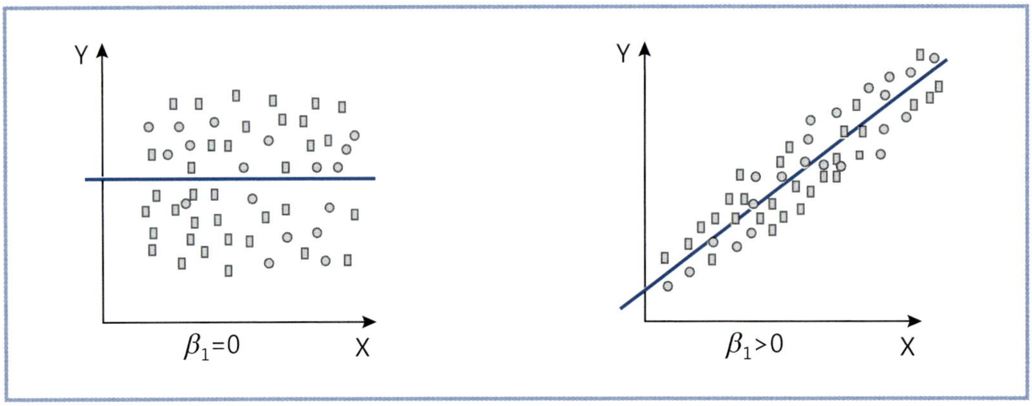

2. 회귀식의 평가 및 해석

첫째. 기본가정 검정

회귀식 또는 회귀모형은 다음과 같이 기본가정이 충족되어야만 신뢰성이 있으며, 데이터(data)의 가정과 잔차에 대한 가정으로 나눌 수 있다. 잔차의 가정은 확인할 수 있지만 데이터의 가정은 그렇지 못하다. 그래서 회귀분석을 수행하기 전에 이들 **잔차(오차)의 가정**을 꼭 확인해야 한다.

데이터의 기본가정

- 독립변수와 종속변수의 데이터는 연속변수이어야 한다.
- 종속변수는 정규분포를 따라야 한다.
- 데이터의 분산이 등분산이어야 한다.
- 종속변수는 양적변수이어야 한다.

잔차에 대한 가정

- 잔차는 선형성을 따른다(산점도 확인).
- 잔차의 분산이 등분산성이어야 한다(산점도 확인).
- 잔차가 정규분포를 해야 한다(정규 P-P 도표 확인).
- 잔차들은 서로 간에 독립적이다(Durbin-Watson 확인).

잔차에 대한 가정은 다음과 같다.

◎ **선형성, 등분산성**: **산점도(scatter plot)**를 확인한다. 잔차의 분포가 0을 중심으로 대칭이고(선형성), 균일한 띠를 형성하면(등분산성) 조건을 모두 만족한다.

◎ **정규분포**: 회귀표준화 잔차의 **정규 P-P 도표**를 확인한다. 잔차의 정규성은 그래프를 보고 판단한다. 대각선을 중심으로 데이터들이 균일하게 분포되어야 한다.

◎ **독립성**: 종속변수 내 상관관계를 말하며, 회귀분석에서 종속변수는 독립적이어야 한다. 즉, 한 측정값이 다른 측정값에 영향을 주지 않아야 한다. 예를 들면, 흡연량이 구강건강에 미치는 영향에 관해 조사한 경우 첫 번째 사람은 20점이고 두 번째 사람은 35점일 때 이 두사람의 구강건강의 점수는 서로 영향을 받지 않아야 한다. 따라서 개개인의 구

강건강점수는 서로 상관관계가 없고 독립적이어야 한다.

독립성 검정은 **Durbin-Watson** 통계량을 확인한다. 잔차가 독립성을 가지는 것은 **자기상관이 없다는 것**을 의미하며, 자기상관이 있다는 것은 독립성이 없다는 것을 의미한다. Durbin−Watson값은 0~4까지의 값을 가지며, 2값을 가지면 완전한 독립이라고 판단한다. 0이나 4에 가까우면 자기상관이 있어서 독립성에 위배된다.

둘째. 단순회귀분석 해석

단순회귀분석 결과는 분산분석, 회귀계수, 결정계수의 순으로 해석한다.

◎ 분산분석(ANOVA)

- 분산분석의 유의도 값은 독립변수가 종속변수에 유의한 영향을 주는지를 확인하는 통계량으로 회귀직선의 적합도 검정을 한다. 단순회귀분석의 가설은 다음과 같다.

  H_0: 회귀계수의 기울기가 0이다(독립변수는 종속변수에 영향을 주지 않는다의 의미).
  H_1: 회귀계수의 기울기가 0이 아니다(독립변수는 종속변수에 영향을 준다의 의미).

  가설검정결과 유의하면($p<.05$) 대립가설을 받아들여 독립변수는 종속변수에 영향을 준다는 것을 알 수 있다.

◎ 회귀계수(B/β)

- 하나의 독립변수가 종속변수에 어떠한 영향을 주는지 비표준화 회귀계수 B값을 통해 알 수 있다. 여기에서 회귀계수의 부호가 중요하다. 예를 들면 B_1=.163이면 부호가 양수(+)이므로 독립변수가 높을수록 종속변수가 증가한다는 것을 의미한다. B_1=−.143이면 부호가 음수(−)이므로 독립변수가 낮을수록 종속변수가 증가한다는 것을 의미한다.

- **비표준화 회귀계수(unstandardized regression coefficient)**는 예측모형을 만드는 데 사용하며 회귀식에서 각 독립변수 앞에 있는 B_1의 값을 말한다.
- **표준화계수(standardized regression coefficient)**는 비표준화 회귀계수(B_1)와 구별하기 위하여 **β(베타, Beta)**로 표시하며, 회귀계수의 값을 −1과 +1 사이의 값으로 표준화시킨 값을 말한다. 단순회귀분석에서는 고려하지 않아도 된다.

◎ 결정계수(R^2)

- 회귀분석에서 가장 중요한 통계량 중의 하나가 결정계수이다. 독립변수가 종속변수를 설명하는 설명력을 의미한다.
- 결정계수는 0과 1 사이의 값을 가진다. 결정계수(R^2)가 .56이라면 이 회귀식에 의해 설명되는 설명량은 56%가 된다. 즉, 결정계수가 1에 가까울수록 회귀식의 적합도는 높아지고 자료들을 잘 설명하고 있음을 의미한다. 단일회귀분석에서는 수정된 결정계수를 고려하지 않아도 된다.

TIP

단순회귀분석의 해석 순서를 기억해요!!

1. 기본가정 확인하기
   - 선형성: 산점도가 0을 중심으로 대칭
   - 등분산성: 산점도의 분포
   - 정규성: P-P 도표
   - 독립성: Durbin-Watson값

2. 회귀분석 결과 해석하기
   - 분산분석표: 유의도 검정(F값, *p*-value)
   - 회귀계수: 독립변수의 유의도와 B값(양/음)의 영향관계 확인
   - 결정계수(R^2): 설명력 확인

3. SPSS 실습

데이터 파일 '10장 회귀분석.sav'를 불러온다.

단순회귀분석: 스트레스가 스마트폰 중독에 영향을 미치는지를 알아본다.

1 분석(A)

→ 회귀분석(R)

→ 선형(L) 선택

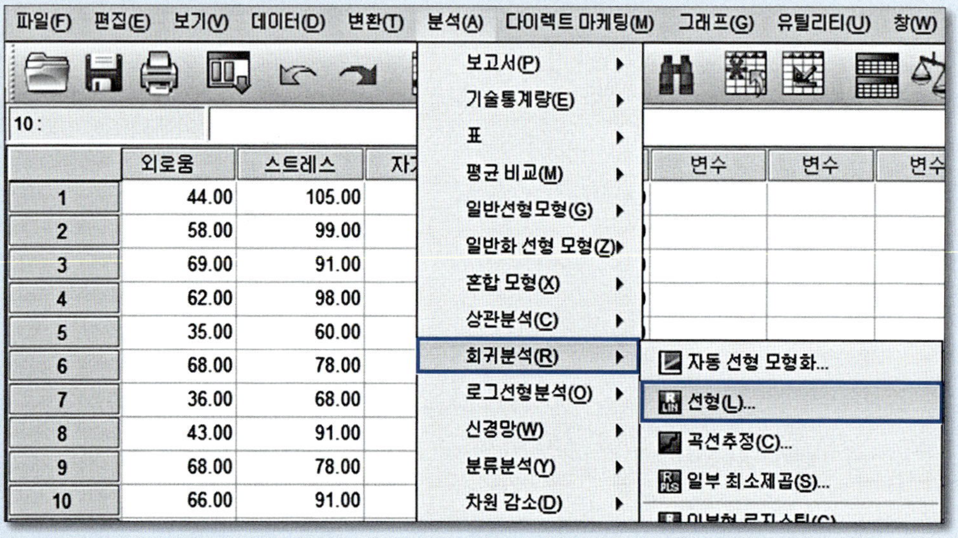

2 변수 이동

→ 독립변수(I)에 '스트레스' 이동

→ 종속변수(D)에 '스마트폰중독' 이동

→ 방법(M)에서 '입력' 선택

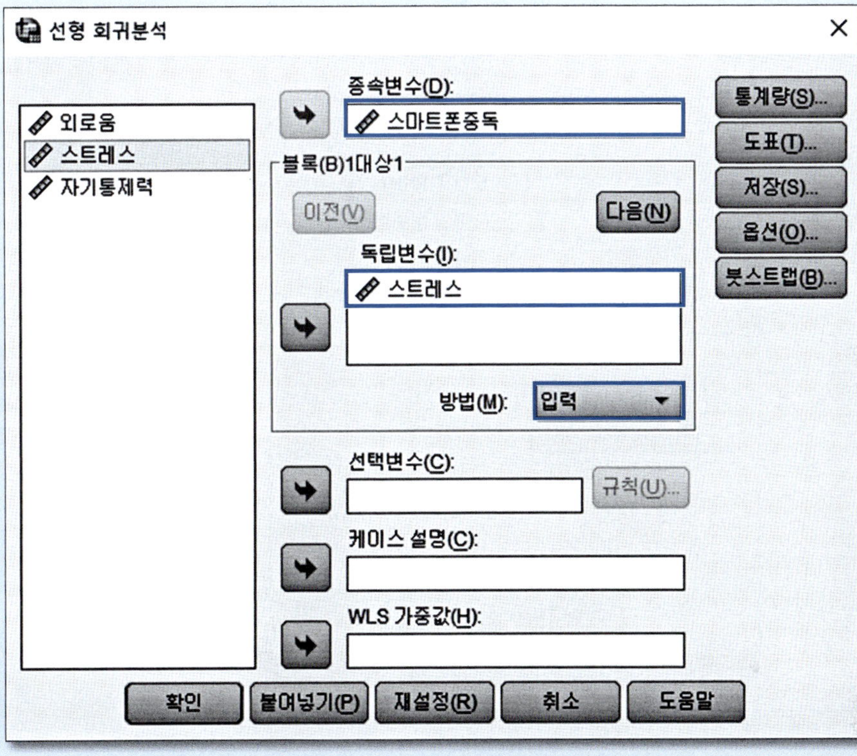

3 통계량(S) 클릭

→ 회귀계수에서 추정값(E) 체크

→ 모형 적합(M) 체크

→ 잔차에서 Durbin-Watson(U) 체크

→ 계속

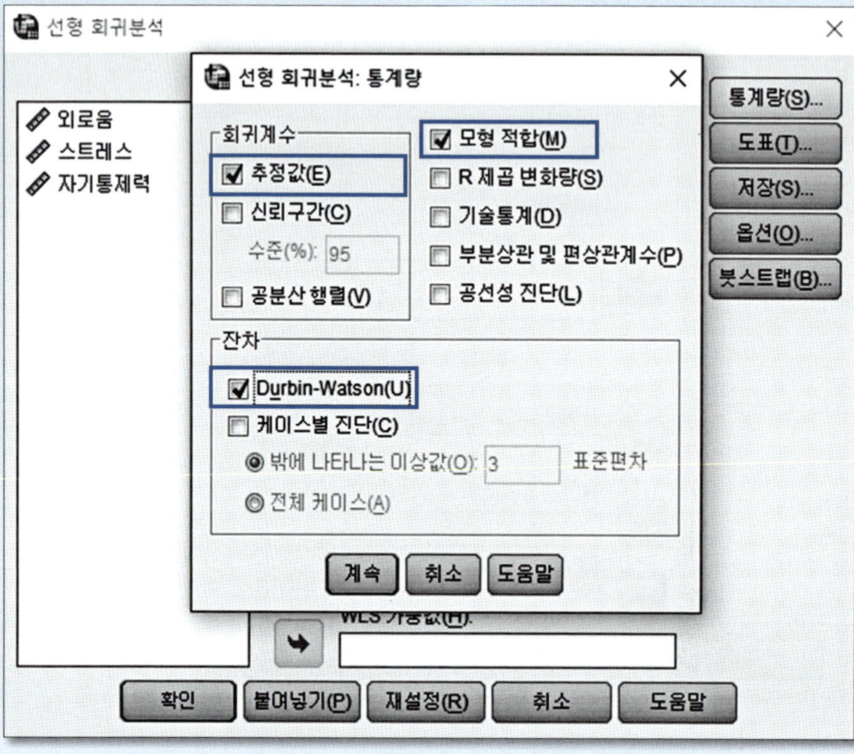

회귀분석의 통계량 설명

- 추정값(E): 회귀계수 추정치
- 모형적합(M): R, R^2, 수정된 R^2, 표준오차 등, 분산분석표에는 자유도, 제곱합, 평균제곱, F값 등
- Durbin-Watson(U): 잔차의 독립성 가정을 검정하는 통계량 표시
  자기상관이 없다면, D-W값은 2에 가까운 값, 자기상관이 있다면, D-W값은 0, 또는 4에 가까운 값

4 도표(T) 클릭

→ ZRESID는 Y로, ZPRED는 X로 이동

→ 표준화 잔차도표에서 히스토그램(H), 정규확률도표(R) 체크

→ 계속

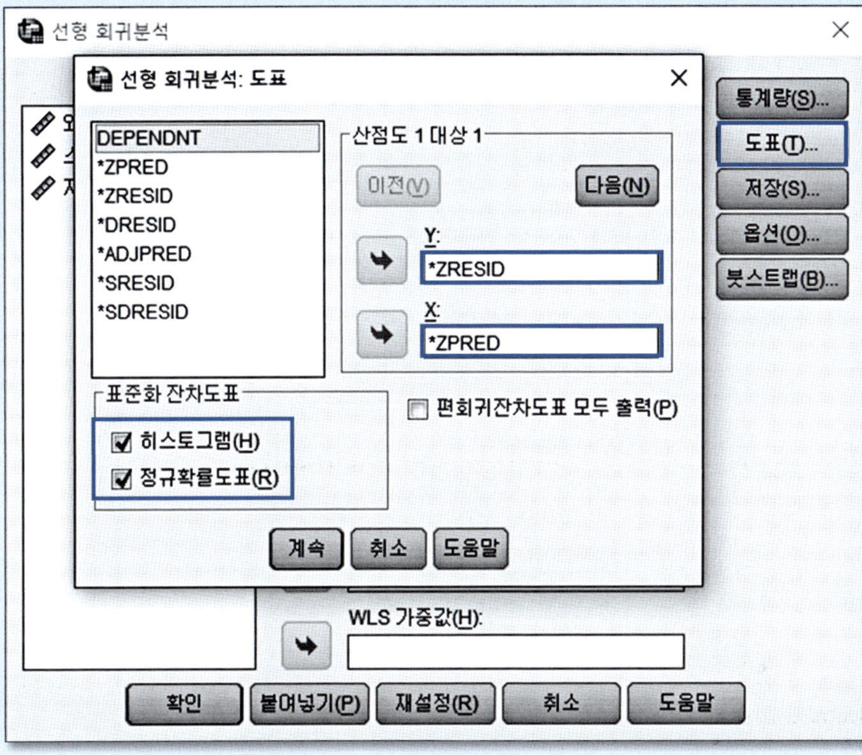

잔차의 등분산성 설명

- 도표: 잔차의 가정 중 등분산성과 선형성을 확인하기 위해 잔차 도표를 나타낸 그림
- 산점도: Y축의 ZRESID는 표준화 잔차를 의미하며, X축의 ZPRED는 표준화 예측값을 의미
  (*표준화 잔차: 잔차를 각각의 표준편차로 나누어 표준화한 값)
- 히스토그램(H): 표준화된 잔차의 히스토그램으로 정규분포곡선 같이 나타낸 그림
- 정규확률도표(R): 정규성 가정을 확인하는 정규확률도표 작성. 표준화 잔차들이 표준정규분포를 따르면 도표상의 점들이 45° 직선상에 놓이게 되며 정규성이 만족

5 저장(S) 클릭

→ 예측값에서 비표준화(U) 체크

→ 잔차에서 표준화(A) 체크

→ 거리에서 Cook의 거리(K) 체크

→ 영향력 통계량에서 표준화 DFFIT(T) 체크

→ 계속 → 확인

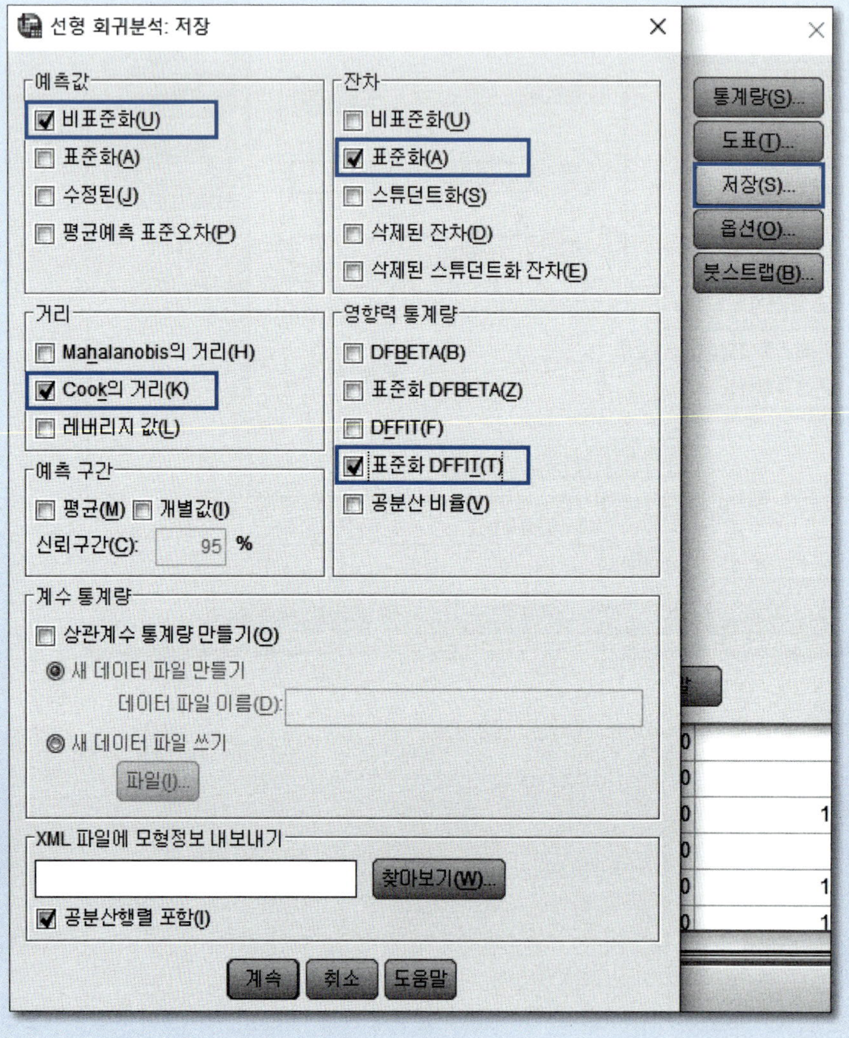

회귀분석 잔차와 통계량 설명

- 비표준화(U): 모형이 예측하는 종속변수의 값
- 잔차: 종속변수의 실제값에서 회귀방정식을 통해 예측된 값을 뺀 것
  - 표준화(A): 표준편차의 추정값으로 나눈 잔차. 표준화 잔차는 평균이 0, 표준편차가 1
- 거리: 회귀모형에 영향을 줄 수 있는 독립변수나 케이스에 대한 특수값 조합으로 케이스를 식별하는 척도
  - Cook의 거리(K): 특정 케이스를 회귀계수 계산에서 제외할 때 모든 케이스의 잔차가 얼마나 변경되는지에 대한 척도. Cook의 거리가 크면 회귀분석 통계 계산에서 케이스를 제외할 때 회귀계수에 크게 영향을 주게 됨
- 영향력 통계량: 회귀계수의 변경사항과 특수 케이스를 제외함으로 생기는 예측 값
  - 표준화 DFFIT(T): 적합값의 표준화된 차이, 특정 케이스를 제외하여 나타난 예측 값의 변화량

4. 결과해석

첫째. 기본가정 확인하기: 잔차의 선형성, 등분산성을 확인하기 위해 산점도를 점검한다.

특별한 모양이나 추세 없이 0을 중심으로 대칭적이고, 골고루 잘 분포되어 있어서 잔차의 선형성과 등분산성을 만족한다. 다음 산점도는 절대값 3 이상의 범위에서 벗어난 이상값이 존재하지 않는다. 만약 이상값이 있다면 제거하고 분석하면 설명력을 높일 수 있다.

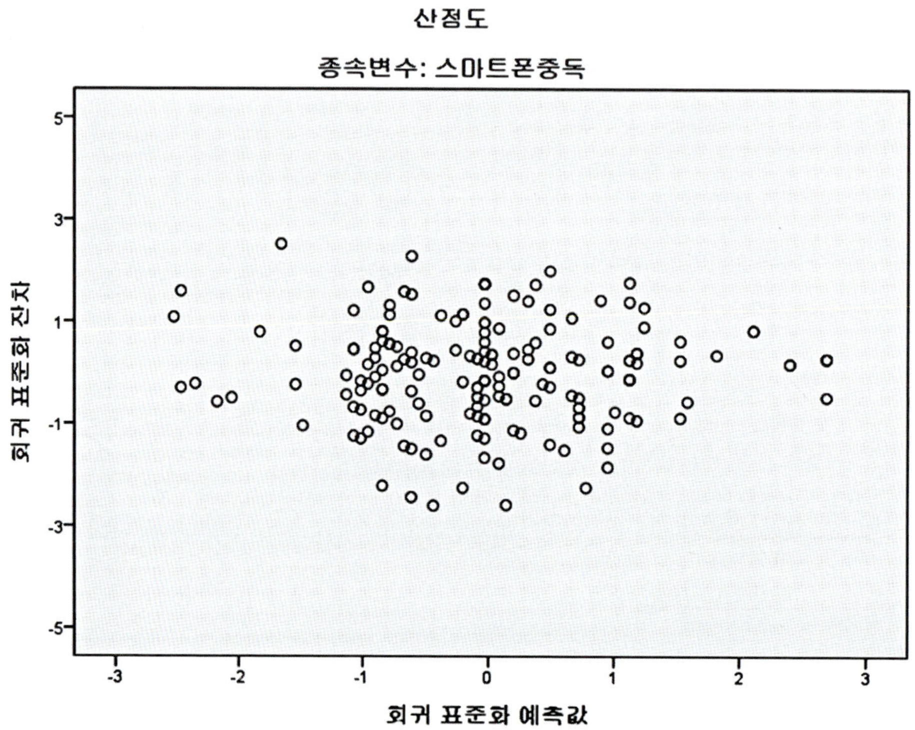

둘째. 가정 확인하기: 정규성을 검정한다.

회귀 표준화 잔차의 정규 P-P 도표를 확인한다. 대각선이 직선에 가까우면 정규분포라고 한다. 이 경우 대각선을 중심으로 정규분포를 따른다고 볼 수 있다.

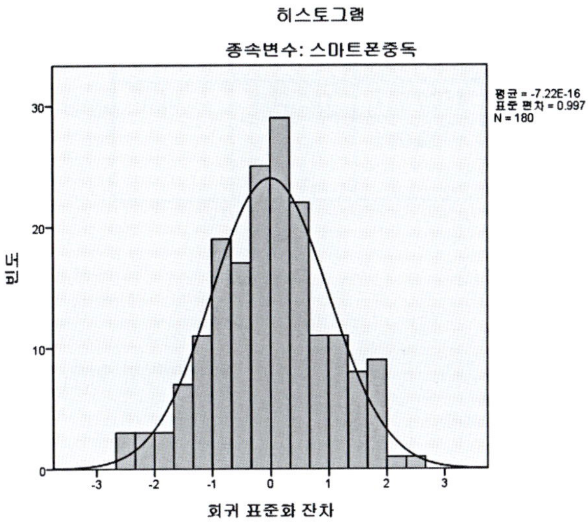

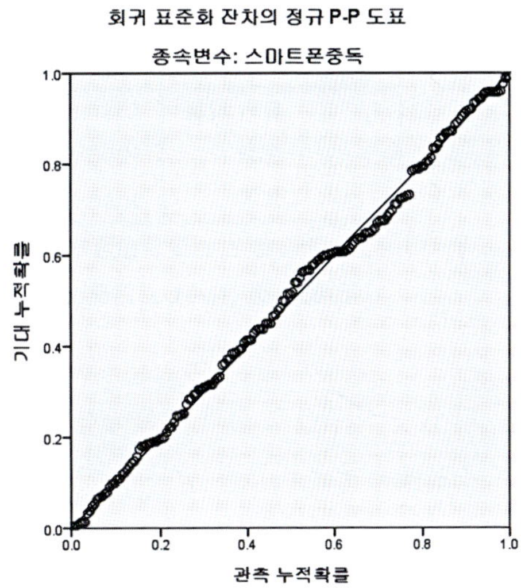

셋째. 가정 확인하기: 잔차의 독립성을 검정한다.

종속변수의 자기상관에 관한 문제를 확인한다. Durbin-Watson 값이 1.857로 2에 가까운 값을 가지므로 자기상관이 없다고 할 수 있어 잔차의 독립성 조건을 만족한다.

모형 요약[b]

모형	R	R 제곱	수정된 R 제곱	추정값의 표준오차	Durbin-Watson
1	.691[a]	.477	.474	5.29754	1.857

a. 예측값: (상수), 스트레스

b. 종속변수: 스마트폰중독

넷째. 회귀분석 결과 해석하기: 분산분석표의 유의도를 확인한다.

회귀분석 결과에서 가장 먼저 확인하는 사항으로 분산분석(F분석) 표에서 유의도를 확인한다. 유의하다면 독립변수가 종속변수에 영향을 준다는 것을 의미한다. 본 연구에서 F값이 162.508, p=.000으로 유의하게 나타나서 스트레스가 스마트폰 중독에 유의하게 영향을 준다는 것을 알 수 있다.

분산분석[a]

모형		제곱합	자유도	평균 제곱	F	유의확률
1	회귀 모형	4560.604	1	4560.604	162.508	.000[b]
	잔차	4995.374	178	28.064		
	합계	9555.978	179			

a. 종속변수: 스마트폰중독

b. 예측값: (상수), 스트레스

다섯째. 회귀분석 결과 해석하기: 회귀계수의 유의도와 B값(양/음)의 영향관계를 확인한다.

스트레스가 스마트폰 중독에 영향을 주는지 검정하기 위해 유의도 값을 확인한다. 본 연구에서 p=.000으로 유의하므로 스트레스가 스마트폰 중독에 어떤 영향을 주는지 비표준화 회귀계수 B를 확인한다. 스트레스의 비표준화 계수 B는 .292로 스마트폰 중독에 양(+)의 영향을 주고 있다. 즉, 스트레스가 높을수록 스마트폰 중독이 증가한다는 것을 의미한다.

계수[a]

모형		비표준화 계수		표준화 계수	t	유의확률
		B	표준오차	베타		
1	(상수)	14.059	1.843		7.627	.000
	스트레스	.292	.023	.691	12.748	.000

a. 종속변수: 스마트폰중독

여섯째. 회귀분석 결과 해석하기: 결정계수로 설명력을 확인한다.

독립변수가 종속변수에 미치는 영향력의 정도를 파악하기 위하여 결정계수(R^2)를 확인한다. 결정계수 .477은 스트레스가 스마트폰 중독을 설명하는 설명력이 47.7%라는 것을 의미한다.

모형 요약[b]

모형	R	R 제곱	수정된 R 제곱	추정값의 표준오차	Durbin-Watson
1	.691[a]	.477	.474	5.29754	1.857

a. 예측값: (상수), 스트레스

b. 종속변수: 스마트폰중독

5. 연구보고서 작성

스트레스가 스마트폰 중독에 미치는 영향을 알아보기 위해 단순회귀분석을 실시한 결과는 〈표 10-1〉과 같다. 본 연구결과에서 회귀모형의 유의성을 확인하기 위해 Durbin-Watson을 이용한 오차 검정결과는 1.857으로 모형의 오차항 간에 자기상관성이 없었으며, 잔차 분석결과 산포도는 선형이며 등분산성을 이루고 있으며, 오차항의 정규분포성이 확인되어 회귀모형은 적합하였다.

회귀모형을 검정한 결과 유의한 것으로 나타났으며(F=162.508, $p<.001$), 스트레스가 스마트폰 중독을 47.7% 설명하고 있다. 스트레스가 스마트폰 중독에 미치는 영향은 유의하게 나타나서(t=12.748, $p<.001$), 스트레스가 높을수록(B=2.92) 스마트폰 중독이 증가하는 것으로 확인되었다.

● 〈표 10-1〉 스트레스가 스마트폰 중독에 미치는 영향 (N=180)

변수	B	SE	t	R^2	F
상수	14.059	1.843		.477	162.508***
스트레스	.292	.023	12.748***		

*$p<.05$, **$p<.01$, ***$p<.001$

연습문제

예제 10-1-1 다음 연구에 대해 읽고 빈칸에 해당내용을 작성하고, 통계분석한 후 결과표와 해석을 기술하시오(예제 10-1-1.sav).

연구문제		일반인의 심폐소생술 지식이 심폐소생술 태도에 미치는 영향은 어떠한가?
연구설명		일반인 대상으로 심폐소생술 지식이 심폐소생술 태도에 미치는 영향을 어느 정도 설명하는지 알아본다.
가설설정	귀무가설	
	대립가설	
변수	독립변수	
	종속변수	
척도	독립변수	
	종속변수	

연구보고서 작성

〈표〉 제목:

(N=)

변수	B	SE	t	R^2	F

$^*p<.05$, $^{**}p<.01$, $^{***}p<.001$

〈해석〉

다중회귀분석(multiple regression analysis)

다중회귀분석은 언제 이용하나요?

• 논문예시1: 재가노인의 구강건강관련 삶의 질에 미치는 영향요인

–연구목적: 재가노인의 구강건강관련 삶의 질에 미치는 영향요인을 규명한다.
–통계방법: 구강건강관련 삶의 질과 관계가 있는 변수인 흡연, 결손치아, 주관적 건강상태, 영양상태, 구강건조증(여러 개의 독립변수)을 모두 투입하여 구강건강관련 삶의 질(종속변수)에 영향을 주는 요인들은 무엇이며, 삶의 질을 어느 정도 설명하는지 알아보기 위하여 다중회귀분석(multiple regression analysis)을 이용한다.

• 논문예시2: 중년여성의 주관적 행복감에 영향을 미치는 요인

–연구목적: 중년여성의 주관적 행복감에 영향을 미치는 요인을 파악한다.
–통계방법: 중년여성의 주관적 행복감과 관련이 있는 변수인 배우자 직업, 배우자의 월평균 소득, 성적친밀감, 부부의사소통(여러 개의 독립변수)을 단계적 방법으로 투입하여 주관적 행복감(종속변수)에 영향을 주는 요인들은 무엇이며, 주관적 행복감을 어느 정도 설명하는지 알아보기 위하여 단계적 다중회귀분석(stepwise multiple regression analysis)을 이용한다.

1. 주요개념

둘 이상의 독립변수와 하나의 종속변수 사이의 선형모형을 다중선형회귀모형이라고 하며, 종속변수의 값이 여러 개의 독립변수의 값에 의해 결정되는 선형방정식이다.

$X_1 + X_2 + X_3 + \cdots X_n$(독립변수)이 Y(종속변수)에 영향을 주는 회귀모형이 있다면

$Y = B_0 + B_1X_1 + B_2X_2 + B_3X_3 + \cdots B_nX_n$

B_0는 상수, B_1, B_2, B_3, B_n는 각 X들의 기울기(회귀계수)

예를 들면 대학생의 스마트폰 중독에 영향을 미치는 요인을 알아보고자 한다. 독립변수는 외로움, 스트레스, 자기통제력, 종속변수는 스마트폰 중독으로 다중회귀분석을 이용한다.

여러 개의 독립변수가 하나의 종속변수를 예측하는 직선적인 비례관계이며, 변수의 수준은 독립변수와 종속변수 모두 등간척도, 비율척도이다.

회귀식: Y(스마트폰 중독) = $B_0 + B_1X_1$(외로움) + B_2X_2(스트레스) + B_3X_3(자기통제력)
(B_0는 상수, B_1은 외로움의 회귀계수, X_1은 외로움, B_2는 스트레스의 회귀계수, X_2는 스트레스, B_3는 자기통제력의 회귀계수, X_3의 자기통제력)

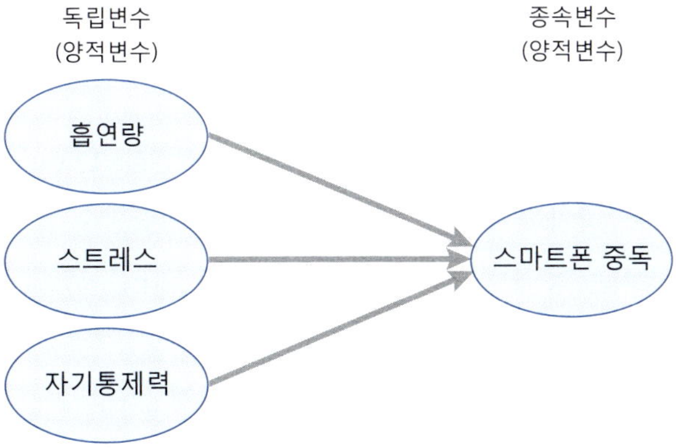

2. 회귀식의 평가 및 해석

첫째. 기본가정 검정

다중회귀분석의 가정은 단순회귀분석의 데이터의 기본가정과 잔차에 대한 가정과 동일하다.

다중회귀분석일 경우 다음 가정이 추가된다.

◎ 다중공선성(multicollinearity)은 없어야 한다(공선성 통계량 확인). 즉, 독립변수들 사이에 강한 상관관계가 없어야 한다.

◎ 다중공선성이란

- 다중공선성이란 **독립변수들 간의 상관관계가 존재**하는 것을 의미한다. 이런 경우 회귀계수를 추정하는 데 문제가 발생하기 때문에 다중공선성이 높은 변수는 제거되어야 한다.
- 공선성(collineartity)은 두 개의 독립변수들 간의 관계를 의미하는데 두 개의 독립변수 간의 상관관계 계수가 1이면 완전한 공선성을 보이고 계수가 0이면 전혀 공선성이 없음을 의미한다. 세 개 이상의 변수들 간의 관계를 다중공선성이라 하고, 한 독립변수가 종속변수에 대한 설명력이 높더라도 다중공선성이 높다면 설명력은 낮은 것처럼 나타나게 된다.

◎ 다중공선성 확인방법

- 다중공선성을 검사하려면 **공차한계(tolerance)와 분산팽창요인(variance inflation factors, VIF)**을 확인한다. 공차한계와 분산팽창요인은 한 독립변수가 다른 모든 독립변수들에 의해서 설명되는 정도를 알려준다. 공차한계와 VIF는 서로 역수의 관계를 가지므로 둘 중 어느 것을 봐도 상관이 없다.
- 공차한계(tolerance)는 공선성을 점검하기 위해 가장 많이 사용되는 지표로서 공차한계의 최대값은 1이며, 공선성 판단을 위한 일반적인 기준은 **공차한계 0.1 이하, 분산팽창요인 10 이상일 경우 다중공선성이 존재**하며, 다중공선성이 존재하지 않으려면 공차한계는 0.1 이상, 분산팽창요인은 10 이하가 되어야 한다.
- 공선성을 낮추기 위해서는 상관관계가 높은 독립변수들 중에서 한 변수를 제거하고 회귀모형을 구성하거나 독립변수 입력방식을 단계입력방식으로 설정하여 설명력이 높은 독립변수만을 회귀모형에 삽입시키는 방법을 이용할 수 있다.

둘째. 다중회귀분석 해석

다중회귀분석 결과는 분산분석, 회귀계수, 결정계수의 순으로 해석한다.

◎ 분산분석(ANOVA)

- 분산분석표는 회귀분석결과를 해석할 때 가장 먼저 확인한다. 분산분석의 유의도 값은 독립변수가 종속변수에 유의한 영향을 주는지를 확인하는 통계량이다.
- 다중회귀분석의 가설은 다음과 같다

  H_0: 모든 회귀계수의 기울기가 0이다(모든 독립변수는 종속변수에 영향을 주지 않는다).

  H_1: 회귀계수중에서 기울기가 0이 아닌 독립변수가 있다(독립변수 중에서 종속변수에 영향을 주는 독립변수가 있다).

  즉, 여러 개의 독립변수 중에서 종속변수에 유의한 독립변수가 있는지 검정한다. $p<.05$이면 독립변수 중에서 종속변수에 유의한 영향을 주는 독립변수가 있다는 것을 의미한다. 만약 독립변수가 3개라면 유의한 영향을 주는 독립변수가 1개 또는 2개일 수도 있고, 3개 모두 해당할 수도 있다. 여기에서는 어떤 독립변수가 유의한 영향을 주는지 알 수 없다. 그래서 독립변수 중에서 종속변수에 영향을 주는 독립변수들을 찾아내는 것은 그 다음 단계인 회귀계수를 통해 확인한다.

◎ 회귀계수(B/β)

- 다중회귀분석인 경우 여러 개의 독립변수 중에서 종속변수에 영향을 주는 독립변수가 몇 개가 되는지 정확히 파악할 수 있다. 이것은 유의도 검정과 회귀계수(B, β)를 통해 알 수 있다. 첫째, 회귀계수의 유의도 검정은 종속변수와 독립변수들 간의 회귀식의 성립 여부를 통해 확인한다. 유의도 $p<.05$이면 대립가설을 수용하여 회귀식이 성립된다.

  H_0: 회귀계수=0 H_1: 회귀계수≠0

  둘째, 가설검정에서 유의하게 나타난 독립변수들이 종속변수에 미치는 영향력은 회귀계수를 통해 확인한다. 비표준화 계수, 표준화 계수를 보고 회귀계수의 부호가 양(+)이면 양의 영향을 주고, 음(−)이면 음의 영향을 준다는 것을 뜻한다.

- **비표준화 회귀계수(unstandardized regression coefficient)**는 예측모형을 만드는 데 사용하며 회귀식에서 각 독립변수 앞에 있는 B_1의 값을 말한다. B_1값은 표준화되지 않아서 독립변수 간의 상대적 중요성을 판단하는 데 사용할 수 없다.
- **표준화계수(standardized regression coefficient)**는 독립변수와 종속변수의 자료들을 모두 표준화시켜서 회귀분석을 실시했을 때 산출되는 계수로 B_1(회귀계수)와 구별하기 위해 **β(베타, beta)**로 표시한다. 회귀계수의 값을 상관계수처럼 $-1 \leq \beta \leq +1$ 사이의 값으로 표준화시킨 값이다. 다중회귀분석 시 독립변수의 수가 여러 개 있을 때 모든 독립변수의 회귀계수를 표준화시켜서 **변수들 간의 영향력을 비교 설명**할 수 있다. β값의 절대값이 큰 독립변수일수록 가장 설명력이 높은 변수로 영향력이 있는 변수가 된다.

◎ 결정계수(R^2)와 수정된 결정계수(adjusted R^2)

- 회귀분석에서 가장 중요한 통계량 중의 하나가 결정계수이다. **독립변수가 종속변수에 미치는 영향력 정도**를 알아보기 위해서 사용한다. **결정계수(R^2)**는 회귀식에 포함된 모든 독립변수들의 설명력의 총합이 된다.
- 결정계수는 0과 1 사이의 값을 가진다. 결정계수(R^2)가 0.72이라면 이 회귀식에 의해 설명되는 설명량이 72%가 된다. 즉, 결정계수가 1에 가까울수록 회귀식의 적합도는 높아지고 자료들을 잘 설명하고 있음을 의미한다.
- 결정계수는 회귀식에 들어가는 독립변수의 수를 늘리면 커지게 되는데 아무 변수를 넣어도 넣지 않았을 때의 결정계수보다 커지게 된다. 또한 표본수가 증가하면 결정계수가 커지는 경향이 있다. 예를 들면, 200개의 표본으로 회귀분석을 실시한 경우와 400개의 표본수로 늘리게 되면 종속변수와 독립변수의 실질적인 유의성과 상관없이 설명력이 높게 나올 수 있다. 그래서 독립변수의 개수와 표본수를 보정하여 새롭게 계산한 것이 **수정된 결정계수(adjusted R^2)**이며, 수정된 결정계수는 결정계수보다 항상 작은 값이 된다.

TIP

다중회귀분석의 해석 순서를 기억해요!!

1. 기본가정 확인하기
   - 선형성: 산점도가 0을 중심으로 대칭
   - 등분산성: 산점도의 분포
   - 정규성: P-P 도표
   - 독립성: Durbin-Watson값
   - 다중공선성: Tolerance, VIF
2. 회귀분석 결과 해석하기
   - 분산분석표: 유의도 검정정(F값, p-value)
   - 회귀계수: 유의한 독립변수들 중에서 B값(양/음)의 영향관계 확인, β값에서 독립변수들 간에 비교
   - 결정계수(R^2): 설명력 확인

3. SPSS 실습

데이터 파일 '**10장 회귀분석.sav**'를 불러온다.

다중회귀분석: 외로움, 스트레스, 자기통제력이 스마트폰 중독에 영향을 미치는 요인을 알아본다.

1 분석(A)

→ 회귀분석(R)

→ 선형(L) 선택

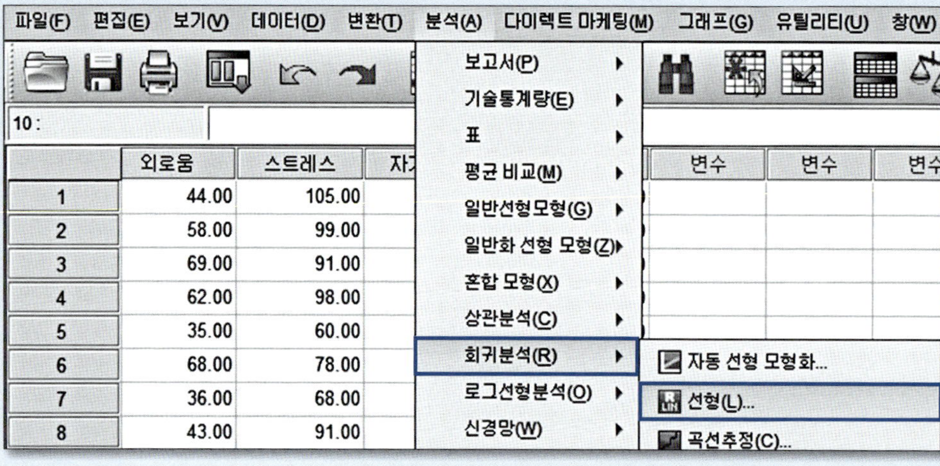

2 변수 선택

→ 독립변수(I)에 '외로움', '스트레스', '자기통제력' 이동

→ 종속변수(D)에 '스마트폰 중독' 이동

→ 방법(M)에 '입력' 선택

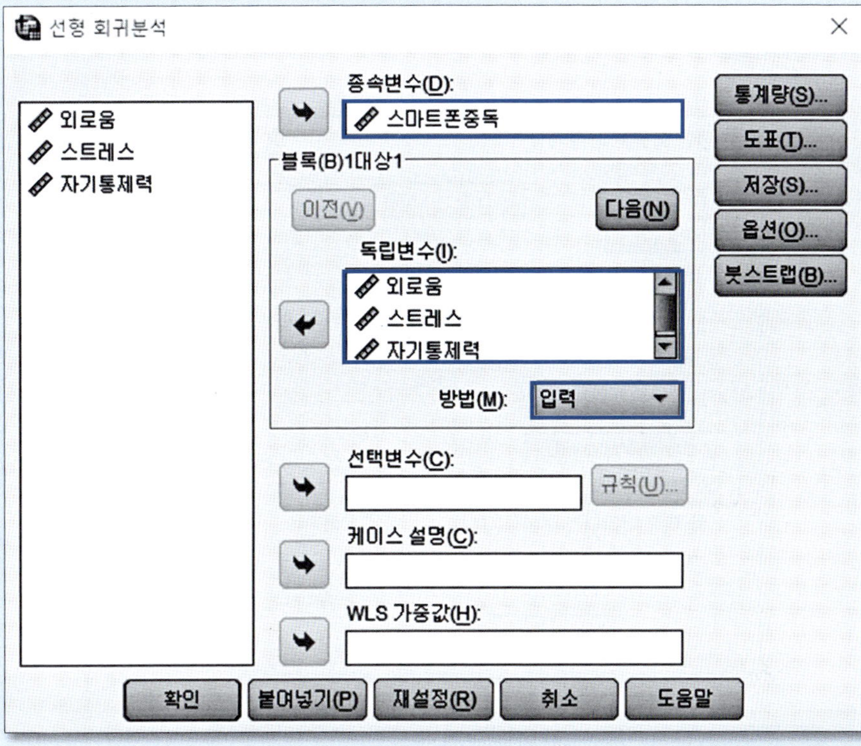

투입방법 설명

- 입력(Enter, 동시입력방식): 모든 독립변수들을 한꺼번에 투입하여 분석하는 방법. 다른 독립변수들이 통제된 상태에서 특정 독립변수의 영향력을 알 수 있으며, 모든 독립변수들이 동시에 종속변수를 설명하는 정도를 파악
- 단계선택(Stepwise): 여러 개의 독립변수들 중에서 설명력이 어느 정도 높은 변수들로만 구성. 첫 번째 단계는 종속변수와 상관관계가 가장 높은 변수가 회귀식에 들어가며, 두 번째 단계는 전단계에서 들어가지 않은 변수들 중 종속변수와 가장 높은 상관관계를 갖는 변수가 투입
- 전진(Forward): 단계선택과 마찬가지로 상관관계가 높은 독립변수의 순서로 회귀식에 투입. 단, 단계선택과는 달리 기존에 투입된 변수는 제거되지 않음
- 후진(Backward): 모든 독립변수들이 한꺼번에 투입되어 각 단계에서 종속변수에 대한 설명력이 낮은 순서로 제거되며, 기준은 F값 혹은 p-value로 지정되며 이 기준에 달하는 변수가 더 이상 없으면 종료

3 통계량(S) 클릭

→ 회귀계수에서 추정값(E) 체크

→ 모형 적합(M), 기술통계(D), 공선성 진단(L) 체크

→ 잔차에서 Durbin-Watson(U), 케이스별 진단(C) 체크

→ 계속

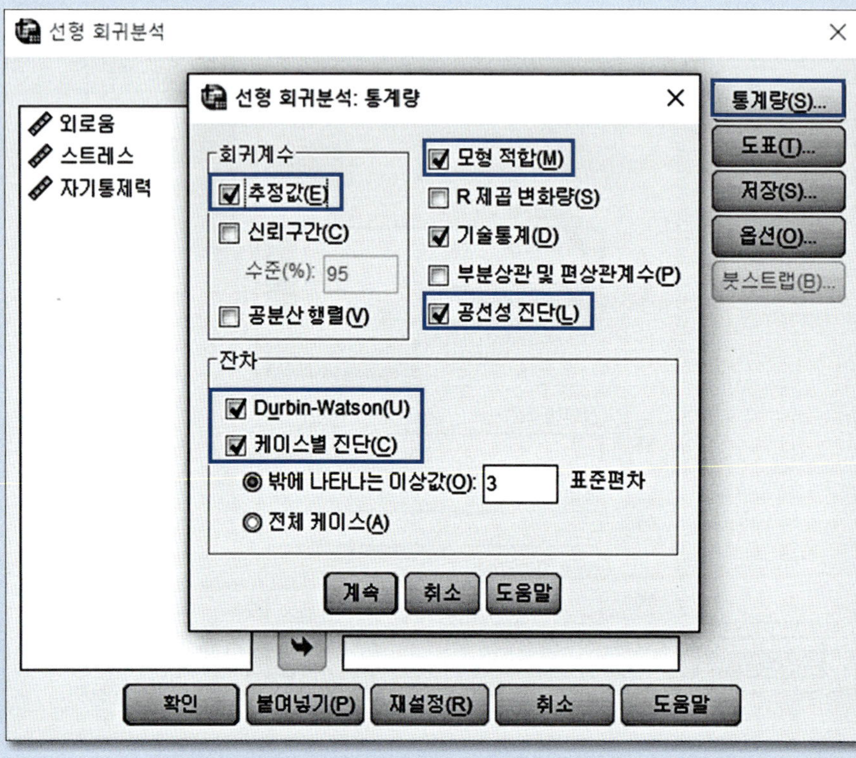

투입방법 설명

- 추정값(E): 회귀계수 추정치
- 모형적합(M): R, R^2, 수정된 R^2, 표준오차 등, 분산분석표에는 자유도, 제곱합, 평균제곱, F값 등
- 기술통계: 각 변수의 평균, 표준편차, 모든 입력 변수들 간의 상관관계
- Durbin-Watson(U): 잔차의 독립성 가정을 검정하는 통계량 표시
  자기상관이 없다면, D-W값은 2에 가까운 값, 자기상관이 있다면, D-W값은 0 또는 4에 가까운 값

4 도표(T) 클릭

→ ZRESID는 Y로, ZPRED는 X로 이동

→ 표준화 잔차도표에서 히스토그램(H), 정규확률도표(R) 체크

→ 계속

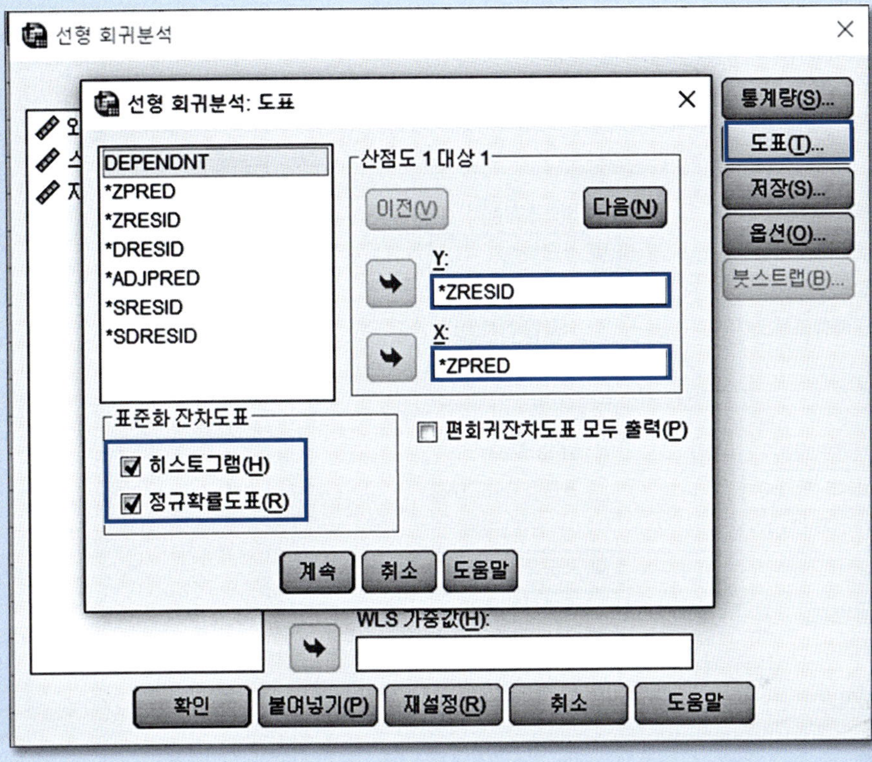

잔차의 등분산성 설명

- 도표: 잔차의 가정 중 등분산성과 선형성을 확인하기 위해 잔차도표를 나타낸 그림
- 산점도: Y축의 ZRESID는 표준화 잔차를 의미하며, X축의 ZPRED는 표준화 예측값을 의미
  (*표준화 잔차: 잔차를 각각의 표준편차로 나누어 표준화한 값)
- 히스토그램(H): 표준화된 잔차의 히스토그램으로 정규분포곡선 같이 나타낸 그림
- 정규확률도표(R): 정규성 가정을 확인하는 정규확률도표 작성. 표준화 잔차들이 표준정규분포를 따르면 도표상의 점들이 45° 직선상에 놓이게 되며 정규성이 만족

5 저장(S) 클릭

→ 예측값에서 비표준화(U) 체크

→ 잔차에서 표준화(A) 체크

→ 거리에서 Cook의 거리(K) 체크

→ 영향력 통계량에서 표준화 DFFIT(T) 체크

→ 계속 → 확인

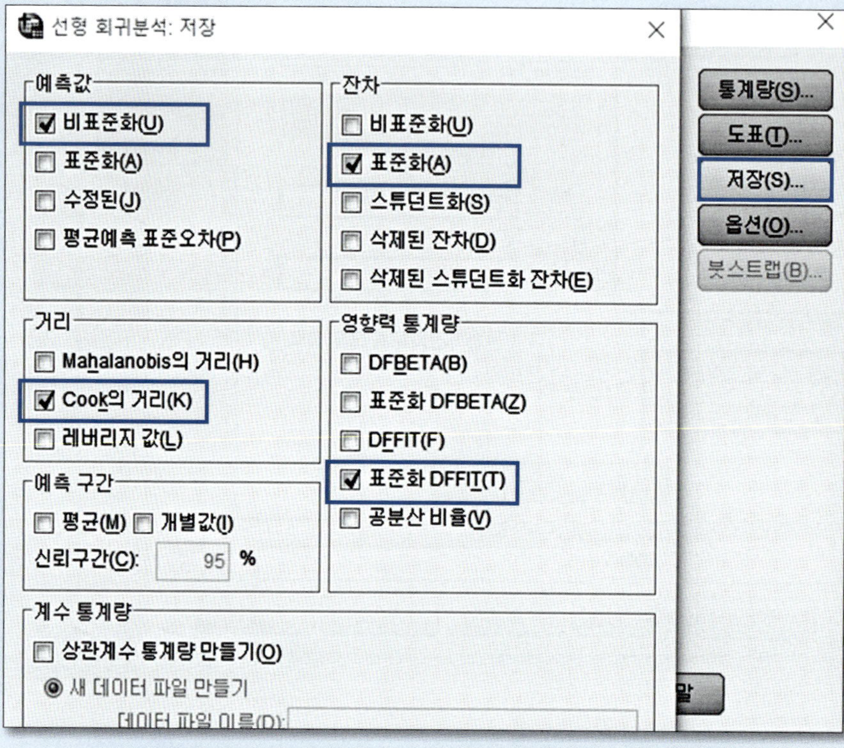

회귀분석 잔차와 통계량 설명

- 비표준화(U): 모형이 예측하는 종속변수의 값
- 잔차: 종속변수의 실제값에서 회귀방정식을 통해 예측된 값을 뺀 것
  - 표준화(A): 표준편차의 추정값으로 나눈 잔차. 표준화 잔차는 평균이 0, 표준편차가 1
- 거리: 회귀모형에 영향을 줄 수 있는 독립변수나 케이스에 대한 특수값 조합으로 케이스를 식별하는 척도
  - Cook의 거리(K): 특정 케이스를 회귀계수 계산에서 제외할 때 모든 케이스의 잔차가 얼마나 변경되는지에 대한 척도. Cook의 거리가 크면 회귀분석 통계 계산에서 케이스를 제외할 때 회귀계수에 크게 영향을 주게 됨
- 영향력 통계량: 회귀계수의 변경사항과 특수 케이스를 제외함으로 생기는 예측값
  - 표준화 DFFIT(T): 적합값의 표준화된 차이, 특정 케이스를 제외하여 나타난 예측값의 변화량

□ 더미변수(dummy variable) 만드는 방법

- 회귀분석은 자료가 등간척도, 비율척도이므로 **명목척도인 경우 더미변수**로 만들어서 사용한다.
- 범주의 수가 두 개인 경우: 명목척도인 성별(남/여), 흡연 유무(yes/no)는 더미변수의 수가 한 개이며, 한 범주를 1, 다른 범주를 0으로 입력한다(더미변수의 수 = 범주의 수 − 1)
- 범주의 수가 네 개인 경우: 명목척도인 교육 정도(초졸, 중졸, 고졸, 대졸 이상)는 더미변수의 수가 3개이며, 다음과 같이 입력된다.

범주	더미변수1	더미변수2	더미변수3
초졸	0	0	0
중졸	1	0	0
고졸	0	1	0
대졸 이상	0	0	1

▼ SPSS 실습: 10장 회귀분석.sav

1 변환(T)

→ 다른 변수로 코딩변경(R) 선택

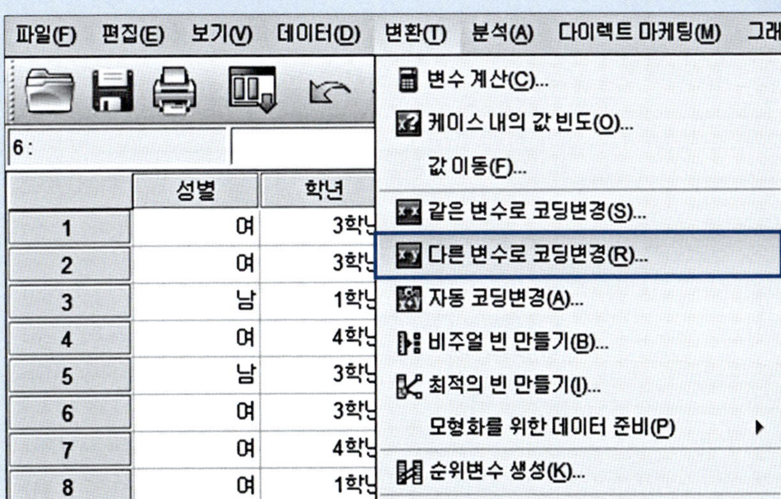

2 첫 번째 더미변수 만들기

→ 명목변수인 '학년'을 숫자변수로 이동

→ 출력변수의 이름(N)에 '더미학년2' 입력 → 바꾸기 클릭

→ 기존값 및 새로운 값(O) 클릭

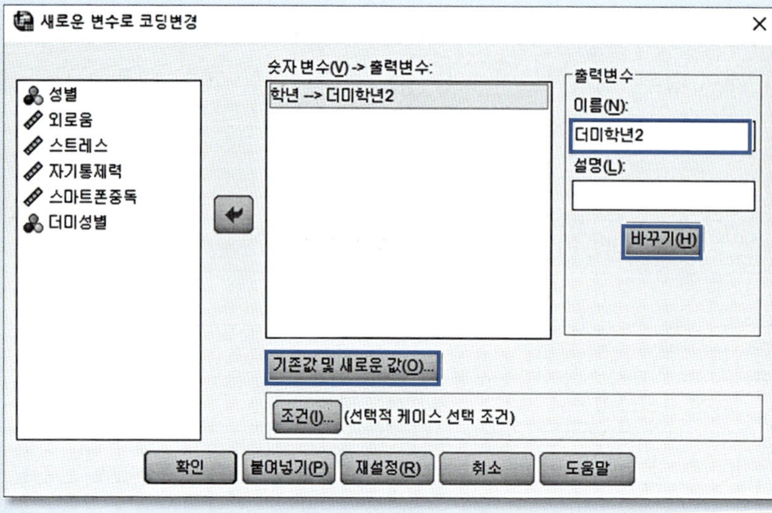

3 첫 번째 더미변수 생성

→ 기존값의 값(V)에 '2' 입력 → 새로운 값의 기준값(A)에 '1' 입력 → 추가(A) 클릭

→ 기타 모든 값(O) 클릭 → 새로운 값의 기준값(A)에 '0' 입력 → 추가(A) 클릭

→ 계속 → 확인

→ 데이터 보기에 '더미학년2' 생성

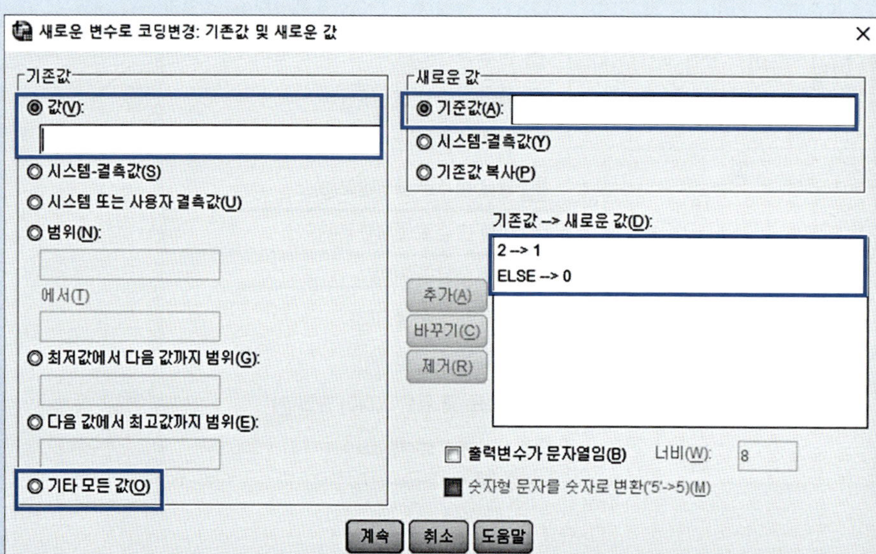

4 두 번째 더미변수 만들기

→ 출력변수의 이름(N)에 '더미학년3' 입력

→ 바꾸기(H) 클릭

→ 기존값 및 새로운 값(O) 클릭

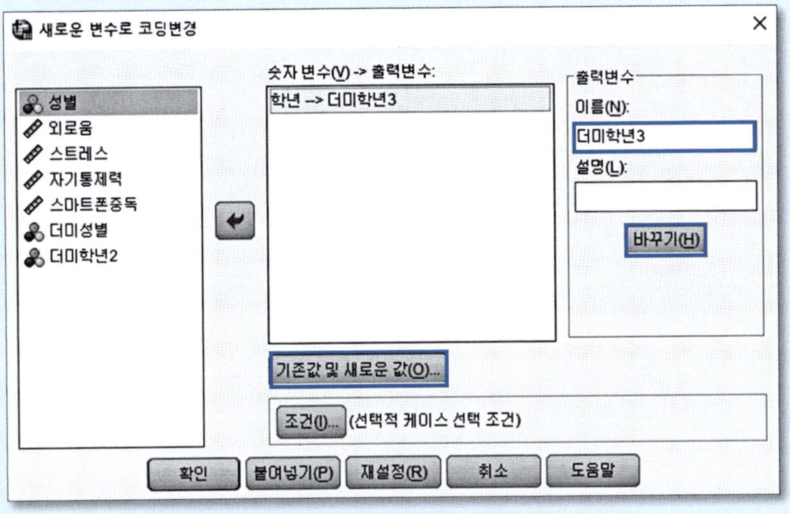

5 두 번째 더미변수 생성

→ 기존값의 값(V)에 '3' 입력 → 새로운 값의 기준값(A)에 '1' 입력 → 추가(A) 클릭

→ 기타 모든 값(O) 체크 → 새로운 값의 기준값(A)에 '0' 입력 → 추가(A) 클릭

→ 계속 → 확인

→ 데이터 보기에 '더미학년3' 생성

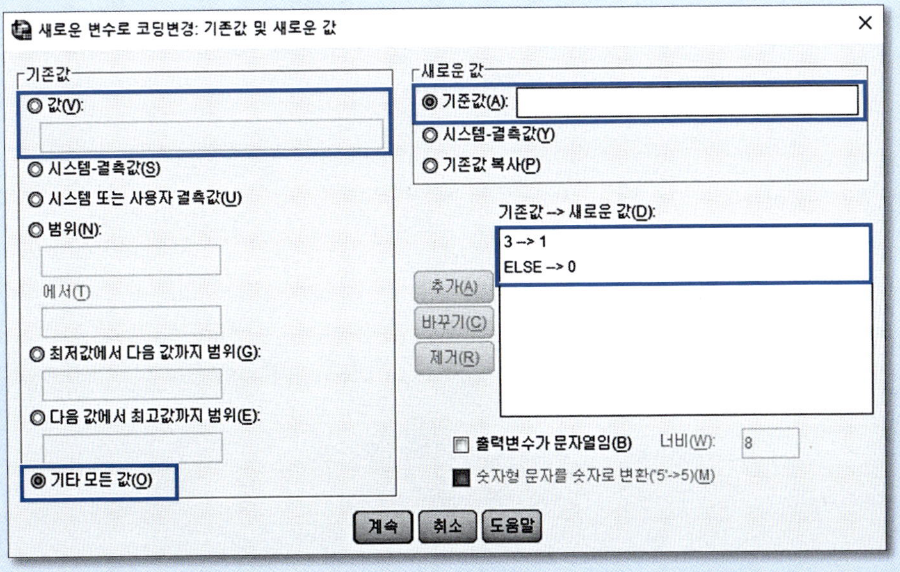

6 데이터 보기에서 학년에 대한 3개의 더미변수 생성

	성별	학년	외로움	스트레스	자기통제력	스마트폰중독	더미성별	더미학년2	더미학년3	더미학년4
1	2.00	3.00	44.00	105.00	48.00	48.00	1.00	.00	1.00	.00
2	2.00	3.00	58.00	99.00	55.00	45.00	1.00	.00	1.00	.00
3	1.00	1.00	69.00	91.00	48.00	38.00	.00	.00	.00	.00
4	2.00	4.00	62.00	98.00	60.00	42.00	1.00	.00	.00	1.00
5	1.00	3.00	35.00	60.00	62.00	38.00	.00	.00	1.00	.00
6	2.00	3.00	68.00	78.00	52.00	46.00	1.00	.00	1.00	.00
7	2.00	4.00	36.00	68.00	60.00	32.00	1.00	.00	.00	1.00
8	2.00	1.00	43.00	91.00	60.00	36.00	1.00	.00	.00	.00
9	1.00	4.00	68.00	78.00	52.00	46.00	.00	.00	.00	1.00
10	1.00	2.00	66.00	91.00	48.00	42.00	.00	1.00	.00	.00
11	1.00	3.00	72.00	105.00	52.00	46.00	.00	.00	1.00	.00
12	1.00	2.00	48.00	68.00	64.00	36.00	.00	1.00	.00	.00
13	2.00	3.00	68.00	78.00	52.00	32.00	1.00	.00	1.00	.00
14	2.00	1.00	62.00	120.00	45.00	50.00	1.00	.00	.00	.00
15	2.00	3.00	37.00	67.00	62.00	42.00	1.00	.00	1.00	.00
16	2.00	2.00	30.00	64.00	68.00	36.00	1.00	1.00	.00	.00
17	2.00	3.00	68.00	78.00	52.00	40.00	1.00	.00	1.00	.00

4. 결과해석

입력/제거된 변수를 나타내며, 요청된 모든 변수들(자기통제력, 스트레스, 외로움)이 한 번에 투입하는 입력(enter) 방식으로 검정하였다.

진입/제거된 변수[a]

모형	진입된 변수	제거된 변수	방법
1	자기통제력, 스트레스, 외로움[b]	.	입력

a. 종속변수: 스마트폰중독

b. 요청된 모든 변수가 입력되었습니다.

첫째. 가정 확인하기: 잔차의 선형성, 등분산성을 검증하기 위해 산점도를 확인한다.

산점도(scatter plot)에서 특별한 모양이나 추세없이 0을 중심으로 대칭적이고 골고루 잘 분포되어 있어서 잔차의 선형성과 등분산성을 만족한다. 전체적인 경향성을 벗어난 케이스가 있는지 이상치 유무를 확인한다. 다음 산점도는 절대값 3 이상의 범위에서 벗어난 케이스가 2곳이 있다. 따라서 이 케이스를 제거하고 분석하면 더 적합한 회귀모형을 구할 수 있다.

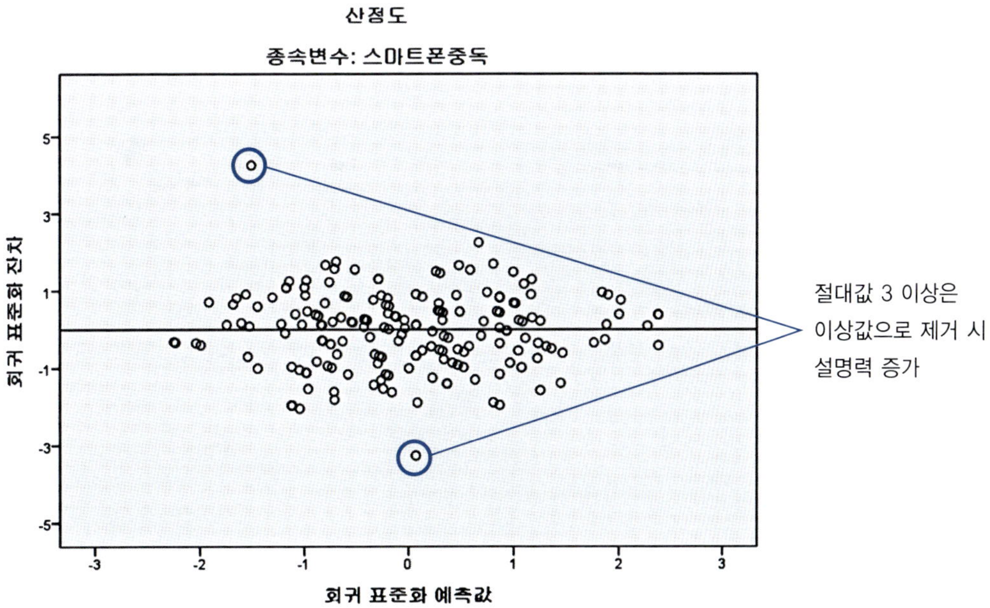

이 경우 산점도를 더블클릭하여 도표편집기에서 요소(M)의 데이터 설명 모드(A)를 선택한다.

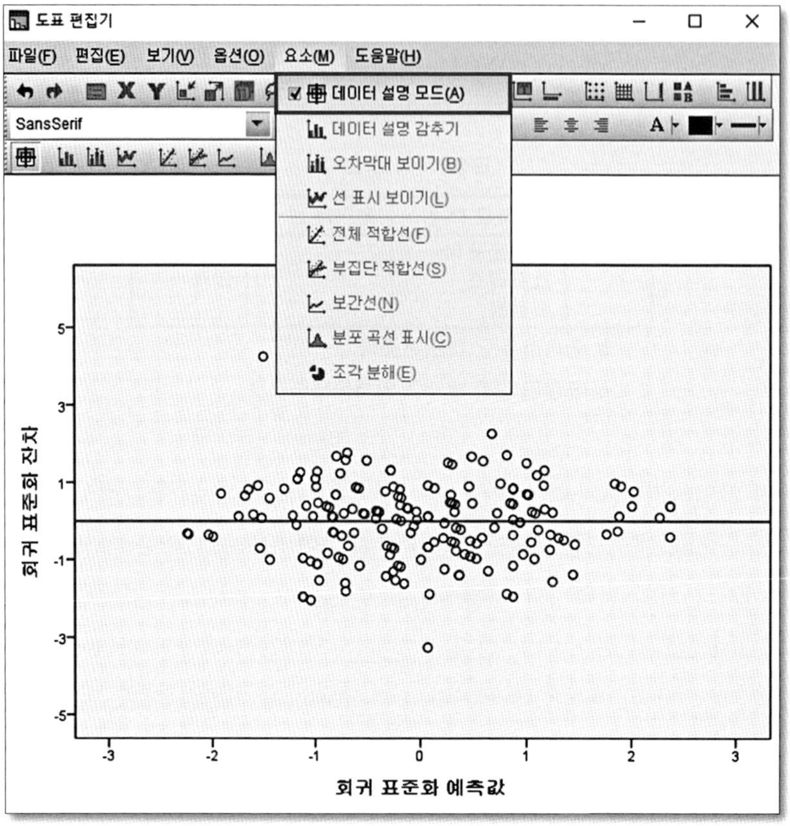

중심에서 벗어난 두 곳을 클릭하면 케이스 번호가 나타난다.
→ 데이터 보기(D)에서 20번, 166번 케이스의 이상값을 제거하고 분석한다.

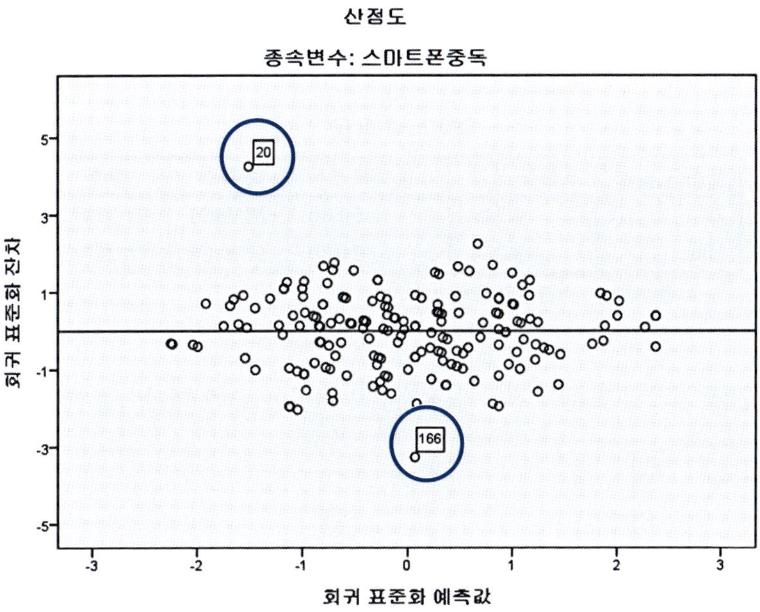

이상값 제거 후 산점도 값은 −3과 +3 사이에 분포되어 있으며, 잔차의 분포가 0을 중심으로 고르게 퍼져 있어서 등분산성을 만족한다.

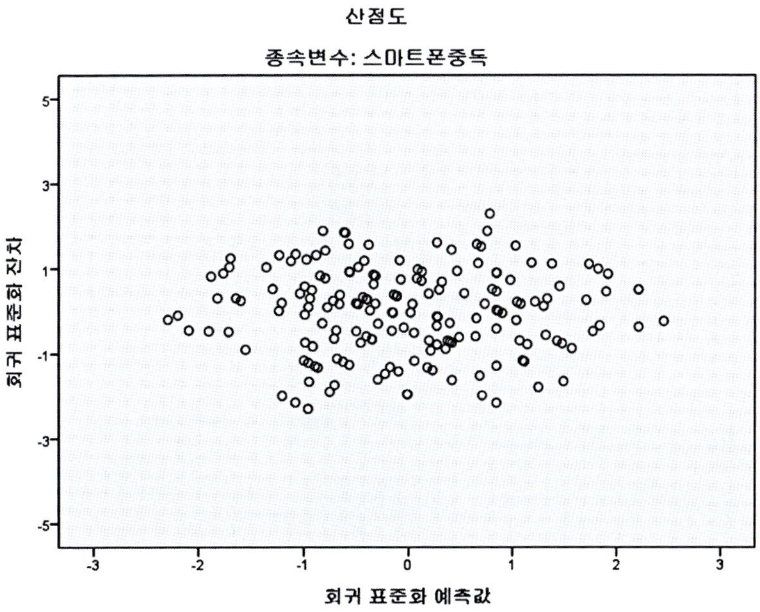

◎ 이상값 추가 판별 방법

결과분석 중 케이스별 진단표에서 이상치가 있는지 알려준다. 표준화 잔차의 절대값이 3 이상이면 이상치이므로 이를 제거하고 분석한다. 다음은 20번과 166번 케이스가 이상값을 가지고 있다.

케이스별 진단[a]

케이스 번호	표준화 잔차	스마트폰중독	예측값	잔차
20	4.247	50.00	28.6853	21.31472
166	-3.264	21.00	37.3824	-16.38240

a. 종속변수: 스마트폰중독

데이터 보기에 저장된 표준화 잔차가 절대값 3 이상인 20번 케이스를 제거하고 새로 분석한다.

					회귀식을 통한 예측값	COOK의 거리	표준화된 DFFIT	표준화 잔차
	외로움	스트레스	자기통제력	스마트폰중독	PRE_1	ZRE_1	COO_1	SDF_1
16	30.00	64.00	68.00	24.00	30.04093	-1.33817	.00720	-.17008
17	68.00	78.00	52.00	46.00	42.49869	.77560	.00448	.13379
18	58.00	98.00	52.00	42.00	43.88603	-.41779	.00075	-.05447
19	48.00	66.00	68.00	28.00	33.76382	-1.27679	.00576	-.15209
20	36.00	52.00	72.00	50.00	28.45907	4.77168	.12821	.76594
21	75.00	125.00	60.00	52.00	50.01354	.44003	.00223	.09425
22	42.00	67.00	62.00	35.00	33.91986	.23927	.00013	.02310

둘째. 가정 확인하기: 정규성을 검정한다.

히스토그램(histogram)과 회귀 표준화 잔차의 정규 P-P 도표를 확인한다. 히스토그램은 표준화 잔차의 빈도가 정규분포를 따른다고 할 수 있으며, 정규 P-P 도표에서는 대각선을 중심으로 직선에 가까운 모양을 나타내고 있어서 표준화 잔차의 빈도가 정규분포를 따른다고 볼 수 있다.

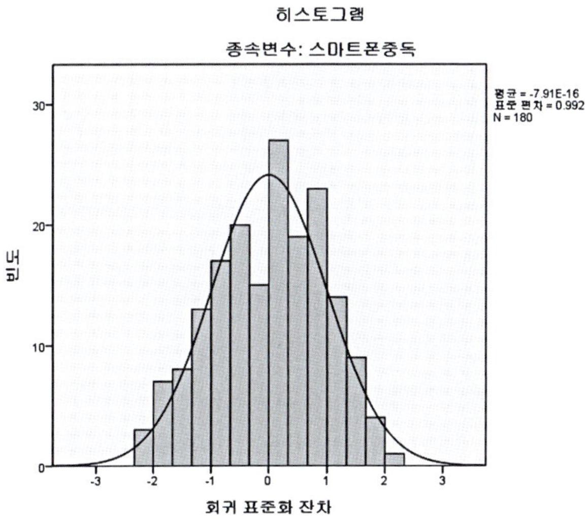

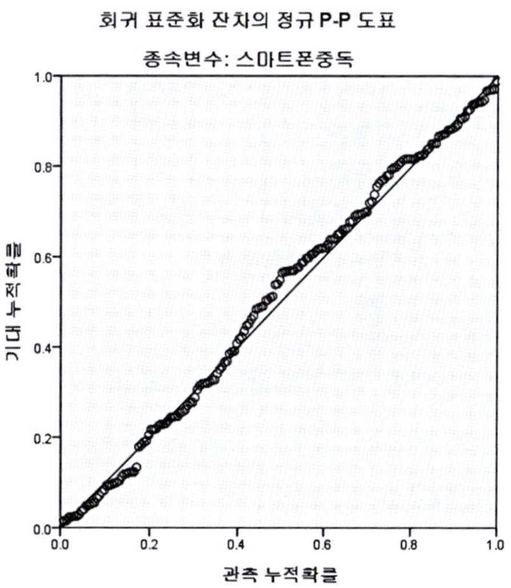

셋째. 가정 확인하기: 잔차의 독립성을 검정한다.

Durbin-Watson 값을 확인한다. Durbin-Watson 통계량은 1.845로 2에 가까운 값을 가지므로 자기상관이 없다고 할 수 있어서 잔차의 독립성 조건을 만족한다.

모형 요약[b]

모형	R	R 제곱	수정된 R 제곱	추정값의 표준오차	Durbin-Watson
1	.784[a]	.614	.608	4.57650	1.845

a. 예측값: (상수), 자기등제력, 스트레스, 외로움

b. 종속변수: 스마트폰중독

넷째. 가정 확인하기: 다중공선성을 검정한다.

공차한계(tolerance)는 0~1 사이의 값으로 .1 이하이면 다중공선성이 있으며, 분산팽창요인(variance inflation factors, VIF)의 값이 10 이상이면 다중공선성이 있다. 다음 분석결과 공차한계와 분산팽창요인(VIF)의 값이 다중공선성이 없는 것으로 나타나서 적합하다.

계수[a]

모형		비표준화 계수		표준화 계수	t	유의확률	공선성 통계량	
		B	표준오차	베타			공차	VIF
1	(상수)	32.327	4.655		6.945	.000		
	외로움	.117	.036	.215	3.279	.001	.511	1.958
	스트레스	.193	.024	.456	7.886	.000	.655	1.526
	자기통제력	-.258	.054	-.276	-4.770	.000	.652	1.533

a. 종속변수: 스마트폰중독

다섯째. 회귀분석 결과 해석하기: 분산분석표의 유의도를 확인한다.

분산분석(F분석) 표를 보고 독립변수 중에서 종속변수에 유의한 영향을 주는 변수가 있는지 확인한다. F값이 93.419, p=.000으로 유의하게 나타나서 3개의 독립변수 중에서 종속변수에 영향을 주는 독립변수가 있다는 것을 의미한다. 즉 자기통제력, 스트레스, 외로움 중에 스마트폰 중독에 영향을 주는 변수가 있다는 것을 알 수 있다. 그러나 여기서는 어떤 독립변수가 종속변수에 영향을 주는지 알 수 없으며, 다음 회귀계수 분석표에서 정확히 파악할 수 있다.

분산분석[a]

모형		제곱합	자유도	평균 제곱	F	유의확률
1	회귀 모형	5869.774	3	1956.591	93.419	.000[b]
	잔차	3686.203	176	20.944		
	합계	9555.978	179			

a. 종속변수: 스마트폰중독

b. 예측값: (상수), 자기통제력, 스트레스, 외로움

여섯째. 회귀분석 결과 해석하기: 회귀계수의 유의도와 B값(양/음)의 영향관계를 확인하고, β값에서 독립변수들 간에 영향력을 비교한다.

3개의 독립변수 중에서 어떤 독립변수가 실제로 종속변수에 영향을 주는지 검정하는 것이다. 계수표의 p값은 독립변수 각각에 대한 검정이다. 3개의 독립변수인 외로움, 스트레스, 자기통제력의 유의도가 모두 $p<.01$이므로 3개의 독립변수는 스마트폰 중독에 모두 유의한 영향을 주고 있다는 것을 의미한다.

3개의 변수인 외로움, 스트레스, 자기통제력이 스마트폰 중독에 어떤 영향을 주는지 알아보기 위하여 비표준화 회귀계수 B를 확인한다. 비표준화 계수에서 외로움이 B=.117, 스트레스 B=.193, 자기통제력 B=−.258으로 외로움과 스트레스는 양(+)의 부호이고 자기통제력은 음(−)의 부호이다. 따라서 외로움과 스트레스가 높을수록, 자기통제력이 낮을수록 스마트폰 중독이 증가한다는 것을 의미한다.

3개의 독립변수간의 비교를 위해 표준화 계수(베타)를 확인한다. 외로움, 스트레스, 자기통제력 중에 스마트폰 중독에 영향을 가장 많이 주는 것은 절대값이 높은 스트레스(β=.459)이며, 다음으로 자기통제력(β=−.276), 외로움(β=.215)의 순으로 나타났다.

계수[a]

모형		비표준화 계수		표준화 계수	t	유의확률	공선성 통계량	
		B	표준오차	베타			공차	VIF
1	(상수)	32.327	4.655		6.945	.000		
	외로움	.117	.036	.215	3.279	.001	.511	1.958
	스트레스	.193	.024	.456	7.886	.000	.655	1.526
	자기통제력	-.258	.054	-.276	-4.770	.000	.652	1.533

a. 종속변수: 스마트폰중독

일곱째. 회귀분석 결과 해석하기: 결정계수로 설명력을 확인한다.

독립변수가 종속변수에 미치는 영향력의 정도를 파악하기 위하여 수정된 결정계수를 확인한다(Adjusted R^2). 수정된 결정계수는 .608이며, 외로움, 스트레스, 자기통제력이 스마트폰 중독을 설명하는 설명력이 60.8%라는 것을 의미한다.

모형 요약[b]

모형	R	R 제곱	수정된 R 제곱	추정값의 표준오차	Durbin-Watson
1	.784[a]	.614	.608	4.57650	1.845

a. 예측값: (상수), 자기통제력, 스트레스, 외로움

b. 종속변수: 스마트폰중독

TIP

이상값 판별방법은?
다음 값에 해당하는 케이스를 삭제하고 분석해요.

1. 산점도: 절대값 > 3
2. 케이스별 진단: 절대값 > 3
3. 데이터 보기
    - 표준화된 잔차값: 절대값 > 3
    - Cook의 거리 : 절대값 > 1
    - 표준화 DFFIT : 절대값 > 2

5. 연구보고서 작성

스마트폰 중독에 영향을 미치는 요인을 알아보기 위해 다중회귀분석을 실시한 결과는 〈표 10-2〉와 같다. 외로움, 스트레스, 자기통제력을 투입하여 스마트폰 중독에 미치는 영향력을 규명하였다. 회귀분석의 가정을 검정하기 위해 Durbin-Watson을 이용한 오차 검정결과는 1.845로 모형의 오차항 간에 자기상관성이 없었고 모든 변수에서 공차한계(tolerance)는 .511~.655로 .1 이상을 보였고, 분산팽창요인(VIF)의 값은 1.533~1.958로 10보다 작아서 다중공선성의 문제는 없는 것으로 나타났다. 잔차 분석결과 모형의 선형성, 등분산성, 오차항의 정규분포성이 확인되어 회귀모형은 적합하였다.

회귀모형을 검정한 결과 유의한 것으로 나타났으며(F=93.419, $p<.001$), 대학생의 스마트폰 중독에 미치는 영향요인은 스트레스(t=7.886, $p<.001$), 자기통제력(t=−4.770, $p<.001$), 외로움(t=3.279, $p<.001$)이었으며, 이들 변수들이 스마트폰 중독에 미치는 영향은 60.8%를 설명하고 있다. 스트레스(B=.193)와 외로움(B=.117)이 높을수록, 자기통제력(B=−.258)이 낮을수록 스마트폰 중독이 증가함을 의미한다. 이 중에서 스트레스(β=.456)가 스마트폰 중독에 가장 많은 영향을 미치는 요인으로 확인되었다.

● 〈표 10-2〉 대학생의 외로움, 스트레스, 자기통제력이 스마트폰 중독에 영향을 미치는 요인 (N=180)

변수	B	SE	β	t	Adj.R^2	F
상수	32.327	4.655		6.945	.608	93.419***
외로움	.117	.036	.215	3.279***		
스트레스	.193	.024	.456	7.886***		
자기통제력	−.258	.054	−.276	−4.770***		

*$p<.05$, **$p<.01$, ***$p<.001$

연습문제

예제 10-2-1 다음 연구에 대해 읽고 빈칸에 해당내용을 작성하고, 통계분석한 후 결과표와 해석을 기술하시오(예제 10-2-1.sav).

연구문제		대학생의 SNS 중독에 영향을 미치는 요인은 무엇인가?
연구설명		대학생을 대상으로 외로움, 자기애가 SNS 중독에 영향을 미치는 요인을 알아본다.
가설설정	귀무가설	
	대립가설	
변수	독립변수	
	종속변수	
척도	독립변수	
	종속변수	

연구보고서 작성

〈표〉 제목:

(N=)

변수	B	SE	β	t	Adj.R^2	F

$^{*}p<.05$, $^{**}p<.01$, $^{***}p<.001$

〈해석〉

예제 10-2-2 다음 연구에 대해 읽고 빈칸에 해당내용을 작성하고, 통계분석한 후 결과표와 해석을 기술하시오(예제 10-2-2.sav).

연구문제		당뇨병 노인의 자가관리에 영향을 미치는 요인은 무엇인가?
연구설명		농촌지역에 거주하는 당뇨병 노인의 우울, 지식, 실천행위가 자가관리에 영향을 미치는 요인을 알아본다.
가설설정	귀무가설	
	대립가설	
변수	독립변수	
	종속변수	
척도	독립변수	
	종속변수	

연구보고서 작성

〈표〉 제목:

(N=)

변수	B	SE	β	t	Adj.R^2	F

*$p<.05$, **$p<.01$, ***$p<.001$

〈해석〉

ㄱ

가설검정(hypothesis test) 8, 48
검정통계량 178
결정계수(Coefficient of determination) 222, 251
공분산분석(Analysis of Covariance, ANCOVA) 142
공차한계 266
관측빈도 198
교차분석 196
구간추정(interval estimation) 48
귀무가설 49, 54, 93
기대빈도 198
기술통계 48, 64
기술통계학 6

ㄴ

내적 일관성(internal consistency) 235

ㄷ

다원분산분석(Multiway ANOVA) 142
다중공선성(multicollinearity) 266
다중비교 148
다중응답(multiple response) 81
다중회귀분석 246
단순회귀분석 246
단일표본 t−검정(dependent t−test: one sample t−test) 92
대립가설 49, 54, 93
대응표본 t−검정(two dependent t−test: paired t−test) 92, 121
대표치 73
더미변수(dummy variable) 275
데이터 20
데이터 코딩 23
독립변수 10, 148
독립성 검정(independence test) 198
독립표본 t−검정(independent t−test: two sample t−test) 92, 100
동질성 검정 199
동질성 검정(homogeneity test) 198
등간 144
등간척도 12
등분산 104

ㄹ

리커트 척도(Likert scale) 14

ㅁ

막대도표 65
만−위트니 유 검정(Mann−Whitney U test) 111
매개변수 11
명목 144
명목척도 12, 65, 196
모수(parameter) 8
모수통계 93
모집단 7, 44

모집단 분포 44

ㅂ

반복측정 분산분석(Repeated Measures ANOVA) 142
범위(R) 77
범주 83
범주형 81, 86
범주형(cateforical) 자료 10, 64
변수(variable) 9, 148
변수계산(Compute) 35
변수정의 25
변환 30
분산(variance, V) 74, 77
분산도 73
분산팽창요인 266
분포 44
분할표(contingency table) 197
불연속변수 220
비모수 검정(non-parametric test) 111
비모수 대응 표본 평균 검정 131
비모수 통계방법 92
비율 144
비율척도 12
비표준화 회귀계수 250
빈도분석 65
빈도표 65

ㅅ

사분위수(quartile range) 74
사후분석(Post hoc) 148
산점도 221, 258
산포도 73
상관계수(Correlation Coefficient: r) 222
상관분석(Correlation) 220
서열 144
서열척도 12, 65, 196
선형관계 221
수정된 결정계수(adjusted) 268
스피어만 상관관계(Spearman correlation) 220
신뢰구간(confidence interval) 8, 48
신뢰도 234

ㅇ

양적변수 10, 64, 78
역문항 34
연구가설 49
연속변수(양적변수) 220
연속자료 64
연속형(numeritical) 자료 10
영가설 49
오차 248
왜도(skewness, W) 46, 74
외생변수 10
원도표 65
윌콕슨 부호순위 검정(Wilcoxon signed rank test) 131
유의수준 8, 52
유의확률 52
음의 관계(부적 상관) 221
이분형 81, 83, 86
이상값 282
이원분산분석(Two-way ANOVA) 142, 174
일반화(generalization) 8
일원분산분석(One-way ANOVA) 142

ㅈ

자기상관 250

자료변환 29
자유도 11
잔차 248
잔차의 독립성 259
점추정(point estimation) 48
정규분포 45
정규성 92
정규성 검정 54
제1종 오류(Type I error) 51
제2종 오류(Type II error) 51
종속변수 10
중심경향 73
중앙값(median) 73
질적변수 10, 64, 78, 196

ㅊ

척도(scale) 12
첨도(kurtosis, K) 46, 75, 77
최대값(X) 77
최빈값(mode) 73
최소값(N) 77
추론통계 48
추리통계학 6
추정(estimation) 8, 44, 48

ㅋ

케이스 선택(select case) 38
코딩변경 29

ㅌ

통계 2
통계량 (statistic) 8
통계학 6

ㅍ

평균(mean, M) 64, 73
표본 7
표본 분포 44
표본오차(sampling error) 8
표본크기 8
표준편차(standard deviation, T) 64, 74
표준화계수 250
피어슨 상관관계(Pearson's correlation) 220

ㅎ

회귀계수 250
회귀모형 248
회귀분석 246
회귀식 248
히스토그램 73

C

Cronbach alpha 계수 235

D

Durbin-Watson 250

F

Fisher's exact 검정 210

K

Kolmogorov-Smirnov 114

S

Shapiro-Wilk 정규성 검정 114

T

t-검정(t-test) 92